全国中医药行业高等职业教育"十三五"规划教材

病理学

（供中医学、针灸推拿、中医骨伤、中医康复技术、康复治疗技术、医学美容技术、护理等专业用）

主 编 ◎ 鲜于丽　叶 锋

U0346634

中国中医药出版社
·北　京·

图书在版编目（CIP）数据

病理学 / 鲜于丽，叶锋主编 .—北京：中国中医药出版社，2019.5（2024.3 重印）
全国中医药行业高等职业教育"十三五"规划教材
ISBN 978-7-5132-5385-7

Ⅰ.①病…　Ⅱ.①鲜…②叶…　Ⅲ.①病理学—高等职业教育—教材
Ⅳ.① R36

中国版本图书馆 CIP 数据核字（2018）第 265890 号

中国中医药出版社出版

北京经济技术开发区科创十三街 31 号院二区 8 号楼
邮政编码　100176
传真　010-64405721
河北品睿印刷有限公司印刷
各地新华书店经销

开本 787×1092　1/16　印张 16.5　字数 336 千字
2019 年 5 月第 1 版　2024 年 3 月第 5 次印刷
书号　ISBN 978 – 7 – 5132 – 5385 –7

定价 61.00 元
网址　www.cptcm.com

服 务 热 线　010-64405510
购 书 热 线　010-89535836
维 权 打 假　010-64405753

微信服务号　zgzyycbs
微商城网址　https://kdt.im/LIdUGr
官 方 微 博　http://e.weibo.com/cptcm
天猫旗舰店网址　https://zgzyycbs.tmall.com

如有印装质量问题请与本社出版部联系（010-64405510）

李伏君（千金药业有限公司技术副总经理）

李灿东（福建中医药大学校长）

李建民（黑龙江中医药大学佳木斯学院教授）

李景儒（黑龙江省计划生育科学研究院院长）

杨佳琦（杭州市拱墅区米市巷街道社区卫生服务中心主任）

吾布力·吐尔地（新疆维吾尔医学专科学校药学系主任）

吴　彬（广西中医药大学护理学院院长）

宋利华（连云港中医药高等职业技术学院教授）

迟江波（烟台渤海制药集团有限公司总裁）

张美林（成都中医药大学附属针灸学校党委书记）

张登山（邢台医学高等专科学校教授）

张震云（山西药科职业学院党委副书记、院长）

陈　燕（湖南中医药大学附属中西医结合医院院长）

陈玉奇（沈阳市中医药学校校长）

陈令轩（国家中医药管理局人事教育司综合协调处副主任科员）

周忠民（渭南职业技术学院教授）

胡志方（江西中医药高等专科学校校长）

徐家正（海口市中医药学校校长）

凌　娅（江苏康缘药业股份有限公司副董事长）

郭争鸣（湖南中医药高等专科学校校长）

郭桂明（北京中医医院药学部主任）

唐家奇（广东湛江中医学校教授）

曹世奎（长春中医药大学招生与就业处处长）

龚晋文（山西卫生健康职业学院／山西省中医学校党委副书记）

董维春（北京卫生职业学院党委书记）

谭　工（重庆三峡医药高等专科学校副校长）

潘年松（遵义医药高等专科学校副校长）

赵　剑（芜湖绿叶制药有限公司总经理）

梁小明（江西博雅生物制药股份有限公司常务副总经理）

龙　岩（德生堂医药集团董事长）

中医药职业教育是我国现代职业教育体系的重要组成部分，肩负着培养新时代中医药行业多样化人才、传承中医药技术技能、促进中医药服务健康中国建设的重要职责。为贯彻落实《国务院关于加快发展现代职业教育的决定》（国发〔2014〕19号）、《中医药健康服务发展规划（2015—2020年）》（国办发〔2015〕32号）和《中医药发展战略规划纲要（2016—2030年）》（国发〔2016〕15号）（简称《纲要》）等文件精神，尤其是实现《纲要》中"到2030年，基本形成一支由百名国医大师、万名中医名师、百万中医师、千万职业技能人员组成的中医药人才队伍"的发展目标，提升中医药职业教育对全民健康和地方经济的贡献度，提高职业技术院校学生的实际操作能力，实现职业教育与产业需求、岗位胜任能力严密对接，突出新时代中医药职业教育的特色，国家中医药管理局教材建设工作委员会办公室（以下简称"教材办"）、中国中医药出版社在国家中医药管理局领导下，在全国中医药职业教育教学指导委员会指导下，总结"全国中医药行业高等职业教育'十二五'规划教材"建设的经验，组织完成了"全国中医药行业高等职业教育'十三五'规划教材"建设工作。

中国中医药出版社是全国中医药行业规划教材唯一出版基地，为国家中医中西医结合执业（助理）医师资格考试大纲和细则、实践技能指导用书、全国中医药专业技术资格考试大纲和细则唯一授权出版单位，与国家中医药管理局中医师资格认证中心建立了良好的战略伙伴关系。

本套教材规划过程中，教材办认真听取了全国中医药职业教育教学指导委员会相关专家的意见，结合职业教育教学一线教师的反馈意见，加强顶层设计和组织管理，是全国唯一的中医药行业高等职业教育规划教材，于2016年启动了教材建设工作。通过广泛调研、全国范围遴选主编，又先后经过主编会议、编写会议、定稿会议等环节的质量管理和控制，在千余位编者的共同努力下，历时1年多时间，完成了83种规划教材的编写工作。

本套教材由50余所开展中医药高等职业教育院校的专家及相关医院、医药企业等单位联合编写，中国中医药出版社出版，供高等职业教育院校中医学、针灸推拿、中医骨伤、中药学、康复治疗技术、护理6个专业使用。

本套教材具有以下特点：

1. 以教学指导意见为纲领，贴近新时代实际

注重体现新时代中医药高等职业教育的特点，以教育部新的教学指导意

见为纲领，注重针对性、适用性以及实用性，贴近学生、贴近岗位、贴近社会，符合中医药高等职业教育教学实际。

2. 突出质量意识、精品意识，满足中医药人才培养的需求

注重强化质量意识、精品意识，从教材内容结构设计、知识点、规范化、标准化、编写技巧、语言文字等方面加以改革，具备"精品教材"特质，满足中医药事业发展对于技术技能型、应用型中医药人才的需求。

3. 以学生为中心，以促进就业为导向

坚持以学生为中心，强调以就业为导向、以能力为本位、以岗位需求为标准的原则，按照技术技能型、应用型中医药人才的培养目标进行编写，教材内容涵盖资格考试全部内容及所有考试要求的知识点，满足学生获得"双证书"及相关工作岗位需求，有利于促进学生就业。

4. 注重数字化融合创新，力求呈现形式多样化

努力按照融合教材编写的思路和要求，创新教材呈现形式，版式设计突出结构模块化、新颖、活泼、图文并茂，并注重配套多种数字化素材，以期在全国中医药行业院校教育平台"医开讲－医教在线"数字化平台上获取多种数字化教学资源，符合职业院校学生认知规律及特点，以利于增强学生的学习兴趣。

本套教材的建设，得到国家中医药管理局领导的指导与大力支持，凝聚了全国中医药行业职业教育工作者的集体智慧，体现了全国中医药行业齐心协力、求真务实的工作作风，代表了全国中医药行业为"十三五"期间中医药事业发展和人才培养所做的共同努力，谨此向有关单位和个人致以衷心的感谢！希望本套教材的出版，能够对全国中医药行业职业教育教学的发展和中医药人才的培养产生积极的推动作用。需要说明的是，尽管所有组织者与编写者竭尽心智，精益求精，本套教材仍有一定的提升空间，敬请各教学单位、教学人员及广大学生多提宝贵意见和建议，以便今后修订和提高。

国家中医药管理局教材建设工作委员会办公室

全国中医药职业教育教学指导委员会

2018 年 1 月

《病理学》
编委会

主　编

鲜于丽（湖北中医药高等专科学校）

叶　锋（四川中医药高等专科学校）

副主编

曾　娟（武汉大学医学职业技术学院）

刘起胜（湖南中医药高等专科学校）

曾金贵（江西中医药高等专科学校）

代凌云（湖北省荆州市中心医院）

编　委（以姓氏笔画为序）

马　光（沧州医学高等专科学校）

匡冠丫（湖北中医药高等专科学校）

吕红梅（黑龙江中医药大学佳木斯学院）

李化梅（遵义医药高等专科学校）

吴红芳（南阳医学高等专科学校）

张　楠（四川中医药高等专科学校）

全国中医药行业高等职业教育"十三五"规划教材是由中国中医药出版社组织，多家中医药高等职业教育院校、医院、医药企业等单位参与编写的全套教材。本教材的编写根据中医药专业技术领域和职业岗位的任职要求，以培养新时代"高素质技能型专门人才"为目标，遵循"必需够用""工学结合"的原则，参照中医、针灸推拿、骨伤康复、健康养生、护理等职业资格标准及执业资格考试大纲的需求，突出基本理论、基本知识、基本技能，充分体现教材的思想性、科学性、先进性、启发性、实用性。全国多所院校病理教师及临床医生通过近十个月的共同努力，优化整合教材内容，紧密联系临床，突出应用特色，使本教材成为高职高专学生在专业理论学习、继续教育深造以及卫生执业资格考试等过程中的重要参考书。

本教材重点阐述疾病发生发展的基本规律，突出理论知识与临床应用的密切关系，引导学生认识疾病的共同规律和病变特点，提升学生防病治病和分析解决问题的能力。第一章介绍人体从健康、亚健康到衰老、死亡整个生命过程的主要特点，重点阐述疾病的病因、机制、分期及转归；第二章至第四章从人体必需营养物质如水、电解质、酸碱、氧等缺乏或紊乱引起的机体功能代谢障碍入手，阐述由物质代谢异常到形态结构的改变；第五章至第八章由整体到局部，认识疾病引起机体损伤的形态学变化和共同规律，介绍组织细胞的适应、损伤与修复、血液循环障碍与休克、炎症与发热、肿瘤等内容；第九章至十三章按系统分别介绍呼吸、心血管、消化、泌尿、内分泌与生殖系统疾病与功能衰竭，由疾病引起的病理变化共性，散发到常见疾病病理变化的个性，突出基本理论的实际应用，加强总论与各论的相互联系和协调统一。

本教材的创新点：①整合优化内容：教材内容从临床实用性和广泛性出发，重点突出功能代谢的变化，简化病理变化中的纯形态描述，将病变与临床表现密切联系。培养学生分析解决问题的能力，将炎症与发热、血液循环障碍与休克、各系统疾病与功能衰竭整合，便于学生更好地认识疾病和理解记忆。②新增内容新颖实用：章前增加学习目标，正文增加病例分析、考点，章末增加复习思考，含本章小结、选择题和思考题等模块。病例分析含疾病典型症状、体征及实验室检查报告单等内容，有利于提高学生分析问题和实际工作的能力，并将病理知识与临床工作密切联系。考点主要结合执业资格考试相关知识点，让学生明确重难点。本章小结展示知识结构图，概括章节知识点及相互关系，指导学生学习。③结合学生学情和专业特点，新增部分诊断与治疗中的病理知识应用，突出工学结合理念，强化医学基础理论在临床诊治中的实际应用。

本教材的编写分工是：鲜于丽负责全书的整体架构，把握内容的准确性和实用性，并担任编写说明、绪论、第一章、第六章第一、二、四、五节等章节的编写；曾金贵负责编写第二章；张楠编写第三章、第四章；曾娟编写第五章；代凌云编写第六章第三节、第六节以及部分病例分析的临床资料和检查报告单；叶锋编写第七章；吴红芳负责编写第八章和第十一章第五节；匡冠丫负责编写第九章；吕红梅负责编写第十章；马光编写第十一章第一至四节；刘起胜编写第十二章；李化梅编写第十三章。

本教材的编写得到了湖北中医药高等专科学校、四川中医药高等专科学校、武汉大学医学职业技术学院、湖南中医药高等专科学校、湖北省荆州市中心医院、江西中医药高等专科学校等多所高校、医院及各位老师的大力支持，在此表示衷心感谢！

《病理学》编委会

2018 年 9 月

目录

绪　论

病理学是研究疾病发生发展规律，揭示疾病本质的科学，主要阐述疾病的病因、发病机制、病理变化、临床病理联系和转归。学生通过本课程的学习能够认识疾病本质，熟悉疾病特点，理解病理变化与临床表现之间的相互联系，掌握疾病规律，为预防及诊断治疗疾病，进行科学研究奠定理论基础。

一、内容与地位

我国传统医学强调"治未病"思想，唐代医家孙思邈提出"上医医未病之病，中医医欲病之病，下医医已病之病"，将疾病分为"未病""欲病""已病"三个层次。病理学重在阐明机体如何从未病、欲病到已病，即机体从健康、亚健康到衰老和疾病的发生发展过程及一般规律。医学生通过学习病理学，能准确指导全民未病先防、欲病早治，更好地进行疾病预防和诊治，促进全民健康。

病理学是基础医学的主干课程，是连接基础医学与临床医学的桥梁。学生在掌握了人体正常结构和生理功能的基础上，通过学习病理学，可以认识疾病引起的形态结构与功能代谢的变化，理解疾病本质和发展规律，为后期临床课程的学习、疾病诊治与预防等方面打下坚实基础。尤其是在临床工作中常见的水、电解质和酸碱平衡紊乱、休克、弥散性血管内凝血（DIC）和器官衰竭等病理过程的诊治均需要以病理学为基础。病理学的重要性还体现在临床医疗工作或医疗纠纷中，通过活体组织检查、细胞学检查和尸体解剖等病理检验方法对疾病做出的病理诊断，被公认为医学诊断中最具权威性、客观性和宣判性的疾病诊断。此外，在科学研究中，随着分子生物学技术的发展，病理学的研究方法渗透到基础医学、临床医学、预防医学和药学等各方面。临床医学中一些症状、体征的解释，新病种的发现和预防，敏感药物的筛选、新药物的研制等，都离不开病理学方面的鉴定和解释。因此，病理学在医学中占有十分重要的地位。

二、研究方法

1.活体组织检查　根据临床需要，在患者病变部位用钳取、穿刺、局部切除、摘除等方法取下部分病变组织进行病理检查，称活体组织检查，简称活检。活检是临床诊断疾病广泛采用的重要方法。活检可以准确地对疾病做出病理诊断，尤其是对肿瘤良、恶性质的鉴别诊断意义重大，可作为指导治疗和判断预后的依据；特别是手术中进行冰冻切片快速诊断，可协助临床医生选择最佳手术方案；定期活检还可动态了解疾病的发展并判断疗效。

2. 细胞学检查　包括细针穿刺细胞学和脱落细胞学检查两种。细针穿刺细胞学检查是从病变部位穿刺吸取少量细胞进行细胞涂片检查，主要用于体表、皮下、乳腺、甲状腺等处肿块的初步诊断。脱落细胞学检查是采取刷取、拉网或搔刮病变部位的脱落细胞，或者收集胸水、腹水、宫颈分泌物或痰液离心后寻找脱落细胞进行检查。如液基薄层细胞检测技术是目前最先进的一种宫颈癌细胞学检查技术。细胞学检查操作简单，对患者创伤小，是临床广泛采用的肿瘤筛查方法之一，但因取样的局限性，可能存在一定的假阴性率，对有疑问的病例还需进一步活检来确诊。

3. 尸体剖验　简称尸检，是对死者的遗体进行病理解剖，通过肉眼和显微镜观察，系统地检查全身各脏器的病理变化，结合临床资料，做出全面的病理诊断及死因分析。尸检可以确定诊断，查明死因，协助临床医生总结在诊断和治疗过程中的经验、教训，提高医疗质量和诊治水平；可以进行医疗事故鉴定；可以发现和确诊某些传染病、地方病、新发疾病，为采取相关防治措施提供依据；可以收集各种疾病的病理标本，为科学研究、教学、防治疾病提供宝贵的病理资料。

4. 动物实验与组织细胞培养　动物实验是在动物身上复制人类疾病的模型，进行观察研究，了解疾病的病因、发病机制、病理变化、转归和疗效的方法。科研工作者常用动物实验的方法来研究休克、缺氧、缺血再灌注损伤、肝性脑病等病理生理过程及发病机制，但动物与人体之间存在物种上的差异，所以动物实验仅能作为研究人体疾病的参考。

组织细胞培养是将人或动物的组织细胞分离，放入适宜的培养基中进行体外培养，建立病理模型，观察干预因素对细胞分化、增殖、功能代谢的影响，从细胞水平探索疾病的病因、发生机制和转归，常用于研究肿瘤的生长、分化、转移和抗肿瘤药物的药效等多方面。

5. 观察方法　认识人体器官病理变化可采用大体、显微镜、电子显微镜等多种方法观察。大体观察指直接观察器官的大小、质地、形状、颜色、与周围的关系；显微镜观察是将组织制成组织切片，或者采集病变部位脱落的细胞制成细胞涂片，观察细胞的大小、排列、细胞质内的异常物质沉积、细胞核的分裂等微细改变；电子显微镜观察主要是从亚细胞、分子水平观察细胞内细胞器和大分子物质的变化。

为了更清楚地认识疾病时人体细胞内分子结构改变，常利用细胞内某些化学成分采用组织化学检查，或利用抗原抗体结合的原理采用免疫组织化学检查等方法，来检测细胞内异常的蛋白质、酶、糖原等大分子物质的改变。尤其是免疫组织化学检查是临床病理科广泛使用的辅助检测方法之一。此外，近几年出现的新技术如显微分光光度技术、流式细胞技术、图像分析技术、聚合酶链反应以及分子原位杂交等一系列分子生物学技术推动了病理研究方法的发展和提高。

三、学习方法

1. 运用发展的观点　随着现代科技进步，病理学也迅速发展。分子生物学、免疫病理学、遗传病理学等分支学科理论和技术的革新，使病理学对疾病的研究已从器官、组织、细胞和亚细胞水平深入到分子和基因水平，形态学观察结果从定位、定性走向定量，更具客观性、可重复性和可比性。不仅如此，对疾病的观察和研究也从个体向群体和社会发展，并且和环境结合，出现了地理病理学、社会病理学等新分支。随着人类基因组计划的完成，从分子和基因水平认识疾病已成为可能，这些发展大大加深了对疾病本质的认识，同时也为许多疾病的防治开辟了光明的前景。

疾病在发生、发展过程中常可不断变化，不同阶段其病理变化和临床表现各不相同，在学习病理学和今后的临床工作中应运用发展的观点分析疾病，不能生搬硬套，过度拘泥于教材或书本。

2. 注重多重联系　病理学是一门理论性较强的基础学科，学习时应注重理论与实际、总论与各论、共性与个性、横向与纵向、功能代谢与形态变化等多重联系，将枯燥的文字描述与生动具体的病变图片联系，将病理变化与临床表现联系，将局部病变与全身反应联系，将明确病因与提前预防联系。疾病时发生的代谢改变是功能和形态改变的基础，而形态的改变又必然影响功能和代谢的改变。例如细胞内水代谢障碍会引起细胞肿胀和功能紊乱，而细胞肿胀又可引起其他物质代谢障碍。学习中只有注重各方面的联系，才能将知识融会贯通，为后续临床课程的学习打下坚实的基础。

3. 掌握学习技巧　学习本课程应掌握一定的学习技巧，看书应先粗后细，先目录后正文，先薄再厚，先掌握知识点后深入理解；记忆可采用列表比较记忆、看图记忆、关键词记忆、举一反三等多种方法；观察病变应先肉眼观后镜下观，先整体后局部，先低倍后高倍，循序渐进，逐步提高。

四、临床工作中的病理常识

1. 正确处理病理标本　正确处理活检标本决定了后期病理诊断的准确性，每位医务人员必须掌握这些基本常识。活检标本要及时、充分浸泡于10%的中性甲醛固定液中，以防止组织自溶和腐败，若标本漂浮在液体上，应在其上覆盖厚纱布，切忌挤压或撕扯。当送检标本过小时，如内窥镜活检组织，应将其包于滤纸中，封闭容器盖，以免丢失。盛有标本的容器上应贴上标签，注明患者姓名、性别、年龄、住院号、床位等。同一患者不同组织或同一组织不同部位应分别放于不同容器，并予以注明。术中快速冷冻切片病理检查样本离体后应立即放入干燥容器中送检，不可加入固定液或用湿纱布包裹。特殊用途的组织标本需咨询病理科后处理。

2. 正确申请和解读病理报告　从人体切除的所有组织或器官，原则上一律送病检。送检医生应仔细填写病理检查申请单中的有关内容，如一般情况、临床资料、相关病史及检查等信息。常规病理检查是送检后 3~5 天发诊断报告，对特殊检查或疑难病例要稍延长数天。常规病理报告主要包含活检组织的大体和显微镜下形态描述、彩图、病理诊断结果三部分。通过本课程的学习，医学生应能读懂病理诊断报告，并做好对患者及家属的解释和说明工作。

扫一扫，看课件

第 一 章

健康、衰老与疾病

【学习目标】

1. 掌握：健康、亚健康、衰老、疾病、脑死亡的概念，掌握疾病发生发展的基本规律，脑死亡的判断指标以及临床死亡的主要标志。

2. 熟悉：常见病因的分类、疾病的经过和转归、衰老时机体的主要变化。

3. 了解：疾病发生发展的基本规律和机制。

健康是人的基本权利，是人类最宝贵的财富。亚健康是介于健康与疾病之间的非病非健康的状态，从健康到亚健康再到疾病的发生，常是一个从量变到质变的过程，而衰老和死亡则是每个人最终不可避免的结果。认识生命过程，追求健康，抵抗疾病，延缓衰老，延年益寿是人类的共同愿望和永恒追求。

第一节　健康与亚健康

一、健康

世界卫生组织（WHO）提出："健康不仅是没有疾病或病痛，而且是一种躯体上、心理上和社会适应方面处于完好的状态。"也就是说，健康的人应是躯体健康、心理健康、社会适应良好和道德健康四个方面皆健全。

✎ 考点：健康的定义

身体健康指脏器无疾病和病痛，身体形态发育良好，体形均匀，人体各系统具有良好的生理功能，有较强的身体活动能力和劳动能力。心理健康指身体、智力和情绪十分协调，热爱生活，能在工作和职业中充分发挥个人的最大潜能，妥善处理和适应人与人、人与环境之间的相互关系，有效率地幸福生活。社会适应良好指对社会环境和一些有益或有害的刺激，能积极地调整和适应。道德健康指不以损害他人利益来满足自己的需要，有辨别真伪、善恶、荣辱、美丑等是非观念，能按社会行为的规范准则约束、支配自己的思想和行为，能为人的幸福做贡献。

WHO 根据健康的定义提出十条健康标准：①精力充沛，对担负日常生活和繁重工作不感到过分的疲劳与紧张；②乐观积极，乐于承担责任；③善于休息，睡眠好；④应变能力与适应环境能力强；⑤有一定抵抗力，能抵抗一般性疾病；⑥体重适当，身材匀称，站立时，头、肩、臂的位置协调；⑦眼睛明亮，反应敏锐；⑧头发光泽，无头皮屑；⑨牙齿清洁、无龋齿、不疼痛，牙龈颜色正常，无出血现象；⑩肌肉丰满，皮肤富有弹性，步伐轻松自如。

最近 WHO 又补充了新的八条标准，包括：食得快、便得快、睡得快、说得快、走得快、良好的个性、良好的处世能力、良好的人际关系，即"五快三良"。WHO 报告指出，决定健康的四大因素是遗传、社会和自然环境、医疗条件、个人生活方式，而个人生活方式是最可控因素，因此健康的钥匙掌握在自己手中。

二、亚健康

亚健康是介于健康与疾病之间的"第三状态"，可表现为躯体、心理、社会适应能力呈低下状态。亚健康可向健康或疾病转化，又称"慢性疲劳综合征"。躯体亚健康常表现出疲乏、周身不适、性功能下降和月经周期紊乱等症状。心理亚健康可出现脑力疲劳、情感障碍、思维紊乱、恐慌、焦虑、冷漠、孤独等表现。社会适应亚健康常表现出对工作、生活、学习等环境难以适应，对人际关系难以协调。WHO 一项全球性调查显示，真正健康的人仅占 5%，诊断有疾病的占 20%，75% 的人处于亚健康状态。

导致亚健康的原因与疾病病因基本相同，如病原微生物侵袭、环境污染、社会保障力度欠缺、心理压力大、生活方式不科学等，当上述危险因素达到了一定阈值之后，就会由量变到质变，即由健康→亚健康→疾病。亚健康的成因、损害、临床表现及康复均具有潜隐性、不典型性、普通性、危害性、多元性和双向性等特点。亚健康与健康状态具有双向互动的特点，如早期发现，早期干预，彻底干预，大部分亚健康可转化为健康。但多数人对亚健康认知能力低，不重视，听之任之，当机体病变积累到一定程度，就可由量变到质变，引起严重的疾病。

尽早关注亚健康，从加强自我保健、体育锻炼、调整心理平衡等多方面进行综合防治，防止亚健康向疾病转化，对预防疾病的发生发展有积极意义。

第二节 衰 老

生命体从出生经过生长发育成熟，直到死亡的整个生存时间称为寿命，以年龄（岁）

为度量标准单位。WHO 发布的世界卫生统计报告显示，进入 21 世纪以来，人类预期寿命增长了 5 岁，全球人均寿命约为 71.4 岁，男性约 69.1 岁，女性约 73.8 岁，中国人均寿命为 76.1 岁。

衰老是生物体生长发育达到成熟期后，随着年龄增长而发生的一系列组织结构退行性改变，生理功能和适应能力逐渐减退的过程，是生命发展的规律，属于生理性衰老。若患有某些疾病或其他因素加速了衰老过程，则称病理性衰老。

【发生机制】

1. 遗传因素　衰老的遗传基础是大量基因甲基化而表达失活，端粒酶变短，三联体扩增渐变，复制或转录错误及突变等衰退过程积累的结果。

2. 免疫因素　随着免疫器官逐渐退化，细胞免疫监视功能降低，巨噬细胞对抗原的识别和处理能力下降，机体免疫自稳和免疫防御功能均下降，传染病、自身免疫性疾病增多，引起机体的衰老和死亡。

3. 神经内分泌因素　随着年龄的增长，下丘脑 – 垂体 – 内分泌调节轴功能衰退，使内环境破坏，平衡功能紊乱、代谢失调，可引起衰老和死亡。

4. 精神、心理及社会因素　长期精神紧张、焦虑、烦躁、抑郁等不良心理状态可引起人体多功能失调，生活环境差、营养不良、气候恶劣、经济收入差等社会因素均可促进人体衰老。

5. 有害物质蓄积　自由基是机体代谢产生的强氧化剂，可使细胞膜结构改变而影响细胞功能。此外核酸或蛋白质等与金属离子、醛类等异常交联形成有害物质蓄积，以及钙调节蛋白障碍、染色体端粒变短、微量元素缺乏等均可造成细胞损伤和功能障碍。

【临床表现】

1. 衰老的外貌及形体　老年人毛发稀疏变白，额纹增多；牙龈萎缩，牙齿松动脱落，眼睑下垂、眼球凹陷；肌肉萎缩，皮肤干燥松弛、粗糙，色素沉着，老年斑增多。形体上弯腰驼背，反应迟钝、表情呆板，动作迟缓。

2. 组织器官萎缩退化　衰老机体各器官组织细胞数量减少、体积缩小，呈现不同程度的萎缩和退行性变，体内总水分减少，器官功能明显退化且储备能力降低。间质胶原纤维和脂肪增多，弹性纤维变性，伴钙盐和脂质沉着。如大脑萎缩，反射活动减弱，易疲劳，思维迟缓，记忆力减退；血管硬化，心肌收缩力降低，易出现心脑血管疾病和心力衰竭；消化器官萎缩，消化吸收功能减退，肝合成、分泌、解毒功能下降；支气管及肺组织弹性减弱，呼吸道黏膜退化，肺活量减小，易出现胸闷、气短和缺氧的症状；肾萎缩，肾浓缩和稀释功能减退，调节酸碱能力下降；内分泌腺细胞减少，分泌激素水平降低，内分泌和免疫功能均下降。同时机体对内、外环境各种刺激的反应调节能力减退，适应能力和抵抗力下降，对外伤、感染、手术等有害刺激的应激和修复能力降低，容易患上感染、传染性疾病、代谢紊乱性疾病、恶性肿瘤等。

3. **衰老的心理变化** 老年人心理灵活性差，思维保守缺乏创造性，常有这些变化：①性格改变：性格孤僻，固执己见，不易接受新鲜事物，以自我为中心，爱沉湎往事，唠叨不休；②情绪改变：情绪不稳定，易激怒，难自制，对他人情感淡漠；易产生疑病、孤独感、空虚感等负面情绪；③行为改变：不爱活动，孤独离群，喜猜疑或妒忌，行为偏执，遇事归咎别人等。

【防治原则】

衰老是一种不可抗拒的客观规律和生理现象，随着抗衰老医学的不断发展和医疗养生保健手段的不断提高和完善，人类的平均寿命也在不断延长。世界卫生组织的一项调查显示，一个人的健康和生命 60% 取决于自身，15% 取决于遗传，10% 取决于社会因素，8% 取决于医疗条件，7% 取决于环境气候的影响，提示对于健康的维持和生命的延长，自我养生保健具有重要作用。

1. **心理平和** 良好的情绪和心理平衡是健康的重要标志，也是抗衰老的重要方法，多疑、恐惧、焦虑等异常的心理状态都不利于身心健康，且易导致衰老。老年人应力求做到遇事不悲不喜，积极创造生活乐趣，心胸开阔坦荡，保持乐观舒畅的心情。

2. **饮食营养均衡** 合理、平衡、营养的膳食是抗衰老的重要措施，老年人各种器官的生理功能衰弱减退，特别需要富有营养、易于消化的平衡膳食。提倡一日三餐，主食以米、面、杂粮等粗细搭配，餐餐有蔬菜，天天有水果，常食用奶类、豆制品和少量坚果，适量摄入肉、禽、鱼、虾、鸡蛋类，限量摄入盐、糖及动物脂肪等，合理补充钙、铁、维生素等营养物质。

3. **生活习惯健康** 科学安排生活方式，养成健康的生活作息习惯对于抗衰老是至关重要的。睡眠起居要有规律，每天睡眠不少于六小时，主动饮水，且少量多次为宜，坚持每天晒太阳，养成定时排便的习惯，不过劳、不吸烟和少饮酒等。

4. **体育锻炼适量** 合理适量的体育锻炼和脑力劳动可以促进身体健康，延缓衰老。体育运动可改善新陈代谢，增强各器官生理活动，使肌肉延缓萎缩，减慢骨质疏松和关节的退行性变。如步行、游泳、慢跑、太极拳、五禽戏、经络拍打操等。同时要重视脑力劳动，每天坚持一定时间的听、说、读、写等多样认知能力的锻炼，有助于预防老年痴呆等认知障碍性疾病。

5. **生活环境良好** 良好的生活环境对人的健康和寿命有重要影响，应大力提倡尊老爱幼的社会风尚，使全社会都关心老年人，建立健全老年福利、医疗卫生保健和文化娱乐等机构，如养老院、老年活动中心，使老有所养，老有所为，老有所学，老有所乐。

第三节　疾病概论

疾病是机体在一定病因和条件作用下，因自稳调节紊乱而发生的异常生命活动过程，表现为组织细胞功能代谢和形态结构的变化，并引起各种症状、体征和社会行为异常。疾病时，机体对环境的适应能力下降，劳动能力减弱甚至丧失。

症状是指患者主观上感觉到的异常，如疼痛、恶心、头晕、胸闷等。体征是指医生对患者进行体格检查后获得的客观病理征象，如胸膜摩擦音、肝肿大、移动性浊音等。社会行为是指有效劳动、人际交往等作为社会成员的一切活动。不同疾病中出现一些相同的功能代谢和形态结构变化称病理过程。常见的病理过程如发热、休克、炎症、血栓形成、梗死等，同种疾病可出现多种病理过程。病理过程经过一段时间后形成的相对稳定或发展极慢的形态变化则称病理状态，如创伤或手术后形成的瘢痕、类风湿性关节炎后的关节强直等均为病理状态。

【病因】

病因指能引起疾病并决定疾病特异性的因素。任何疾病都由病因引起。病因种类很多，一般按性质可分为以下几个方面：

1. 生物因素　是最常见的病因，包括各种致病微生物如细菌、病毒、真菌、寄生虫等，其致病性主要取决于微生物的数量、毒力、侵入途径、侵袭力、机体的防御功能等。生物性因素引起的疾病常有一定的特异性。

考点：最常见的病因

2. 物理因素　包括各种机械力、高温或低温、大气压、电流、电离辐射、噪音等。这些因素是否致病，主要取决于其作用部位、强度和持续时间等。

3. 化学因素　包括无机毒物如强酸、强碱、氰化物、汞、砷等，有机毒物如有机磷农药、甲醇、甲醛等，生物性毒素如蛇毒、蜂毒等。其致病性主要与毒物的浓度、毒性、作用部位和持续时间等因素有关。

4. 营养因素　糖、蛋白质、脂肪、各种维生素、氧、水、无机盐、微量元素等这些维持生命活动的必需物质，如果缺乏或过多均可引起疾病。如营养不良与肥胖症、缺氧与氧中毒、脱水与水中毒、高钾血症与低钾血症等。

5. 先天因素　指能够损害胎儿正常发育的有害因素，其引起的疾病称先天性疾病。如孕妇早期感染病毒可致胎儿先天性心脏病或唇裂等。

6. 其他　免疫反应、遗传因素、神经内分泌系统功能紊乱均可引起疾病发生。消极、悲观的心理状态可导致神经功能失调，经济状况、人际关系、工作和生活环境等社会因素也与疾病的发生发展密切相关。

【条件及诱因】

疾病发生的条件指在病因作用于机体的前提下，影响疾病发生、发展的各种体内外因素。条件本身不能直接引起疾病，但可影响病因对机体的作用，促进或阻碍疾病的发生发展。疾病条件中，能加强病因作用或促进疾病发生发展的因素，则称诱因。如结核杆菌是结核病的病因，若机体抵抗力低下、营养不良、疲劳虚弱等则是结核病发生的诱因。而机体若体格健壮、营养充足、抵抗力强则是有利的条件，能对抗结核杆菌入侵，可不发生结核病。病因、条件、诱因均是相对的，在疾病的发生发展过程中所起的作用也不同。同一因素在一种疾病中是病因，而对另一种疾病可能是条件或诱因。如低温是冻伤的病因，也是感冒的诱因。高蛋白饮食是机体创伤愈合的有利条件，却是肝硬化患者发生肝性脑病的重要诱因。

【基本规律】

1. 自稳调节紊乱　正常机体通过神经体液等调节，使各器官的功能和代谢活动在不断变化着的内外环境中保持动态平衡称"自稳调节"。疾病对机体的损害使自稳调节破坏，并通过连锁反应引起其他器官功能相继发生紊乱，甚至危及生命。例如某些病因使胰岛素分泌障碍引起糖尿病，出现糖代谢紊乱，血糖升高，继而引起脂肪和蛋白质代谢紊乱，甚至导致动脉粥样硬化等。

2. 损伤与抗损伤斗争　病因引起机体损伤时，机体对抗这些损伤所产生的以防御为主的反应则称抗损伤。在疾病发展过程中，损伤与抗损伤的斗争贯穿于疾病的始终，两者力量的对比，决定疾病的发展方向和转归。若损伤占优势，疾病恶化进展甚至死亡；若抗损伤占优势，疾病则可康复甚至痊愈。损伤与抗损伤反应，在一定条件下还可互相转化。如失血性休克的早期，外周血管收缩，有利于动脉血压的维持和心、脑血液的供给，属抗损伤反应；但若外周血管收缩时间过久，持续缺血缺氧可引起组织细胞损伤和微循环淤血，并加重休克，此时抗损伤已转化为损伤。在医护工作中，应注意加强抗损伤，去除和减轻损伤，促使疾病痊愈。

3. 因果转化规律　原始病因作用下，机体出现某些变化，这种变化又可作为新的病因而引起新的结果，如此因果交替转化，促使疾病不断发展。在因果转化中，每一种变化既是前一变化的结果，又是后一变化的原因。因果转化的结果使病情恶化者，称为恶性循环；因果转化的结果使疾病向好的方向转化或康复者，称为良性循环。在治疗中要善于抓住起始病因和主要环节，才能阻断因果转化的恶性循环，使疾病向着有利于康复的良性循环发展。

4. 局部与整体的关系　任何疾病都有局部表现和整体反应，局部病变可通过神经体液途径引起机体的整体反应，而机体的整体反应也可影响局部病变的发展。因此，在疾病过程中，局部表现与整体反应可相互影响、相互制约、相互转化。如冠状动脉粥样硬化，局部可引起心肌缺血梗死，而心肌梗死又使心脏泵血障碍，导致全身血液循环障碍；同时，全身血液循环障碍又导致冠脉供血不足，加重局部心肌供血不足。因此，要准确认识局部与整体的关系，全面考虑，有效治疗。

✎ 考点：疾病的发生有哪些基本规律

【发生机制】

引起疾病的发生机制比较复杂，主要有神经、体液、细胞和分子机制等。神经系统对人体生命活动的维持和调控发挥主导作用，病因通过神经反射引起相应器官功能代谢或形态结构的改变，如长期精神紧张、忧虑等可引发高血压、胃溃疡等。体液通过体液因子如激素、神经递质和细胞因子等维持机体内环境的稳定。病因可通过影响体液因子的质、量以及调节活性等引起疾病的发生。体液因子的分泌又受神经的调节。因此，疾病的发生发展多由神经机制和体液机制共同参与。此外，细胞机制是指病因直接作用于细胞，引起细胞直接损害或细胞器、细胞膜功能障碍而引起疾病。分子机制是指病因直接或间接作用于蛋白质、核酸，引起分子水平的改变和组织细胞损伤，导致疾病发生。

【分期】

疾病的发生发展是一个过程，通常生物因素引起的疾病常可分为典型四期。但有些疾病并没有明显的分期。

1. 潜伏期　指从病因入侵到出现临床症状前的时期。潜伏期长短随病因的特异性、疾病的类型和机体本身的特征而不同。对疾病潜伏期长短的认识有助于早期诊断及早期隔离。

2. 前驱期　指从开始出现症状到出现典型症状前的时期。主要表现为一些非特异性症状，如全身不适、食欲减退、头痛、乏力、发热等。及时发现此期疾病有利于早期诊断和早期治疗。

3. 症状明显期　指出现该病典型症状的时期。此期特征性的症状和体征是诊断疾病的重要依据。

4. 转归期　疾病的结束阶段称为疾病的转归期。

✎ 考点：疾病可以分为哪几期

【转归】

1. 康复　①完全康复：指病因的作用已停止或清除，疾病的损伤性变化完全消失，其形态结构和功能代谢完全恢复正常，患者的症状和体征完全消退，机体重新恢复稳态称痊愈；②不完全康复：指病因作用基本得到控制，主要症状消失，机体的损伤性变化未完全恢复正常，可通过各种代偿机制来维持正常的生命活动，并遗留某些病理状态或后遗症。

2. 死亡　指机体作为整体功能的永久停止，有生理性死亡和病理性死亡两类。死亡多数呈渐进性过程，可分三期：①濒死期：指机体脑干以上的中枢神经处于深度抑制状态，表现为意识模糊或丧失、血压下降、呼吸和循环功能进行性减弱等；②临床死亡期：心跳、呼吸停止，各种反射消失，瞳孔散大，约持续6~8分钟，此期机体器官仍有微弱的代谢活动，应争分夺秒进行抢救，还有可能使患者复苏；③生物学死亡期：是死亡过程的最后阶段，机体中枢神经系统及各器官的代谢活动相继停止，并不可逆，死者相继出现尸僵、尸斑和尸冷，最后尸体腐败、分解。

脑死亡是死亡的标志，指全脑功能不可逆的永久性丧失。其主要判断标准是：①自主呼吸停止，是脑死亡的首要指标；②不可逆性深昏迷和对外界刺激无反应性；③脑干神经反射消失，如对光反射、角膜反射、咽反射等；④瞳孔散大或固定；⑤脑电波消失；⑥脑血管造影证实脑血液循环完全停止。

考点：脑死亡的概念及判断标准

脑死亡者全脑死亡且功能完全丧失，不可能恢复意识，更不可能复活。所以，一旦确定为脑死亡，既意味着人的生物学死亡，也意味着人的社会死亡。及时准确判断脑死亡，对于判定死亡时间、确定终止抢救的时间、确定器官移植摘取时间等都具有重要的临床意义和社会意义。

本章小结

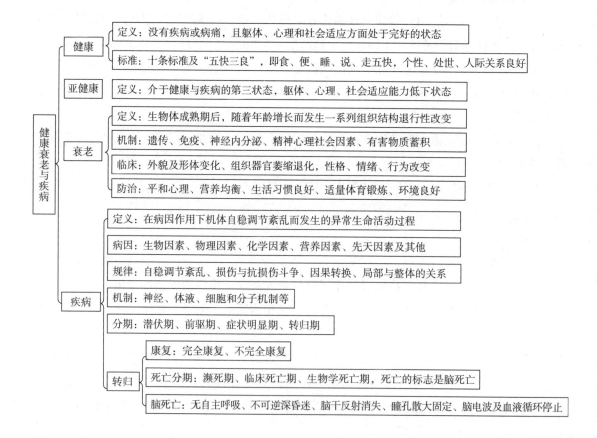

【复习思考】

一、单项选择题

1. 有关健康的概念下列哪种是正确的

　　A. 没有疾病或病痛　　　　　　B. 具有健全体格

　　C. 具有良好的精神状态　　　　D. 身体、心理、道德等健康的总称

　　E. 具有良好的社会适应能力

2. 下列有关损伤与抗损伤的叙述哪项是错误的

　　A. 是推动疾病发展的基本动力　　B. 对不同损伤产生的抗损伤反应相同

　　C. 两者之间可以相互转化　　　　D. 两者的斗争决定疾病的发展和转归

　　E. 机体代偿和适应反应是疾病时抗损伤的重要表现

3. 脑死亡的概念是

　　A. 脑细胞死亡　　　　　　　　B. 大脑皮层功能丧失

　　C. 全脑功能永久性丧失　　　　D. 大脑思维、语言、定向力丧失

　　E. 脑干呼吸中枢障碍

4. 王某，女，25 岁，因触高压电而心跳、呼吸停止，神志丧失，反射消失，经抢救生命体征恢复，该患者在抢救前属于

　　A. 临终状态　　　　　　　　　B. 濒死期

　　C. 脑死亡　　　　　　　　　　D. 生物学死亡期

　　E. 临床死亡期

二、思考题

1. 疾病发生的基本规律有哪些？

2. 由生物因素引起的疾病一般可分为哪几个阶段？

扫一扫，知答案

扫一扫，看课件

第 二 章

水及电解质代谢紊乱

【学习目标】

1. 掌握：脱水的定义及类型，各类脱水的常见原因及主要临床表现；水肿的定义及发生机制；高钾血症及低钾血症的定义及主要特点。

2. 熟悉：常见的各种类型的水、电解质代谢紊乱对机体的影响。

3. 了解：补液和补钾的原则。

第一节　水及电解质的正常代谢

体液由水和溶解于其中的电解质、低分子有机化合物、蛋白质等物质组成，广泛分布于组织细胞内外。分布于细胞内的液体为细胞内液，其容量和成分与细胞代谢和生理功能密切相关。分布于细胞外的组织间液和血浆等共同构成细胞外液，是人体的内环境，是沟通组织细胞之间以及机体与外界环境之间的媒介。成人体液总量约占体重60%，其中细胞内液约占40%，细胞外液约占20%。细胞外液中血浆约占5%，组织间液约占15%，少量分布于胸腔、腹腔、颅腔和关节囊内的组织间液，由上皮细胞分泌产生，称第三间隙液或穿细胞液。水及电解质的平衡，可维持体液容量、分布及渗透压的稳定，一旦水或电解质代谢紊乱，可对机体造成危害，甚至危及生命。体液的渗透压由胶体和晶体渗透压组成，胶体渗透压取决于蛋白质等大分子胶体颗粒的数量，晶体渗透压取决于电解质和其他有机小分子的数量。正常血浆渗透压为280~310mmol/L。

一、水平衡

水是生命之源，具有调节体温、运输物质、润滑、促进和参与物质代谢、维持组织细胞形态结构等多种生理功能。水的代谢处于动态平衡之中，每日水的来源与去路总量相等，分别约为 2500mL。水的来源包括：饮水约 1200mL、食物含水 1000mL、代谢水 300mL。水的丢失包括：肺呼吸蒸发 350mL、皮肤蒸发 500mL、经肠排出 150mL、经肾排出 1500mL。在不能进水的情况下，人体每天至少丢失水约 1500mL，此量即为每天必然丢失水量或称为最低需水量。因此，对于昏迷、禁食等不能进食的患者，每天补液基础量应为 1500mL，若有水分额外丢失，应根据丢失情况增加补液量。

二、电解质平衡

电解质参与组织细胞的组成，维持体液渗透压和酸碱平衡，维持细胞正常的新陈代谢，维持神经、肌肉和心肌细胞的静息电位和兴奋性。细胞内液和细胞外液中电解质的组成和含量有很大差异，但阴、阳离子电荷总数相等且保持电中性。血浆和组织间液的电解质组成和含量基本相同，但血浆蛋白质明显多于组织间液的蛋白质含量，这对维持血浆容量、防止水肿的发生有重要意义。细胞内液的阳离子以 K^+ 为主，阴离子以 HPO_4^{2-} 和蛋白质为主；细胞外液的阳离子以 Na^+ 为主，阴离子以 Cl^- 和 HCO_3^- 为主；细胞内外 Na^+ 和 K^+ 的浓度差主要靠细胞膜上 Na^+-K^+-ATP 酶的作用维持。

1. 钠和氯的代谢　血浆中钠和氯主要分布在细胞外液，体内钠和氯主要来自于食盐，一般成人每日需氯化钠为 4.5~9g，正常膳食中每日摄入量约 8~15g，一般情况下不会引起钠和氯的缺乏。正常成人体内钠总量为 40~50mmol/kg 体重，钠总量的 50% 存在于细胞外液，10% 存在于细胞内液。血清钠正常浓度为 130~150mmol/L。钠和氯主要由肾排出，少量随汗液和粪便排出。肾对钠的排泄调节能力很强，其特点为"多吃多排，少吃少排，不吃不排"。

2. 钾的代谢　钾是人体内最重要的阳离子之一，正常成人含钾量为 50~55mmol/kg 体重。其中约 90% 存在于细胞内液，骨钾约占 7.6%，跨细胞钾约占 1%，仅约 1.4% 的钾存在于细胞外液。血清钾的正常浓度约为 3.5~5.5mmol/L。钾具有参与细胞新陈代谢、保持细胞膜静息电位、调节细胞内外的渗透压和酸碱平衡等多种生理功能。体内钾主要来自食物，一般成人每日需钾约 2~3g，主要来自于蔬菜、水果、谷类和肉类等食物，正常膳食足以满足需要。钾主要经肾随尿排出，少量随汗和粪便排出。肾对钾的调节能力不如对钠的调节能力强，其特点为"多吃多排，少吃少排，不吃也排"。因此禁食、大量输液的患者应适当补钾。

细胞内、外液钾的平衡主要通过 Na^+-K^+-ATP 酶的作用，维持细胞内钾的高浓度；其次，通过细胞内外 H^+-K^+ 交换调节。从肾小球滤过的钾 90%~95% 在近曲小管和髓袢被重吸收，尿中排出的钾是由远曲小管和集合管上皮细胞分泌的。影响肾排钾的因素主要有：①细胞外液的钾浓度；②醛固酮的作用；③远曲小管的原尿流速；④酸碱平衡状态等。

3. 钙和磷的代谢　钙和磷是体内含量最多的无机盐。体内钙和磷以羟磷酸灰石的形式构成骨盐，沉积在骨有机质上，使骨组织成为体内最坚硬的组织。钙和磷来自于食物，主要在酸性较大的小肠上段吸收。体内钙约有 80% 经肠道随粪便排出，20% 经肾随尿排出。磷主要在肾排出，占总排出量的 80%，少量经粪便排出。肾小管对钙和磷的重吸收量决定钙磷排出量。

钙的生理功能：①作为第二信使，参与细胞间信息传递，调节体内多种生理活动，这是钙的最主要生理功能之一；②降低神经骨骼肌的兴奋性；③增强心肌的收缩力；④作为凝血因子之一，参与血液凝固过程；⑤降低毛细血管壁及细胞膜的通透性；⑥是许多酶的激活剂和抑制剂。

磷主要以磷酸根形式在体内发挥生理作用：①参与磷脂、核苷酸、核酸、磷蛋白和许多辅酶的组成；②参与体内物质代谢及其调节；③参与体内能量代谢；④组成磷酸盐缓冲对，维持体液酸碱平衡。

三、水及电解质平衡的调节

水及电解质的平衡主要是通过神经 – 内分泌系统的调节来实现，其机制有：

1. 口渴感　渴感中枢位于下丘脑视上核侧面。渴感刺激因素有：①血清钠浓度增高，血浆晶体渗透压上升；②有效循环血量降低和血管紧张素 Ⅱ 增高。

2. 抗利尿激素　促使肾远曲小管和集合管上皮细胞对水的重吸收，并促使血管收缩（又称血管加压素），还可抑制醛固酮的分泌，减弱肾小管对钠重吸收。引起抗利尿激素分泌增多的因素有：①血浆晶体渗透压增高；②血容量降低、血压明显下降；③其他因素，如精神紧张、剧痛、恶心、血管紧张素 Ⅱ 增高及环磷酰胺等药物。

口渴感和抗利尿激素主要通过对水的调节实现细胞外液的渗透压平衡，故称为细胞外液的等渗性调节。

3. 肾素 – 血管紧张素 – 醛固酮系统　当有效循环血量减少和血压降低时，肾素 – 血管紧张素 – 醛固酮系统被激活，血管紧张素 Ⅱ 能促进 ADH 释放以增加水的重吸收，使减少的血容量得以恢复；醛固酮能促进肾远曲小管和集合管上皮细胞对钠的重吸收，提高细胞外液的晶体渗透压。此外，血清钠降低和血清钾增高也能直接刺激醛固酮分泌，促进 Na^+ – K^+ 交换和 Na^+ – H^+ 交换。

4. 心房钠尿肽　由心房肌细胞合成的多肽，具有利钠、利尿、扩血管和降低血压等作用。心房钠尿肽的分泌受血容量、血压和血钠含量的调节，当血容量或有效循环血量下降时，可引起心房钠尿肽分泌减少，对肾近曲小管重吸收钠、水的抑制作用减弱，使减少的血容量得以恢复。

醛固酮和心房钠尿肽主要通过对钠、水的调节实现细胞外液的容量平衡，故称为细胞外液的等容性调节。

5. 钙、磷代谢的调节　体内调节钙磷代谢的主要物质有 1,25-（OH）$_2$-D$_3$、甲状旁腺激素、降钙素三种，1,25-（OH）$_2$-D$_3$ 可升高血钙和血磷，有利于骨的生长、钙化与更新；甲状旁腺素可升高血钙，降低血磷；降钙素可降低血钙和血磷。三者对钙、磷物质代谢的调节既互相制约又有协同作用，共同维持了血钙水平恒定及骨组织正常生长。

当疾病和内外环境引起水、电解质发生变化，超过机体调节能力时，可出现水和电解质代谢紊乱，这些紊乱若得不到及时纠正，常会引起机体一系列代谢与功能障碍，严重时可导致死亡。本章主要介绍水、钠、钾的代谢紊乱。

第二节　脱　水

脱水指体液容量明显减少。脱水常伴有血清钠和血浆渗透压的变化，根据其伴有的血清钠和血浆渗透压变化，可分为低渗性脱水、高渗性脱水和等渗性脱水。

✎ 考点：脱水的定义

一、低渗性脱水

低渗性脱水的特点是失钠多于失水，血清钠浓度 <130mmol/L，血浆渗透压 <280mmol/L，伴有细胞外液量减少。

✎ 考点：低渗性脱水的定义

【原因及机制】

常见原因是肾内或肾外丢失大量液体后，治疗上只补水而未注意补钠，导致失钠多于失水，细胞外液成低渗状态。

1. 经肾失钠　常见于：①长期连续使用排钠利尿药，如速尿、利尿酸、噻嗪类等，抑制了髓袢升支对钠的重吸收；②肾上腺皮质功能不全，如 Addison 病，因醛固酮分泌不足，肾小管对钠重吸收减少；③急性肾功能衰竭多尿期，肾排钠过多；④过度渗透性利尿，如严重糖尿病或大量使用高渗葡萄糖、甘露醇等，导致水、钠经肾丢失过多。

2. 肾外失钠　常见于：①大量消化液丢失，只补水未补钠：如呕吐、腹泻、肠吸引术等丧失大量消化液而只补充水，是低渗性脱水最常见原因；②抽取大量胸、腹水后只补水；③经皮肤大量失液后只补水，如大量出汗丢失低渗性体液，或大面积烧伤丢失等渗性体液。

【对机体的影响】

1. 细胞外液明显减少　低渗性脱水主要丢失细胞外液，低渗状态，水分从细胞外液向渗透压相对较高的细胞内转移，致使血容量进一步减少，故容易发生低血容量性休克

（图 2–1）。外周循环衰竭症状出现较早，表现为直立性眩晕、血压下降、四肢厥冷、脉搏细速等。

2. 组织脱水征　细胞外液减少，血容量减少使血液浓缩，血浆胶体渗透压升高，组织间液向血管内转移，结果组织间液减少更为明显。因此患者出现明显的脱水体征，如皮肤弹性减退，眼窝和婴儿囟门凹陷。

3. 多尿、低比重尿　血浆渗透压降低，无口渴感，饮水减少，故机体虽缺水，但却不思饮，难以自觉口服补充液体。同时由于血浆渗透压降低使 ADH 分泌减少，远曲小管和集合管对水的重吸收也相应减少，导致多尿和低比重尿。但在晚期血容量显著降低时，ADH 分泌增多，可出现少尿。

4. 脑细胞水肿　由于细胞内液增多，严重时可发生脑细胞水肿，导致中枢神经系统功能紊乱，表现为神志恍惚、嗜睡甚至昏迷等。

✎ 考点：低渗性脱水对机体的影响

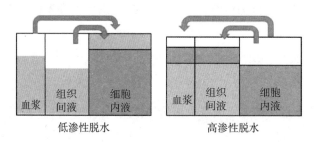

图 2–1　脱水时体液分布变化示意图

低渗性脱水的处理原则是积极防治原发病，去除病因，及时补充生理盐水为主，以便恢复细胞外液容量和渗透压，重症者适当给予高渗盐水，即先盐后糖，对休克患者要及时进行抢救。

二、高渗性脱水

高渗性脱水的特点是失水多于失钠，血清钠浓度 >150mmol/L，血浆渗透压 >310mmol/L，细胞外液量和细胞内液量均减少。

✎ 考点：高渗性脱水的定义

【原因及机制】

1. 水摄入减少　常见于：①水源断绝：如沙漠迷路；②不能或不会饮水：口腔、咽和食管等疾患致饮水困难，昏迷患者等；③渴感障碍：如下丘脑病变损害口渴中枢。

2. 水丢失过多　常见于：①经皮肤失水：高热、大量出汗和甲状腺功能亢进等，均可丢失大量水分。汗液含 Na^+ 5~50mmol/L，是低渗液。体温每升高 1.5℃，经皮肤蒸发的水每天约增加 500mL。大汗时每小时可丢失水分约 800mL。②经呼吸道失水：任何原因引起的过度通气（如癔病，代谢性酸中毒等）均可经呼吸道丢失大量水分，如果持续时间长又没有补充水分，由于损失的都是不含任何电解质的水分，故可引起高渗性脱水。③经肾失水：如中枢性和肾性尿崩症；使用大量脱水剂如甘露醇、高渗葡萄糖等；或昏迷患者鼻饲浓缩的高蛋白饮食所致的渗透性利尿。④经胃肠道丢失：如婴幼儿水样腹泻，排出大量钠浓度低的水样便；胃液中含钠较低，严重呕吐也可丢失低渗液。

【对机体的影响】

1. 口渴　血浆渗透压增高刺激下丘脑的口渴中枢，产生口渴感，促进患者主动饮水。但在衰弱的患者和老年人，口渴反应不明显。

2. 尿少且比重增高　由于丢失的是细胞外液，所以细胞外液容量减少，同时由于细胞外液渗透压升高刺激渗透压感受器，引起 ADH 分泌增加，肾小管对水的重吸收增加，因此尿量减少而尿比重增高。

3. 细胞内液明显减少　由于细胞外液渗透压升高，使细胞内液向细胞外液转移，细胞脱水，严重时发生脑细胞脱水，脑细胞脱水可致中枢神经系统功能障碍，出现嗜睡、肌肉抽搐、昏迷甚至导致死亡（图 2-1）。脑体积因脱水而显著缩小时，颅骨与脑皮质之间的血管张力增大，引起静脉破裂，可出现局部脑内出血和蛛网膜下腔出血。缺水严重时，汗腺细胞内脱水，从皮肤蒸发的水分减少，体温调节受到影响而导致体温升高，临床上称为脱水热，婴幼儿较常见。

考点：高渗性脱水蛛网膜下腔出血的原因

4. 细胞外液减少　轻度脱水如失水量相当于体重的 2% ~3% 时，由于细胞内液的补充，细胞外液减少不明显，一般不出现外周循环衰竭；但重度脱水如失水量相当于体重的 6% 以上时，血容量明显减少，也可出现外周循环衰竭，甚至发生休克。完全断水的情况下，机体每日失水约 1500mL，相当于体重的 2.5%，当失水量达到体重的 15% 时，可引起死亡。

高渗性脱水在积极防治原发病、去除病因的同时，及时补充水分，不能口服者静脉点滴 5% 的葡萄糖，适当补充钠盐，即先糖后盐。

三、等渗性脱水

等渗性脱水的特点是水、钠成比例丢失，血清 Na^+ 浓度在 130~150mmol/L，血浆渗透压在 280~310mmol/L，细胞外液量和细胞内液量均减少。

【原因及机制】

常见于胃肠液大量丢失如呕吐、腹泻、肠梗阻等；血浆大量丢失如大面积烧伤；大量放胸水、腹水。这些均可导致大量等渗液体丢失，短期内均可引起等渗性脱水。

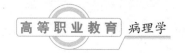

【对机体的影响】

等渗性脱水主要丢失的是细胞外液，血浆容量和组织间液量均减少，但因渗透压正常，所以细胞内液量变化不大。由于血容量减少，机体可通过调节系统使 ADH 和醛固酮分泌增多，促使肾重吸收钠、水增多，从而使细胞外液得到补充。同时尿钠下降，尿量减少。如果细胞外液明显减少，则可发生血压下降，甚至出现休克和急性肾衰竭。

等渗性脱水患者，如未得到及时正确地处理，由于从皮肤和呼吸不断蒸发水分，细胞外液渗透压可逐渐升高，转变为高渗性脱水。也可因只补水不补钠而转变为低渗性脱水。因此处理原则除了积极防治原发病，应及时补水补盐，以补等渗液或偏低渗液为宜。

📖 病例分析

李某，男，10 岁，因在餐馆吃不卫生食物，频繁呕吐、腹泻、水样便，2 天仅喝水，未进任何食物入院。查体：患儿精神差，面色苍白、四肢肌无力，体温 39.5℃，血压 100/70mmHg，24 小时尿量约 500mL。查血电解质检验报告单如下，试分析该患儿发生了哪些水电解质代谢紊乱？为什么？

血电解质检验报告单

项目	结果		参考值
血钠 Na（电极法）	120.0	↓	135.0~148.0 mmol/L
血钾 K（电极法）	3.33	↓	3.50~5.50 mmol/L
血氯 Cl（电极法）	102.9		96.0~108.0 mmol/L
血钙 Ca（MTB 比色法）	2.04		2.00~2.65 mmol/L
血浆渗透压	270.00	↓	280.00~310.00 mmol/L

第三节　水　中　毒

下丘脑垂体后叶、肾上腺皮质和肾功能正常的健康人，即使饮入较多的水，也可通过一系列调节机制，排出过多的水，维持水和电解质的平衡。当某些疾病使肾排水功能障碍或治疗不恰当时，由于水摄入过多超过肾排水量，致使水在体内潴留，引起细胞内、外液增多、渗透压降低，并出现一系列症状或体征者，称为水中毒。其特点是血钠下降，血清钠浓度 <130mmol/L，血浆渗透压 < 280mmol/L，但体内钠总量正常或增多。

【原因及机制】

1. 水排出减少　常见于：① ADH 分泌过多：是水中毒的常见原因。可见于急性应激状态（创伤、大手术、疼痛、恐惧、失血、休克等）、使用止痛剂（如吗啡、哌替啶）、某些恶性肿瘤等；②肾排水功能低下：如急性肾衰竭少尿期，由于肾血流量减少而使肾排水明显下降，此时若再增加水的摄入量就易发生水中毒。

2.水摄入过多　临床上引起水中毒的主要原因是：静脉输入含盐少或不含盐的液体过多、过快，超过肾的排水能力；婴幼儿对水、电解质调节能力差，更易发生水中毒。因此，医护人员必须提高对水中毒的认识，补液时应充分考虑肾脏的泌尿功能。尿少时更应十分慎重，防止发生水中毒。

【对机体的影响】

1.细胞内、外液均增加　由于水潴留在体内，使血液稀释，血钠浓度降低，肾排水障碍，细胞外液增多且低渗，同时水由细胞外向渗透压相对较高的细胞内转移，引起细胞水肿，细胞内液也增多且渗透压降低。早期潴留在组织间液中的水分尚不足以产生凹陷性水肿，在晚期或重度患者才出现凹陷症状。

2.脑水肿　急性水中毒时，全身细胞都发生水肿，但以脑细胞水肿最为严重，脑细胞水肿和颅内压增高，引起各种中枢神经系统症状，如头痛、呕吐、嗜睡、昏迷等，严重者可发生脑疝而危及生命。

第四节　水　肿

水肿是体液在组织间隙或体腔中过多积聚。若水肿发生在体腔内，称积液或积水，如心包积液、胸腔积液、腹腔积液等。水肿不是独立的疾病，而是许多疾病常见的病理过程。按水肿波及的范围分全身性和局部性水肿；按发病原因分肾性水肿、心性水肿、肝性水肿、营养不良性水肿、淋巴性水肿、炎性水肿等；有的水肿发病原因尚不清楚，称为特发性水肿；按发生部位分皮下水肿、脑水肿、肺水肿等。临床上较常见是心性水肿、肝性水肿、肾性水肿、肺水肿、脑水肿等。

【原因及机制】

正常人体组织间液总量较为恒定，约占体重的15%，这主要依赖于体内外液体交换平衡和血管内外液体交换平衡来维持，平衡失调可导致组织间液增多而发生水肿。

1.血管内外液体交换失衡——组织间液的生成大于回流　组织间液和血浆之间通过毛细血管壁不断进行着液体交换，使组织液生成和回流保持着动态平衡（图2-2）。这种平衡主要取决于：①正常的有效滤过压。血管内外有两种力量，一种是促使组织液生成的力量，称毛细血管有效流体静压（3.2kPa）＝毛细血管流体静压（2.33kPa）－组织间液流体静压（-0.87kPa）；另一种是促使组织液回流入血的力量，称有效胶体渗透压（3.05kPa）＝血浆胶体渗透压（3.72kPa）-组织胶体渗透压（0.67kPa）。而有效滤过压＝毛细血管有效流体静压（3.2kPa）-有效胶体渗透压（3.05kPa）=0.15kPa，当各种病因使有效滤过压增高，则使组织间液生成增多，出现水肿；②正常淋巴回流：组织液回流后剩余部分经淋巴回流入血。当淋巴回流障碍时，可使组织间液生成增多，出现水肿。引起血管内外液体交换平衡失调的原因如下：

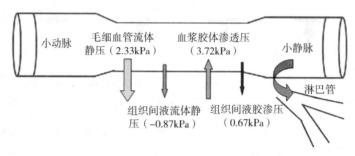

图 2-2　血管内外液体交换示意图

（1）毛细血管流体静压升高：常见于右心衰竭、静脉管腔内阻塞或静脉管腔受压导致的淤血所引起的静脉压升高。

（2）微血管壁通透性增加：常见于各种炎症、感染、缺氧、酸中毒等。微血管壁通透性增加时，在毛细血管有效流体静压作用下，可直接使液体滤出增多；同时可引起血浆蛋白滤出增多、组织间胶体渗透压升高、血浆胶体渗透压降低，促进组织液生成增多。

（3）血浆胶体渗透压降低：血浆胶体渗透压的大小，主要取决于血浆蛋白尤其是白蛋白的含量。临床上，当血浆白蛋白 <20g/L 时就会引起水肿。血浆蛋白含量减少的原因主要有：①蛋白质摄入不足，见于禁食、消化道疾病时消化吸收障碍等；②蛋白质合成障碍，见于肝功能不全、肝血浆蛋白合成减少等；③蛋白质消耗或丢失过多，见于慢性消耗性疾病、肾病综合征等；④稀释性低蛋白血症，见于大量水、钠潴留或输入大量非胶体溶液。

（4）淋巴回流受阻：常见于淋巴管阻塞（如肿瘤细胞栓子、丝虫等）、压迫（如肿瘤、异物的压迫）、广泛摘除（如乳腺癌根治手术后）等。淋巴回流受阻时，含蛋白的水肿液在组织间积聚，导致淋巴性水肿。丝虫成虫阻塞引起的下肢和阴囊慢性水肿，称为象皮病。

2. 体内外液体交换失衡——钠水潴留　正常人体钠水的摄入量和排出量保持动态平衡，从而保证体液量的相对恒定。这种平衡的维持主要依赖于肾脏的结构和功能，以及体内的容量和渗透压调节。肾在调节钠水平衡中起重要作用。肾小球滤过率和肾小管重吸收功能保持动态平衡，称之为球－管平衡。肾小球滤过率降低而肾小管重吸收未相应减少；或肾小球滤过率正常，而肾小管重吸收增多；或肾小球滤过率降低伴肾小管重吸收增多，均使肾排钠水减少，引起球－管失衡导致钠水潴留（图 2-3）。

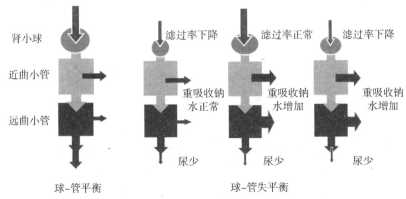

图 2-3 球－管失平衡示意图

（1）肾小球滤过率降低：当肾小球滤过率降低，在不伴有肾小管重吸收相应减少时，就可导致水、钠潴留。肾小球滤过率降低的常见原因有：①广泛肾小球病变：如急、慢性肾小球肾炎，肾小球的有效滤过面积减少，使肾小球滤过率降低；②有效循环血量减少，如充血性心力衰竭、肝硬化腹水形成等，肾血浆流量减少，使肾小球滤过率降低。

（2）髓袢对水、钠重吸收增多：有效循环血量减少时，肾内血流发生重新分布，皮质肾单位血流量减少而髓旁肾单位血流量增多，导致肾小管髓袢对水、钠的重吸收增多。

（3）肾近曲小管对水、钠重吸收增多：当有效循环血量减少时，①心房钠尿肽（ANP）分泌减少，对近曲小管重吸收水、钠的抑制作用减弱，从而导致水、钠潴留。②肾小球滤过分数增高：肾小球滤过分数＝肾小球滤过率/肾血浆流量。有效循环血量减少时，由于出球小动脉收缩比入球小动脉收缩明显，使肾小球滤过率相对升高，肾小球滤过分数增高，无蛋白滤液由肾小球滤出相对增多，近曲小管周围毛细血管内的血浆蛋白浓度相对增高而流体静压下降，从而促进了近曲小管重吸收水、钠增多。

（4）肾远曲小管和集合管对水、钠重吸收增多：①醛固酮含量增多：促进肾远曲小管对钠的重吸收。常见原因：如心力衰竭、肝硬化腹水等使肾血流量减少，刺激入球小动脉壁的牵张感受器，或肾小球滤过率降低使流经致密斑的钠量减少，导致近球细胞分泌肾素增加，激活肾素－血管紧张素－醛固酮系统；或肝硬化等患者对醛固酮的灭活减弱。②抗利尿激素分泌增多：促进肾远曲小管和集合管对水的重吸收作用。常见原因有：有效循环血量减少使左心房和胸腔大血管的容量感受器所受的刺激减弱，反射性地引起抗利尿激素分泌增加；肾素－血管紧张素－醛固酮系统激活；血浆渗透压增高，刺激下丘脑渗透压感受器，使抗利尿激素分泌与释放增加。

临床上常见的水肿常多是几种机制共同或相继作用的结果，单一因素引起的不多见，且同一因素在不同水肿发生机制中所居的地位也不同。在临床实践中，必须对不同疾病引

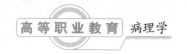
起的水肿进行具体分析，才能选择适宜的治疗方案。

考点：水肿的原因及机制

【病理变化】

水肿液含有血浆的全部晶体成分，根据其蛋白含量不同分为渗出液和漏出液。渗出液蛋白含量高达 30~50g/L，比重高于 1.018，可有较多的白细胞，多见于炎性水肿。漏出液蛋白含量低于 25g/L，比重低于 1.015，细胞数少于 500/100mL，多为非炎性水肿。

当组织间液过多积聚时，早期因组织间隙中透明质酸、胶原和黏多糖等胶体网状物的亲水性使增多的水被吸附，游离的液体增多不明显，指压无凹陷，称隐性水肿。若过度积聚，皮肤苍白、肿胀、皱纹变浅变平、弹性差，手指按压皮肤可出现凹陷，称凹陷性水肿或显性水肿。动态观测体重的变化是判定水肿的重要手段。

不同原因引起的水肿，其分布还与下列因素有关：①重力效应；②组织结构特点，如皮下组织结构的致密性、皮肤厚度与伸展性；③局部静脉及毛细血管血流动力学的特点。如心性水肿机制主要是毛细血管流体静压升高，受重力效应因素影响，其水肿首先出现在身体的下垂部位；肾性水肿的机制主要是血浆胶体渗透压降低，受组织结构因素影响，水肿首先出现在眼睑或颜面等组织疏松部位；肝性水肿的机制主要是门静脉高压，受血流动力学因素影响，常形成腹水。

考点：心性水肿、肾性水肿和肝性水肿的水肿液分布特点

【对机体的影响】

1. 有利影响　全身性水肿时，组织间液的增多可避免血容量快速增加，成为保护心血管的安全阀；炎性水肿液有利于稀释毒素，形成的纤维素可限制细菌扩散，并运送抗体或药物至炎症局部。

2. 不利影响　取决于水肿的部位、程度、发生速度及持续时间。当组织间液过度增多使细胞与毛细血管间的距离增大，导致细胞营养障碍；严重时还可影响组织器官的功能：如胸腔积液影响肺的呼吸，心包腔积液影响心泵功能，脑水肿引起颅内高压，咽部水肿尤其累及声带时，可导致患者死亡。

【常见水肿类型】

1. 心性水肿　由心力衰竭而引起的水肿。左心衰竭引起肺水肿，右心衰竭引起全身性水肿，通常仅把右心衰竭引起的全身性水肿称心性水肿，其发生机制几乎包含前面介绍的所有机制。临床主要体征是皮下水肿，首发于身体下垂部如足、内踝和胫前区或卧床者的骶部等。因受重力因素的影响，距心脏水平垂直距离越远的部位，其毛细血管流体静压升

高发生越早、持续时间越长，也越严重，故心性水肿首发于身体下垂部，严重时可发展为全身性水肿和浆膜腔积液。

2.肝性水肿　由肝脏原发疾病引起的体液异常积聚。其机制主要是静脉回流受阻、血浆蛋白减少和水、钠潴留等。临床多表现为腹水，少数表现为下肢或下垂部位水肿。大量腹水形成时，其体征是腹部膨隆，腹壁皮肤紧张发亮，状如蛙腹。当腹压显著增高时可发生脐疝，因横膈抬高可出现端坐呼吸，临床检查可有液波震颤和移动性浊音等体征。

3.肾性水肿　由肾脏原发疾病引起的全身性水肿。分为肾炎性水肿和肾病性水肿两种。急性肾小球肾炎时因肾小球血流量减少和肾小球滤过压降低导致钠水潴留；慢性肾小球肾炎时因肾小球滤过面积极度减少和血浆胶体渗透压下降导致钠水潴留和组织间液生成增多。肾性水肿临床主要特征是晨起面部水肿，尤以眼睑明显，以后扩展至全身。肾病性水肿由肾病综合征引起，因肾小球毛细血管基底膜损伤，大量蛋白尿使血浆胶体渗透压下降所致，多从身体下垂部开始水肿。

4.肺水肿　过多液体积聚于肺间质者称肺间质性水肿；过多液体积聚于肺泡腔内者称肺泡水肿。主要机制有：①肺毛细血管流体静压增高；②肺泡壁毛细血管通透性增高；③血浆胶体渗透压降低；④肺淋巴回流受阻。临床表现主要为呼吸困难和咯粉红色泡沫样痰。急性肺水肿时，可引起进行性呼吸困难，出现端坐呼吸和呼气性喘鸣。

第五节　钾代谢紊乱

钾是生命活动所必需的重要的阳离子之一。钾的摄入不足、排出过多，或者摄入过多、排出障碍都可引起钾代谢紊乱，通常以血钾浓度的高低将钾代谢紊乱分为高钾血症和低钾血症两种类型。

一、低钾血症

低钾血症指血清钾浓度＜ 3.5mmol/L。常同时伴有体钾总量的减少。

【原因及机制】

1.钾摄入不足　常见于不能进食（如消化道梗阻、昏迷）、禁食（胃肠术后）或长期输液未注意补钾的患者。

2.钾丢失过多　是缺钾和低钾血症的最主要病因。常见于：

（1）经肾丢失：是成人失钾的主要原因，常见于：①大量应用利尿剂：临床上使用的利尿剂多是排钾利尿药，常增加肾排钾；②原发性和继发性醛固酮增多症或长期大量使用肾上腺皮质激素时肾远曲小管和集合管 Na^+-K^+ 交换增多，肾排钾增加；③渗透性利尿：如糖尿病常伴有尿排钾增多；④肾小管性酸中毒：远曲小管酸中毒时泌 H^+ 障碍使 H^+- Na^+

交换减少，而 K^+–Na^+ 交换增多，肾排钾增加。

（2）经消化道失钾：是小儿低钾血症的常见原因。各种消化液富含钾，严重呕吐、腹泻、胃肠引流、肠瘘等丢失大量消化液时，都会引起钾的大量丢失。丢失消化液引起血容量减少导致醛固酮分泌增加，促进肾排钾增多；呕吐引起代谢性碱中毒使细胞外钾转入细胞内，加重低钾血症。

（3）经皮肤失钾：汗液含钾 9mmol/L，大量出汗可引起失钾。

3. 钾向细胞内转移增加　常见于：①碱中毒时 H^+ 逸出细胞外、钾进入细胞内；同时肾小管上皮细胞泌钾增多，使血钾降低；②糖尿病患者过量使用胰岛素，促使细胞利用葡萄糖合成糖原，增强 Na^+–K^+–ATP 酶活性，均促使钾进入细胞内，使血钾降低；③某些毒物中毒：如碳酸钡、氢氧化钡和氯化钡等中毒时，可增强 Na^+–K^+–ATP 酶活性，促使钾进入细胞内，同时可引起细胞膜上由细胞内通向细胞外的钾通道阻滞，使血钾降低；④ β–肾上腺能受体活性增强：如 β–受体兴奋剂肾上腺素、舒喘灵等，通过 cAMP 机制激活 Na^+–K^+–ATP 酶，促使钾进入细胞内；⑤低钾血症型周期性麻痹症：是一种常染色体显性遗传病，发作时出现一时性骨骼肌瘫痪和低钾血症。

✎ 考点：低钾血症的主要原因和机制

【 对机体的影响 】

低钾血症对机体的影响与钾的生理功能密切相关：即低钾血症导致的膜电位异常、细胞代谢障碍和酸碱紊乱引发的一系列障碍。低钾血症对机体的影响，取决于血钾降低的程度、速度和持续时间。血钾浓度越低，低钾血症发生的速度越快，对机体的影响越大。

1. 对神经肌肉的影响　急性低钾血症常见的症状是神经肌肉的应激性降低。中枢神经反应性降低表现为少言寡语、反应迟钝，严重时神志淡漠甚至昏迷。外周神经反应性降低常表现为膝反射迟钝等。肌肉系统反应性降低表现肌无力乃至麻痹。当血清钾浓度 <3mmol/L 时，可出现四肢肌肉无力，以下肢肌肉最为常见；<2.5mmol/L 时，可出现软瘫，严重时可出现呼吸肌麻痹。平滑肌无力可致消化系统功能障碍，严重时可出现"麻痹性肠梗阻"。神经肌肉应激性降低的机制是：低钾血症时，细胞内、外钾浓度差增大，细胞内 K^+ 外流增多，使细胞膜静息电位负值增大，静息电位与阈电位之间差距增大，细胞处于超极化状态，造成神经肌肉细胞兴奋性降低，使肌细胞收缩及传导均受影响，引起肌无力、肌麻痹。

2. 对心脏的影响　低钾血症时，心脏的主要表现是心律失常，其主要机制是低血钾影响心肌电生理特征，使心肌兴奋性和自律性增高，传导性降低。心电图的检查可见：ST 段下降，T 波低平，U 波增高，Q-T 间期延长。

3. 对酸碱平衡的影响　低钾血症时，细胞内 K^+ 与细胞外 H^+ 交换转移，结果发生代谢性碱中毒。此时，肾小管上皮细胞内 H^+ 增多，可导致 Na^+–H^+ 交换增强，肾排 H^+ 增多，尿液呈酸性。

【防治原则】

首先应防治原发病，尽快恢复饮食和肾功能。口服补钾，对严重低钾血症或有明显并发症而不能口服者，可考虑静脉滴注补钾。静脉滴注补钾时须注意：每天尿量在 500mL以上才能补钾；输入液钾浓度以 20~40mmol/L 为宜；每小时输入量为 10~20 mmol；密切观察心率、心律，定时检测血钾浓度。纠正水、电解质紊乱，低钾血症常伴有低镁血症，补钾同时补镁，方才有效。

二、高钾血症

血清钾浓度高于 5.5mmol/L 称为高钾血症。高钾血症时，极少有细胞内钾增多，总钾量也不一定增多。少数情况下细胞内缺钾，总钾量减少。

【原因及机制】

1. 钾摄入过多　当肾功能正常时，经胃肠道摄入钾过多一般不会引起高钾血症。静脉输钾过多过快或大量输入库存过久的血液，尤其在尿量减少的情况下，则可引起高钾血症。

2. 钾排出减少　常见于：①肾功能不全末期，尿少或无尿使肾排钾障碍，血清钾浓度以每日 0.7mmol/L 的速度上升；②慢性肾上腺皮质功能不全使醛固酮分泌减少，肾远曲小管排钾保钠功能降低引起高钾血症；③大量使用保钾利尿剂：如氨苯蝶啶、安体舒通等，长期应用可使肾排钾减少。

3. 细胞内钾转移到细胞外　常见于：①酸中毒时细胞外 H^+ 流入细胞内，而细胞内 K^+、Na^+ 释出至细胞；②大量溶血、严重创伤、挤压综合征及组织缺氧等使各种组织细胞损伤，大量 K^+ 由细胞内释出，血钾升高；③胰岛素缺乏或者高血糖造成的高渗和糖尿病，常伴随的酮症酸中毒都促使 K^+ 外移；④高钾性周期性麻痹。

【对机体的影响】

1. 对神经肌肉的影响　高钾血症时，神经系统可出现兴奋症状，表现为烦躁不安，膝反射亢进等。随血钾浓度逐步升高，骨骼肌的兴奋性呈先升高后降低，表现为肢体刺痛、感觉异常、轻度肌肉震颤及肌无力、肌麻痹。

2. 对心脏的影响　高钾血症对机体最严重的影响是对心脏的毒性作用。发生各种各样的心律失常，特别是一些致死性的心律失常，如心脏骤停。轻度高钾血症时，心肌的兴奋性增高，当血清钾浓度超过 7mmol/L 时，心肌兴奋性降低。高钾血症时，心肌的传导性、自律性和收缩性均降低。

3. 对酸碱平衡的影响　高钾血症时可出现代谢性酸中毒。因为细胞外 K^+ 浓度增高，细胞外 K^+ 移入细胞内，而细胞内 H^+ 移至细胞外，从而使细胞外 H^+ 浓度增高。此时，细胞内 H^+ 减少，使远曲小管内 H^+、Na^+ 交换减少，而 K^+、Na^+ 交换增强，尿呈碱性，称反常性碱性尿。

【防治原则】

防治原发病，去除引起高钾血症的原因。降低体内总钾量如减少钾的摄入，用透析、口服或灌肠阳离子交换树脂等增加肾和肠的排钾量。促使细胞外钾转入细胞内：应用葡萄糖和胰岛素静脉输入促进糖原合成，或使用碳酸氢钠提高血液 pH 值，促使钾转入细胞内，降低血清钾的浓度。使用钙剂和钠盐拮抗高钾血症对心肌的毒性作用。高钾血症常伴有高镁血症，应及时检查处理。

本章小结

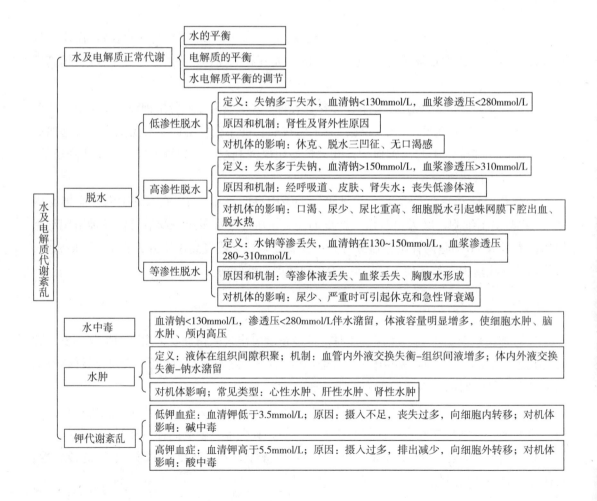

【复习思考】

一、单项选择题

1. 低渗性脱水对机体最主要的影响是
   A. 酸中毒　　　　　　　　　　B. 氮质血症
   C. 循环衰竭　　　　　　　　　D. 脑出血
   E. 神经系统功能障碍

2. 下列哪项不是高渗性脱水的原因
   A. 呕吐　　　B. 高热　　　　C. 沙漠迷路　　D. 大汗淋漓　　　E. 尿崩症

3. 水肿首先出现于身体下垂部，可能是
   A. 肾炎性水肿　　　　　　　　B. 肾病性水肿
   C. 心性水肿　　　　　　　　　D. 肝性水肿
   E. 肺水肿

4. 缺氧、中毒、感染引起水肿主要是因为
   A. 毛细血管血压升高　　　　　B. 钠水潴留
   C. 血浆胶体渗透压降低　　　　D. 淋巴回流障碍
   E. 毛细血管壁通透性升高

二、思考题

1. 简述脱水的类型，各类脱水的临床特点及对机体有哪些影响？
2. 试述水肿的发生机制有哪些？
3. 试述高钾血症对心肌的影响和低钾血症静脉点滴补钾的注意事项。

扫一扫，知答案

扫一扫，看课件

第三章
酸碱平衡紊乱

【学习目标】

1. 掌握：各型单纯性酸碱平衡紊乱的概念、代偿调节特点、主要病理生理变化及对机体的影响。

2. 熟悉：体内酸碱性物质的来源与调节。酸碱平衡的常用指标及其意义及各型单纯性酸碱失衡的原因。

3. 了解：混合型酸碱平衡紊乱的概念及主要特点。

机体正常的代谢必须在酸碱度适宜的体液内环境中才能有序进行。体液酸碱度的相对恒定，是维持内环境稳态的重要组成部分。虽然机体在代谢过程中，不断摄入、产生酸性和碱性物质，但依靠血液的缓冲系统、肺、肾、组织细胞的调节作用，体液酸碱度多能稳定在正常范围，这种维持体液酸碱度相对稳定的过程，称为酸碱平衡。血液酸碱度通常用动脉血 pH 表示，其正常范围为 7.35~7.45。

病理情况下如果酸碱物质超负荷或调节功能障碍，平衡状态则被破坏，形成不同形式的酸碱失衡。单纯性的酸碱平衡紊乱可分为代谢性酸中毒、代谢性碱中毒、呼吸性酸中毒和呼吸性碱中毒四种。有时可同时存在两种以上的原发性酸碱失调，此即为混合型酸碱平衡失调。

第一节 酸碱的来源、调节及判断指标

一、体内酸碱的来源

体液中酸性或碱性物质主要由物质代谢产生，少量来自食物和药物。在普通膳食条件下，正常人体内酸性物质的生成量远远超过碱性物质的生成量。

1. 酸的来源 体内的酸性物质主要来自代谢产生的挥发酸和非挥发酸。挥发酸指碳酸，可转变成 CO_2，经肺排出体外，是机体在代谢过程中产生最多的酸性物质。糖、脂肪和蛋白质氧化分解的终产物 CO_2 与 H_2O，在碳酸酐酶作用下可生成碳酸。非挥发酸又称固定酸，指只能经肾脏排出的酸性物质，主要来自蛋白质分解代谢产生的磷酸、硫酸或尿酸，也可来自糖酵解产生的丙酮酸、乳酸，脂肪代谢产生的 γ–羟丁酸和乙酰乙酸等。

2. 碱的来源 体内的碱性物质主要来自食物。蔬菜、瓜果中所含的有机盐，如柠檬酸盐、苹果酸盐和草酸盐，均可与 H^+ 起反应。体内的代谢过程也可产生一些碱性的物质如 HCO_3^-、氨基酸脱氨产生的氨等，但不是碱的主要来源。

二、酸碱平衡的调节

正常人体体内不断生成和摄取酸碱性物质，通过血液的缓冲系统、肺、肾、组织细胞的调节作用保持了酸碱的稳态，使血液 pH 值维持在 7.35~7.45 的正常范围内。

1. 血液缓冲 血液缓冲系统由弱酸（缓冲酸）及其相对应的共轭碱（缓冲碱）组成。主要有碳酸氢盐缓冲系统、磷酸盐缓冲系统、血浆蛋白缓冲系统、血红蛋白和氧合血红蛋白缓冲系统五种（表 3–1）。

表 3–1 血液中的缓冲系统

缓冲酸		缓冲碱
H_2CO_3	⇌	$HCO_3^- + H^+$
$H_2PO_4^-$	⇌	$HPO_4^{2-} + H^+$
HPr	⇌	$Pr^- + H^+$
HHb	⇌	$Hb^- + H^+$
$HHbO_2$	⇌	$HbO_2^- + H^+$

当 H^+ 过多时，反应向左移动，使 H^+ 的浓度不至于发生大幅度的增高，同时缓冲碱的浓度降低；当 H^+ 减少时，反应则向右移动，使 H^+ 的浓度得到部分恢复，同时缓冲碱的浓度增加。

2. 肺调节 肺在酸碱平衡中的作用是通过改变肺泡通气量来控制挥发酸（H_2CO_3）释出的 CO_2 排出量，使血浆中 HCO_3^- 与 H_2CO_3 比值接近正常，以保持 pH 值的相对恒定。

肺泡通气量是受延髓呼吸中枢控制的。当 $PaCO_2$ 升高时，可以改变脑脊液的 pH 值，使 H^+ 增加，刺激对 H^+ 有极高反应的中枢化学感受器，从而兴奋呼吸中枢，明显增加肺通气量。$PaCO_2$ 从正常值 40mmHg（5.32kPa）增加到 60mmHg（8kPa）时，肺通气量可增加 10 倍，结果使 CO_2 呼出量明显增加，从而降低血中 H_2CO_3 或 $PaCO_2$，实现反馈调节。但如果 $PaCO_2$

进一步增加到 80mmHg（10.7kPa）以上时，呼吸中枢反而受到抑制，称 CO_2 麻醉。

呼吸中枢也能接受外周化学感受器的刺激，但较中枢迟钝。PaO_2 只有低于 60mmHg 时，才能刺激外周化学感受器，反射性引起呼吸加深加快，增加肺泡通气量。但 PaO_2 过低对呼吸中枢的直接作用是抑制效应。

3. 肾调节　肾脏主要调节非挥发酸，通过肾小管细胞的排酸或保碱作用来维持 HCO_3^- 浓度，调节 pH 值使之相对恒定。

肾脏对酸碱的调节主要通过肾小管细胞来实现。酸中毒时肾小管细胞中的碳酸酐酶高效地催化 CO_2 和 H_2O 合成 H_2CO_3，由 H_2CO_3 解离出来的 HCO_3^- 被回收到血浆中，而 H^+ 则通过 H^+-K^+ 交换分泌到肾小球滤液中；集合管上皮间 α 闰细胞和近曲小管还具有主动分泌 H^+ 功能；此外近曲小管上皮细胞在谷氨酰胺酶的作用下可水解谷氨酰胺产生 NH_3，而 NH_3 与细胞内的 H^+ 结合成 NH_4^+，经 NH_4^+-K^+ 交换进入管腔从尿中排出。碱中毒时碳酸酐酶和谷氨酰胺酶活性下降，泌 H^+ 和 NH_4^+ 减少，HCO_3^- 排出增多，同时集合管通过 β 闰细胞排出 HCO_3^-，重吸收 H^+，维持酸碱平衡。

4. 组织细胞调节　机体组织细胞内液也是酸碱平衡的缓冲池，主要通过离子交换进行调节，如 H^+-K^+，H^+-Na^+，Na^+-K^+，Cl^--HCO_3^- 交换。此外，肝脏可合成尿素来清除 NH_3 调节酸碱平衡；骨骼的钙盐分解，有利于对 H^+ 的缓冲。

上述四方面的调节因素共同维持体内的酸碱平衡，但在作用时间和强度上有差别。血液缓冲系统反应迅速，但缓冲作用不能持久；肺调节作用效能最大，于 30 分钟达到最高峰；细胞缓冲能力也较强，但需 3~4 小时才发挥作用；肾脏调节作用更慢，3~5 天才达到高峰。

三、酸碱平衡的判断指标

1. pH　因血液中的 H^+ 浓度很低，故用 pH 来表示血液的酸碱度。动脉血 pH 受血液缓冲对的影响，特别是 H_2CO_3 及其共轭碱 HCO_3^- 的影响。正常人血浆 HCO_3^- 的浓度约为 24mmol/L，H_2CO_3 的浓度约为 1.2mmol/L，$[NaHCO_3]/[H_2CO_3]$ 为 24/1.2 = 20/1。pKa 是碳酸解离常数的负对数，37℃时为 6.1。根据 Henderson-Hassalbalch 方程式，pH 的计算公式为：

$$pH=pka+lg\frac{[HCO_3^-]}{[H_2CO_3]}=6.1+lg\frac{24}{1.2}=7.4$$

正常动脉血 pH 值为 7.35~7.45，平均值是 7.40。pH 变化反映了酸碱平衡紊乱的性质及严重程度，凡 pH 高于 7.45 为碱血症或碱中毒，低于 7.35 为酸血症或酸中毒。但 pH 变化不能区分引起酸碱平衡紊乱的原因是呼吸性还是代谢性。pH 在正常范围内，可见于三种情况：①表示机体未发生任何酸碱平衡紊乱；②代偿性酸碱平衡紊乱；③混合型酸碱平衡紊乱。

2. 动脉血 CO_2 分压（$PaCO_2$） 指物理溶解于动脉血浆中的 CO_2 分子所产生的张力。正常范围为 33~47mmHg，平均值为 40mmHg。$PaCO_2$ 乘 CO_2 的溶解系数（$40 \times 0.03=1.2mmol/L$）等于血浆 H_2CO_3 浓度，故血浆 H_2CO_3 浓度与 $PaCO_2$ 成正比。原发性 $PaCO_2$ 升高表示有 CO_2 潴留，见于呼吸性酸中毒；原发性 $PaCO_2$ 降低表示肺通气过度，见于呼吸性碱中毒。在代谢性酸中毒、碱中毒时，由于机体的代偿调节，$PaCO_2$ 可发生继发性降低（代谢性酸中毒）或升高（代谢性碱中毒）。

3. 标准碳酸氢盐（SB）和实际碳酸氢盐（AB） SB 指全血在标准状态下，即温度为 38℃，$PaCO_2$ 为 40mmHg，血氧饱和度为 100% 的条件下测得的血浆 HCO_3^- 含量。AB 指隔绝空气的条件下，在实际体温、血氧饱和度、$PaCO_2$ 条件下测得的血浆 HCO_3^- 浓度。SB 正常范围为 22~27mmol/L，平均值为 24mmol/L，正常人 SB 与 AB 相等。AB 与 SB 均高表明有代谢性碱中毒，AB 与 SB 均低表明有代谢性酸中毒。AB 与 SB 的差值反映了呼吸因素对酸碱平衡的影响。如 SB 正常，AB＞SB，说明有 CO_2 潴留，见于呼吸性酸中毒。如果 SB 正常，AB<SB，说明 CO_2 排出过多，见于呼吸性碱中毒。

4. 缓冲碱（BB） 指血液中一切具有缓冲作用的阴离子总和。全血缓冲碱包括 HCO_3^-、Hb^-、Pr^-、HPO_4^{2-} 等，正常范围为 45~55mmol/L，平均值为 48mmol/L。代谢性酸中毒时，BB 减少；代谢性碱中毒时，BB 增加。当慢性呼吸性酸碱平衡紊乱时，由于肾脏的调节，BB 可出现继发性升高或降低。

5. 碱剩余（BE） 指在 38℃，血红蛋白完全氧合，$PaCO_2$ 为 40mmHg 以下，将 1L 全血或血浆滴定到 pH 等于 7.4 所需要的酸或碱的量（mmol/L）。BE 正常值为 –3~+3 mmol/L。若用酸滴定使血液 pH 达到 7.4，则表示被测血液碱过多，BE 用正值表示；如需要用碱滴定使血液 pH 值达到 7.4，则表示被测血液酸过多，BE 用负值来表示。

6. 阴离子间隙（AG） 指血浆中未测定阴离子量（UA）与未测定阳离子量（UC）的差值，即 AG=UA–UC，Na^+ 占血浆阳离子总量的 90%，称为可测定阳离子。HCO_3^- 和 Cl^- 占血浆阴离子总量的 85%，称为可测定阴离子。正常时血浆中阴离子和阳离子总量相当，均为 151mmol/L，从而维持电荷平衡。AG 实质上反映血浆中固定酸含量的指标，当 HPO_4^{2-}、SO_4^{2-} 和有机酸阴离子增加时，AG 增大。因而 AG 可帮助区分代谢性酸中毒的类型和诊断混合型酸碱平衡紊乱。

✎ 考点：常用检测指标及意义

第二节 酸中毒

一、代谢性酸中毒

因固定酸增加或 HCO_3^- 丢失过多，引起以血浆 HCO_3^- 浓度原发性减少为特征的酸碱平衡紊乱称代谢性酸中毒，临床上最常见。根据 AG 的变化又可将其分为 AG 增高型（血氯正常型）和 AG 正常型（高血氯型）代谢性酸中毒两类。

✎ 考点：代谢性酸中毒的概念

【原因及机制】

1.AG 增高型代谢性酸中毒　特点是血液中固定酸增加，AG 增高，血浆 HCO_3^- 浓度减少，血氯含量正常。①固定酸摄入过多：过量服用阿司匹林等水杨酸类药物，使血浆中有机酸阴离子增加；②固定酸产生过多：各种原因引起的组织低灌注或缺氧时，如休克、心力衰竭、缺氧、严重贫血和肺水肿等，糖酵解增强导致乳酸大量增加引起的代谢性酸中毒称为乳酸酸中毒；糖尿病、严重饥饿及酒精中毒时，因血液中酮体含量增加引起的代谢性酸中毒称为酮症酸中毒；③肾排泄固定酸减少：急性和慢性肾衰竭晚期，机体在代谢过程中生成的 HPO_4^{2-}、SO_4^{2-} 等不能充分由尿排出，使血中固定酸增加。

2.AG 正常型代谢性酸中毒　又称高血氯性代谢性酸中毒，其特点是 AG 正常，血浆 HCO_3^- 浓度减少，血氯含量增加。①消化道丢失 HCO_3^-：胰液、肠液和胆汁中碳酸氢盐的含量均高于血浆，严重腹泻、小肠及胆道瘘、肠吸引术等均可引起 $NaHCO_3$ 大量丢失；②肾丢失 HCO_3^-：肾小管性酸中毒时由于遗传性缺陷或重金属（汞、铅等）及药物（磺胺类等）的影响，使肾小管排酸障碍，而肾小球功能一般正常；应用碳酸酐酶抑制剂，如乙酰唑胺可抑制肾小管上皮细胞内碳酸酐酶活性，使 H_2CO_3 生成减少，泌 H^+ 和重吸收 HCO_3^- 减少；③含氯的成酸性药物摄入过多：使用过多的含氯盐类药物如氯化铵、盐酸精氨酸或盐酸赖氨酸等，这些物质在体内易解离出 HCl。使血浆 HCO_3^- 在被 H^+ 消耗、减少的同时，血 Cl^- 含量增加；④高血钾、稀释性酸中毒等。

✎ 考点：代谢性酸中毒的常见原因

【血气指标变化】

在代偿性代谢性酸中毒时血浆 pH 正常，失代偿时 pH 下降；血浆 SB、AB、BB 均降低，BE 负值增大；$PaCO_2$ 继发性降低，AB<SB，血 K^+ 升高（表3-2）。

表 3-2 单纯型酸碱平衡紊乱常用酸碱指标的变化及离子变化

类型		pH	PaCO$_2$	AB	SB	BB	BE	Cl$^-$	K$^+$
代谢性酸中毒		↓(−)	↓	↓	↓	↓	↓	↑	↑(−)
呼吸性酸中毒	急性	↓	↑	↑(−)	↑(−)	(−)	(−)	↓	↑
	慢性	↓(−)	↑	↑	↑	↑	↑	↓	↑
代谢性碱中毒	急性	↑(−)	↑	↑	↑	↑	↑	↓	↓
呼吸性碱中毒	急性	↑	↓	↓(−)	↓(−)	(−)	(−)	↑	↓
	慢性	↑(−)	↓	↓	↓	↓	↓	↑	↓

【对机体的影响】

1. 心血管系统 血浆 [H$^+$] 增加可引起：①心肌收缩力减弱：[H$^+$] 升高使心肌代谢障碍外，并通过减少心肌 Ca^{2+} 内流、减少肌浆网 Ca^{2+} 释放和竞争性抑制 Ca^{2+} 与肌钙蛋白结合，使心肌收缩力减弱；②心律失常：酸中毒使细胞内 K$^+$ 外移，加之肾小管细胞泌 H$^+$ 增加，而排 K$^+$ 减少，故血钾升高。高血钾可引起心律失常，严重时可发生心脏传导阻滞或心室纤颤；③血管对儿茶酚胺的敏感性降低：H$^+$ 增高可使毛细血管前括约肌及微动脉平滑肌对儿茶酚胺的反应性降低，导致外周血管扩张，血压可轻度降低。

2. 中枢神经系统 代谢性酸中毒可引起中枢神经系统的代谢障碍，主要表现为意识障碍、乏力，知觉迟钝，严重者可出现嗜睡、昏迷。其发生机制为：① 能量供应不足：酸中毒时生物氧化酶类的活性受到抑制导致 ATP 生成减少，因而脑组织能量供应不足；② γ- 氨基丁酸生成增多：酸中毒时谷氨酸脱羧酶活性增强，使抑制性神经递质 γ- 氨基丁酸生成增多，使中枢神经系统的抑制效应增强。

3. 骨骼系统 慢性肾功能衰竭伴酸中毒时，由于不断从骨骼释放出钙盐以进行缓冲，不仅影响小儿骨骼的生长发育，还可引起纤维性骨炎和肾性佝偻病。在成人则可发生骨质软化病。

【防治原则】

首先应预防和治疗引起代谢性酸中毒的原发病，如纠正水和电解质紊乱，恢复有效循环血量和改善肾功能。其次适当应用碱性药物，轻症代谢性酸中毒患者可口服碳酸氢钠片，严重的代谢性酸中毒患者应给予一定量的碱性药物对症治疗。碳酸氢钠因直接补充血浆缓冲碱，作用迅速，为临床治疗所常用。

二、呼吸性酸中毒

因 CO$_2$ 排出障碍或吸入过多引起以血浆 H$_2$CO$_3$ 浓度原发性升高为特征的酸碱平衡紊乱称呼吸性酸中毒。

考点：呼吸性酸中毒的概念

【原因及机制】

1.CO$_2$排出障碍 见于各种原因如呼吸中枢抑制、呼吸肌麻痹、慢性阻塞性肺疾病及胸廓病变等引起的通气功能障碍，CO$_2$排出受阻而发生呼吸性酸中毒。另外呼吸机使用不当，通气量过小亦将使CO$_2$排出减少。

2.CO$_2$吸入过多 较为少见，在通气不良的环境中，例如矿井塌陷等意外事故，因空气中CO$_2$增多，使机体吸入过多的CO$_2$。

考点：呼吸性酸中毒的常见原因

【血气指标变化】

急性呼吸性酸中毒时，因肾脏来不及发挥代偿作用，故 [HCO$_3^-$] / [H$_2$CO$_3$] 比值减少，血 pH 降低，为失代偿性呼吸性酸中毒。原发性改变是 PaCO$_2$ 升高，AB>SB；继发性变化是 SB 和 AB 略升高，PaCO$_2$ 每升高 10mmHg，HCO$_3^-$ 可代偿性升高 1 mmol/L，BB 和 BE 变化不大（表3-2）。

慢性呼吸性酸中毒时，因肾脏发挥了强大的代偿作用，使血浆 [HCO$_3^-$] 与 [H$_2$CO$_3$] 均增高，两者比值可维持或接近 20 / 1，血 pH 正常或略降低，为代偿性或失代偿性呼吸性酸中毒。原发性改变为 PaCO$_2$ 升高，AB>SB；继发性改变是 PaCO$_2$ 每升高 10mmHg，HCO$_3^-$ 可代偿性升高 3.5mmol/L，表现为 SB 升高，AB 升高，BB 升高，AB > BE，BE 正值加大，血 K$^+$ 升高（表3-2）。

【对机体的影响】

呼吸性酸中毒时对机体的影响与代谢性酸中毒基本相同，但对中枢神经系统和心血管方面的影响较代谢性酸中毒严重。

1. 中枢神经系统 呼吸性酸中毒时中枢神经系统功能障碍比代谢性酸中毒时更为显著，表现为多种精神神经功能异常，早期症状包括头痛、不安、焦虑，进一步发展可出现震颤、精神错乱、嗜睡甚至昏迷、通常称为"CO$_2$麻醉"。CO$_2$潴留可引起脑血管扩张，脑血流量增加，患者常出现持续性头痛，尤其以夜间和晨起时更为严重。脑血管扩张，脑血流量增加严重时可以引起颅内压增高，有时出现视神经乳头水肿。

中枢神经系统功能紊乱也与脑脊液 pH 降低有关。CO$_2$ 为脂溶性，能迅速通过血脑屏障，而 HCO$_3^-$ 为水溶性，通过血脑屏障缓慢，因而急性呼吸性酸中毒时脑脊液 pH 降低的程度比急性代谢性酸中毒时更为显著。这可解释神经系统功能障碍为何在呼吸性酸中毒时比代谢性酸中毒时更为明显。

2. 心血管功能改变 大量 CO$_2$ 潴留，可使脑血管扩张，脑血流量增加，引起头痛、面部潮红、球结膜充血，呈现"醉酒样容貌"。此外，血浆中 H$^+$、K$^+$ 浓度升高，引起心肌收缩力减弱，心律失常。呼吸性酸中毒常伴有缺氧，缺氧可使肺小动脉收缩，引起肺动脉高压，右心室后负荷增加，诱发右心衰竭。

【防治原则】

治疗引起呼吸性酸中毒的原发病，如排除呼吸道异物，控制感染，解除支气管平滑肌痉挛，服用呼吸中枢兴奋药，正确使用人工呼吸机等。对 pH 降低较为明显的呼吸性酸中毒患者可适当给予碱性药物，但应慎重用药，因 HCO_3^- 与 H^+ 结合后生成的 H_2CO_3，必须经肺排出体外，在通气功能障碍时若 CO_2 不能及时排出，有可能引起 $PaCO_2$ 进一步升高。

病例分析

某女性患者，73 岁，多食，多饮，多尿两年余入院。入院后诊断为糖尿病。血气分析检验报告如下。试分析患者最可能发生了哪种酸碱紊乱？为什么？

血气分析检验报告单

项目	结果		参考值
酸碱度（mpH）	7.372		7.35~7.45
氧分压（mPO₂）	68.00	↓	80~100 mmHg
二氧化碳分压（mPCO₂）	35.96		35~45 mmHg
总二氧化碳（ctCO₂）	21.5	↓	24~32 mmol/L
细胞外剩余碱（cBE（vv））	−4.9	↓	−3.0~3.0 mmol/L
标准碳酸盐（cHCO₃std）	20.9	↓	22~24.8 mmol/L
实际碳酸盐（cHCO₃act）	20.4	↓	21.7~27.3 mmol/L
总血红蛋白（mtHb）	126		120~180 g/L
血糖（mGlucose）	16.70	↑	3.92~6.11 mmol/L
乳酸（mLactate）	2.82	↑	0.5~2.0 mmol/L

第三节 碱 中 毒

一、代谢性碱中毒

因碱性物质摄入过多或固定酸大量丢失等原因，引起以血浆 HCO_3^- 浓度原发性升高为特征的酸碱平衡紊乱称代谢性碱中毒。

✎ 考点：代谢性碱中毒的概念

【原因及机制】

1.消化道失 H^+　见于频繁呕吐或胃液引流时，含丰富 HCl 的胃液大量丢失。

2. 低氯性碱中毒　某些利尿剂（如噻嗪类、呋塞米等）能抑制肾髓袢升支对 Cl^-、Na^+ 的重吸收，到达远曲肾小管的尿液流量增加，NaCl 含量升高，促进远曲肾小管和集合管细胞泌 H^+、泌 K^+ 增加，以加强对 Na^+ 的重吸收，Cl^- 以氯化铵形式随尿排出。H^+-Na^+ 交换增强使 HCO_3^- 重吸收增加，引起低氯性碱中毒。

3. 肾上腺皮质激素增多　见于原发或继发醛固酮增多症。醛固酮过多促使远曲肾小管和集合管 H^+-Na^+ 交换和 K^+-Na^+ 交换增加，HCO_3^- 重吸收增加，导致代谢性碱中毒及低钾血症。

4. 低钾性碱中毒　低钾血症使肾小管泌 H^+ 和重吸收 HCO_3^-，也是引起代谢性碱中毒的重要原因和维持因素。

5. 碱性物质摄入过多　常为医源性，如口服或输入过量 $NaHCO_3$ 可引起代谢性碱中毒。摄入乳酸钠、乙酸钠、枸橼酸钠等有机酸盐，其在体内氧化可产生碳酸氢钠，1L 库存血中所含的枸橼酸钠约可产生 30mmol HCO_3^-，故大量输入库存血，尤其是在肾的排泄能力减退时，可引起代谢性碱中毒。

考点：代谢性碱中毒的常见原因

【血气指标变化】

血 pH 正常或升高，分别为代偿性或失代偿性代谢性碱中毒。SB、AB、BB 均原发性升高，AB>SB，BE 正值加大；$PaCO_2$ 继发性升高，血 K^+ 降低（见表 3-2）。

【对机体的影响】

代谢性碱中毒时的临床表现往往被原发疾病所掩盖，缺乏特有的症状或体征。在急性或严重代谢性碱中毒时，主要的功能与代谢障碍有以下方面：

1. 中枢神经系统兴奋　血浆 pH 升高时，γ-氨基丁酸含量降低，其对中枢神经系统的抑制作用减弱，故出现烦躁不安、精神错乱、谵妄等兴奋的表现。

2. 神经肌肉应激性增高　急性代谢性碱中毒时，血清总钙量可无变化，但游离钙减少，神经肌肉应激性增高，表现为面部和肢体肌肉抽动、腱反射亢进及手足抽搐等。

3. 氧合血红蛋白解离曲线左移　碱中毒使氧合血红蛋白解离曲线左移，血红蛋白和 O_2 的亲和力增加，在组织内 HbO_2 不易解离而释放 O_2，可发生组织缺氧。

4. 低钾血症　碱中毒时，细胞外液 H^+ 浓度降低，细胞内 H^+ 外逸而细胞外 K^+ 内移，血钾降低；同时肾小管上皮细胞排 H^+ 减少，H^+-Na^+ 交换减少，而 K^+-Na^+ 交换增强，故肾排 K^+ 增加，导致低钾血症。

【防治原则】

治疗原发病，积极去除引起代谢性碱中毒的原因及维持因素。补充生理盐水，因生理

盐水含 Cl^- 量高于血浆，通过扩充血容量和补充 Cl^- 使过多的 HCO_3^- 从肾排泄，达到治疗代谢性碱中毒的目的。给予含氯药物治疗，对于严重代谢性碱中毒患者，可给予少量含氯酸性药物，如 NH_4Cl 或 0.1mmol/L HCl，以消除碱血症对人体的危害。

二、呼吸性碱中毒

因肺通气过度使 CO_2 排出过多引起以血浆 H_2CO_3 浓度原发性减少为特征的酸碱平衡紊乱称呼吸性碱中毒。

✎ 考点：呼吸性碱中毒的概念

【原因及机制】

各种原因引起肺通气过度都可导致排出过多 CO_2 引起呼吸性碱中毒。

1.低氧血症　初入高原由于空气中 PO_2 降低或肺炎、肺水肿等外呼吸障碍，使 PaO_2 降低，缺氧刺激呼吸运动增强，CO_2 排出增多。肺炎等疾病引起的通气过度还与刺激肺牵张感受器有关。

2.中枢神经系统疾病　如脑血管意外、脑炎、颅脑损伤及脑肿瘤等中枢神经系统疾患均可发生通气过度，癔症发作时也可引起精神性通气过度。

3.机体代谢旺盛　见于高热、甲亢及革兰阴性菌败血症患者，由于血液温度增高和机体分解代谢亢进而引起呼吸中枢兴奋，导致通气过度。革兰阴性菌败血症患者常出现通气过度，还与炎性产物刺激有关。

4.药物或化学物质　直接刺激呼吸中枢，如水杨酸可通过血–脑脊液屏障，直接兴奋呼吸中枢导致通气过度。

5.呼吸机使用不当　使用呼吸机治疗通气障碍性疾病时，由于通气量过大而使 CO_2 排出过多。

✎ 考点：呼吸性碱中毒的常见原因

【血气指标变化】

急性呼吸性碱中毒常为失代偿性，血 pH 升高，$PaCO_2$ 原发性降低，AB<SB；继发改变是 SB、AB 略降低（$PaCO_2$ 每降低 10 mmHg，血浆 HCO_3^- 只代偿降低 2 mmol/L），BB 与 BE 基本不变。慢性呼吸性碱中毒时，根据肾脏的代偿程度，血 pH 可正常或升高，为代偿性或失代偿性呼吸性碱中毒。$PaCO_2$ 原发性降低，AB<SB；SB、AB、BB 继发性减少，BE 负值加大（见表 3-2）。

【对机体的影响】

呼吸性碱中毒对机体的损伤作用与代谢性碱中毒相似，亦可引起感觉异常、意识障碍、抽搐、低钾血症及组织缺氧。但急性呼吸性碱中毒引起的中枢神经功能障碍往往比代谢性碱中毒更明显，这除与碱中毒对脑细胞的损伤有关外，还与 $PaCO_2$ 降低使脑血管收缩、脑血流量减少有关。

【防治原则】

首先应积极治疗原发病和去除引起通气过度的原因，大多数呼吸性碱中毒可自行缓解。对发病原因不易很快去除或者呼吸性碱中毒比较严重者，可用纸袋罩于患者口鼻，令其再吸入呼出的气体（含 CO_2 较多），或让患者吸入含 5% CO_2 的混合气体，以提高血浆 H_2CO_3 浓度。对精神性通气过度患者可用镇静剂。

病例分析

某患者，男性，69 岁，腰部疼痛 2 天入院。入院后诊断为腰椎骨折。血气分析检验报告如下。试分析患者最可能发生了哪种酸碱紊乱？为什么？

血气分析检验报告单

项目	结果		参考值
酸碱度（mpH）	7.355		7.35~7.45
氧分压（mPO$_2$）	90.40		80~100 mmHg
二氧化碳分压（mPCO$_2$）	27.20	↓	35~45 mmHg
总二氧化碳（ctCO$_2$）	15.70	↓	24~32 mmol/L
细胞外剩余碱（cBE（vv））	−10.7	↓	−3.0~3.0 mmol/L
标准碳酸盐（cHCO$_3$std）	17.0	↓	22~24.8 mmol/L
实际碳酸盐（cHCO$_3$act）	14.8	↓	21.7~27.3 mmol/L
总血红蛋白（mtHb）	114		120~180 g/L
血糖（mGlucose）	6.30	↑	3.92~6.11 mmol/L
乳酸（mLactate）	1.64		0.5~2.0 mmol/L

第四节　混合型酸碱平衡紊乱

同一患者有两种或两种以上单纯型酸碱平衡紊乱同时存在，称为混合型酸碱平衡紊乱，可为双重型酸碱平衡紊乱和三重型酸碱平衡紊乱。

双重型酸碱平衡紊乱可以有不同的组合形式，通常把两种酸中毒或两种碱中毒合并存在，其 pH 向同一方向移动的情况称为酸碱一致型或相加型酸碱平衡紊乱，如代谢性酸中毒合并呼吸性酸中毒。如果是一种酸中毒与一种碱中毒合并存在，其 pH 向相反的方向移动时，称为酸碱混合型或相消型酸碱平衡紊乱，如代谢性酸中毒合并呼吸性碱中毒。但是，在同一患者体内不可能同时发生 CO_2 过多又过少，故呼吸性酸中毒和呼吸性碱中毒不会同时发生。

三重型酸碱平衡紊乱有两种类型：呼吸性酸中毒合并 AG 增高型代谢性酸中毒和代谢性碱中毒；呼吸性碱中毒合并 AG 增高型代谢性酸中毒和代谢性碱中毒。

无论是单纯型酸碱平衡紊乱或是混合型酸碱平衡紊乱，都不是一成不变的，随着疾病的发展，治疗措施的影响，原有的酸碱失衡可能被纠正，也可能转变或合并其他类型的酸碱平衡紊乱。因此，在诊断和治疗酸碱平衡紊乱时，一定要密切结合患者的病史，观测血 pH、$PaCO_2$ 及 HCO_3^- 的动态变化，综合分析病情，及时做出正确诊断和适当治疗。

本章小结

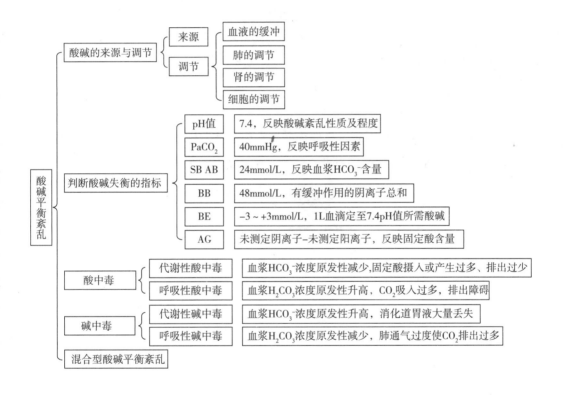

【复习思考】

一、单项选择题

1. AB 减少和 AB<SB 表明可能有

　A. 呼吸性酸中毒　　　　　　　　B. 代谢性酸中毒

C. 混合性酸中毒　　　　　　D. 代谢性碱中毒

E. 代谢性酸中毒合并代谢性碱中毒

2. 血气分析反映酸碱平衡呼吸性因素的重要指标是

　　A. BE　　　　B. pH　　　　C. PaO$_2$　　　　D. PaCO$_2$　　　　E. AB

3. 急性呼吸性酸中毒对机体主要影响是

　　A. 心肌收缩减弱　　　　　　B. 高钾引起心律失常

　　C. 肺性脑病　　　　　　　　D. 功能性肾衰

　　E. 缺氧

4. 某溺水窒息患者，经抢救后其血气分析结果为：pH7.15，PaCO$_2$ 80mmHg，HCO$_3^-$ 27mmol/L，可诊断为

　　A. 代谢性酸中毒　　　　　　B. 代谢性碱中毒

　　C. 急性呼吸性酸中毒　　　　D. 慢性呼吸性酸中毒

　　E. 急性呼吸性碱中毒

二、思考题

1. 血液中 pH 值为正常时是否表示机体无酸碱平衡紊乱发生，为什么？

2. 剧烈呕吐或严重腹泻可引起何种酸碱平衡紊乱，为什么？

扫一扫，知答案

扫一扫，看课件

第四章

缺 氧

【学习目标】

1. 掌握：缺氧的定义、各型缺氧的原因及机制、血氧指标的变化特点。

2. 熟悉：常用的血氧指标的定义及意义；各类缺氧对机体的影响。

3. 了解：影响机体缺氧耐受性的因素；氧疗和氧中毒的定义。

氧为生命活动所必需。氧的获取和利用是一个复杂的过程，包括外呼吸、气体运输和内呼吸。机体通过肺的通气功能不断将大气中的氧吸入肺泡，然后弥散入血与血红蛋白结合，经血液循环将氧运送至身体各部分供组织细胞利用。

缺氧是临床各种疾病中极常见的基本病理过程，也是造成细胞损伤最常见的原因。临床上多种疾病可干扰肺的正常通气与换气、氧的运输、组织细胞利用氧等环节，进而导致缺氧的发生。脑、心等生命重要器官缺氧常是导致机体死亡的重要原因。

第一节 缺氧的定义及血氧指标

因各种原因使组织的供氧不足或利用氧障碍，导致组织细胞功能代谢和形态结构发生异常变化的病理生理过程称缺氧。

✎ 考点：缺氧的定义

临床上常通过检测血氧指标的变化来分析机体供氧和耗氧的变化，常用的血氧指标如下：

1. 血氧分压（PO_2） 为物理状态下溶解于血液中的氧所产生的张力。动脉血氧分压（PaO_2）约为 100mmHg（13.3kPa），主要取决于吸入气体的氧分压和外呼吸功能，是氧向组织弥散的动力因素；静脉血氧分压（PvO_2）约为 40mmHg（5.32kPa），主要取决于组织摄氧和利用氧的能力。

2. 血氧容量（CO_2max） 在 38℃，氧分压 150mmHg、二氧化碳分压 40mmHg 的条件下，血红蛋白可被氧充分饱和。血氧容量为 100mL 血液中的血红蛋白被氧充分饱和时的最大带氧量，取决于血红蛋白的质（与氧结合的能力）和量（每 100mL 血液所含血红蛋白的数量）。正常值约为 20mL/dL。血氧容量的高低反映血液携氧能力的强弱。

3. 血氧含量（CO_2） 为 100mL 血液的实际携氧量，包括血浆中物理溶解的氧和与血红蛋白化学结合的氧。由于溶解氧仅为 0.3mL/dL，故血氧含量主要是指 100 mL 血液中的血红蛋白所结合的氧量，主要取决于血氧分压和血氧容量。正常动脉血氧含量（CaO_2）约为 19mL/dL；静脉血氧含量（CvO_2）约为 14ml/dl。动 - 静脉血氧含量差反映组织的摄氧能力，正常值约为 5mL/dL。

4. 血红蛋白氧饱和度（SO_2） 指血液中结合氧的血红蛋白占总血红蛋白的百分比，简称氧饱和度，SO_2=（血氧含量 – 物理溶解的氧量)/血氧容量 × 100%。主要取决血氧分压。两者的关系以氧合血红蛋白解离曲线表示。氧合血红蛋白解离曲线呈"S"形（图 4-1）。正常动脉血氧饱和度为 95%~97%；静脉血氧饱和度为 75%。

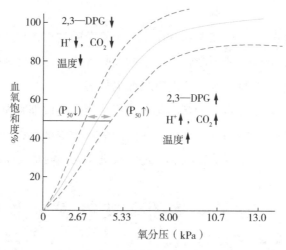

图 4-1 氧合血红蛋白解离曲线及其影响因素

5. P_{50} 指在一定体温和血液 pH 条件下，血红蛋白氧饱度为 50% 时的氧分压。P_{50} 反映血红蛋白与氧的亲和力，正常值为 26~27mmHg。当红细胞内 2，3- 二磷酸甘油酸（2，3-DPG）增多、酸中毒、二氧化碳增多及血温增高时，血红蛋白与氧的亲和力降低，在相同氧分压下血氧饱和度降低，氧解离曲线右移，P_{50} 增大。反之，氧解离曲线左移，P_{50} 减小，血红蛋白与氧的亲和力增大，血红蛋白结合的氧则不易释出（图 4-1）。

考点：常用血氧指标及意义

第二节　缺氧的类型、病因与发生机制

整个呼吸过程主要包括肺部摄氧、血液携氧、循环运氧、组织用氧四个环节。综合缺氧的原因和血氧变化特点，可将缺氧分为低张性缺氧、血液性缺氧、循环性缺氧和组织性缺氧四种类型。

一、低张性缺氧

因动脉血氧分压降低导致的缺氧称低张性低氧血症，又称乏氧性缺氧。

【原因及机制】

1. 吸入气氧分压过低　多见于海拔 3000~4000m 的高原或高空。随着海拔的升高，大气压降低，吸入气中氧分压降低；在通风不良的矿井或坑道，吸入气中氧分压降低，吸入气氧分压过低可导致肺泡气氧分压降低，使参与气体交换的氧不足，导致 PaO_2 降低。PaO_2 降低使血液向组织弥散氧的动力不足、速度减慢，以致供应组织的氧不足，造成组织细胞缺氧。此型缺氧又称为大气性缺氧。

2. 外呼吸功能障碍　肺通气功能障碍可引起肺泡气氧分压降低；肺换气功能障碍使经肺泡扩散到血液中的氧减少，导致 PaO_2 下降和血氧含量不足，又称为呼吸性缺氧。

3. 静脉血分流入动脉血　见于右向左分流的先天性心脏病患者，如法洛四联症，因室间隔缺损伴有肺动脉狭窄或肺动脉高压，右心压力高于左心压力，未经氧合的静脉血可直接掺入左心的动脉血中，导致 PaO_2 降低。

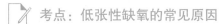 考点：低张性缺氧的常见原因

【血氧指标变化】

因外环境 PO_2 过低或外呼吸功能障碍均可使吸入的氧量减少，故血氧变化特点主要是：血液中溶解氧减少，PaO_2 降低；血液中与血红蛋白结合的氧量减少，以致动脉血氧含量减少；血氧饱和度主要取决于 PaO_2，乏氧性缺氧时血氧饱和度降低；因血红蛋白无明显变化，故血氧容量一般在正常范围；但慢性缺氧患者可因红细胞和血红蛋白代偿性增多而使血氧容量增加；由于低张性缺氧 PaO_2 降低，血氧含量减少，使同量血液中向组织弥散的氧量减少，故动 – 静脉血含量差一般是降低的。若慢性缺氧使组织利用氧的能力代偿性增强，则动 – 静脉氧含量差的变化可不明显。

【皮肤黏膜变化】

正常情况下，毛细血管中还原性血红蛋白平均浓度为 26g/L。低张性缺氧时，动脉血

与静脉血的氧合血红蛋白浓度均降低，毛细血管中氧合血红蛋白必然减少，还原性血红蛋白浓度则增加。当毛细血管中还原性血红蛋白平均浓度增加至 50g/L 以上，可使皮肤和黏膜呈青紫色，称为紫绀。尤其是慢性低张性缺氧很容易出现紫绀，这也是低张性缺氧的特点之一。

二、血液性缺氧

由于血红蛋白数量减少或性质改变，以致血液携带氧的能力降低或血红蛋白结合的氧不易释出所引起的缺氧称为血液性缺氧。由于血红蛋白数量减少引起的血液性缺氧，外呼吸功能正常，PaO_2 及血氧饱和度正常，又称等张性缺氧。

【原因及机制】

1.贫血　严重贫血时血红蛋白含量减少，血液携带氧量降低，供给细胞的氧不足，又称为贫血性缺氧。

2.一氧化碳（CO）中毒　血红蛋白与一氧化碳结合可生成碳氧血红蛋白（HbCO）。一氧化碳与血红蛋白的亲和力是氧与血红蛋白亲和力的 210 倍。当吸入气体中含有 0.1% 一氧化碳时，血液中约有 50% 的血红蛋白转为碳氧血红蛋白，而丧失携带氧的能力。此外，当 CO 与血红蛋白分子中的某个血红素结合后，将增加其余 3 个血红素对氧的亲和力，使血红蛋白分子已结合的氧释放减少，氧解离曲线左移。同时，CO 还能抑制红细胞内糖酵解，使 2，3-DPG 生成减少，也可导致氧解离曲线左移，进一步加重组织缺氧。

3.高铁血红蛋白血症　血红素中的二价铁在氧化剂的催化下氧化成三价铁，形成高铁血红蛋白。生理状态下，高铁血红蛋白仅占血液血红蛋白总量的 1%~2%。当亚硝酸盐、过氯酸盐、磺胺等中毒时，可以使血液中大量（20%~50%）血红蛋白转变为高铁血红蛋白。高铁血红蛋白中的三价铁因与羟基牢固结合而丧失携带氧能力；另外，当血红蛋白分子中有部分二价铁氧化为三价铁，还使剩余的二价铁与氧的亲和力增高，氧解离曲线左移，高铁血红蛋白不易释放出所结合的氧，加重组织缺氧。

考点：血液性缺氧的常见原因

【血氧指标变化】

一氧化碳中毒、高铁血红蛋白血症或严重贫血时，其血氧变化特点主要是：血液溶解氧的能力无异常，故 PaO_2 正常；因血氧饱和度主要取决于 PaO_2，该型缺氧 PaO_2 正常，故血氧饱和度正常；血红蛋白数量减少或性质改变，使血氧容量减少，以致动脉血氧含量减少；CO 中毒患者的血液中 HbCO 增加，血氧含量降低，但血红蛋白总量并没有减少；将其血液在体外用氧充分饱和后，血红蛋白结合的 CO 可被氧取代，测得的血氧容量可正常。贫血患者尽管 PaO_2 正常，但由于动脉血氧含量降低，随着氧向组织释出，毛细血管内 PO_2 降低较快，难以维持毛细血管血液与组织 PO_2 的弥散梯度，此时动 - 静脉血氧含量差低于正常。

【皮肤黏膜变化】

血液性缺氧时，患者皮肤、黏膜颜色可随病因不同而异。严重贫血患者，由于血色素明显降低而面色苍白；碳氧血红蛋白本身具有呈鲜红的颜色，一氧化碳中毒患者时，血液中碳氧血红蛋白增多，所以皮肤、黏膜呈现樱桃红色，严重缺氧时由于皮肤血管收缩，皮肤、黏膜呈苍白色；高铁血红蛋白血呈棕褐色，高铁血红蛋白血症时，血中高铁血红蛋白含量增加，所以患者皮肤、黏膜出现深咖啡色；因进食大量含硝酸盐的腌菜或变质剩菜后，硝酸盐被肠道细菌还原为亚硝酸盐，使大量血红蛋白氧化成高铁血红蛋白血，引起的高铁血红蛋白血症称肠源性紫绀。

三、循环性缺氧

循环性缺氧指因组织血流量减少引起组织供氧不足，又称为低动力性缺氧。

【原因及机制】

1.缺血性缺氧　因动脉供血不足所致。休克和心力衰竭患者因心输出量减少造成全身组织供血不足，引起全身性缺血性缺氧；严重时，患者可因心、脑、肾等重要器官功能衰竭而死亡；动脉血栓形成、动脉炎或动脉粥样硬化造成动脉狭窄或阻塞，可引起所供血的局部组织或器官缺血性缺氧。

2.淤血性缺氧　因静脉回流受阻所致。右心衰竭可造成右心房压升高，大静脉特别是下腔静脉回流受阻，全身广泛的毛细血管床淤血，导致全身性淤血性缺氧；静脉栓塞或静脉炎可引起某支静脉回流障碍，形成局部淤血性缺氧。

考点：循环性缺氧的常见原因

【血氧指标变化】

未累及肺血流的循环性缺氧，因氧可进入肺毛细血管并与血红蛋白结合，其血氧变化特点是：PaO_2、血氧容量、动脉血氧含量和血氧饱和度均正常。由于血流缓慢，血液流经毛细血管的时间延长，使单位容积血液弥散到组织氧量增加，静脉血氧含量降低，所以动 - 静脉血氧含量差增大；但是由于供应组织的血流总量减少，弥散到组织、细胞的总氧量仍不能满足细胞的需要，引起组织缺氧。局部性循环性缺氧时，血氧变化可以基本正常。

【皮肤黏膜变化】

由于静脉血的 CvO_2 和 PvO_2 较低，毛细血管中脱氧血红蛋白可超过 50g/L，可引发皮肤、黏膜紫绀。失血性休克时，因大量血液丧失及组织血量不足，皮肤可呈苍白色。

四、组织性缺氧

组织性缺氧指在组织供氧正常的情况下，因组织细胞生物氧化障碍，不能有效地利用氧而导致的缺氧。

【原因及机制】

1. 组织中毒　如氰化物、硫化氢、磷等和某些药物使用过量都可以引起组织中毒性缺氧。以氰化物为例，当各种无机或有机氰化物如：HCN、KCN、NaCN、NH_4CN 和氢氰酸有机衍生物等可经消化道、呼吸道或皮肤进入体内，CN^- 可以迅速与细胞内氧化型细胞色素氧化酶三价铁结合形成氰化高铁细胞色素氧化酶，失去了接受电子能力，阻碍其还原为二价铁离子的还原型细胞色素氧化酶，使呼吸链电子传递中断，导致组织细胞利用氧障碍。0.06g HCN 可以导致人的死亡。

砷化物如三氧化二砷（砒霜）等，主要通过抑制细胞色素氧化酶、呼吸链复合物Ⅳ、丙酮酸氧化酶等蛋白巯基使细胞利用氧障碍。甲醇通过其氧化产物甲醛与细胞色素氧化酶结合，导致呼吸链中断。许多药物和硫化物也能抑制呼吸链的酶类而影响氧化磷酸化过程。

2. 线粒体损伤　细菌毒素、严重缺氧、钙超载、大剂量放射线照射、尿毒症、高压氧等，可以抑制线粒体呼吸功能或造成线粒体结构损伤，引起细胞生物氧化障碍。

3. 维生素缺乏　维生素 B_1 是丙酮酸脱氢酶的辅酶成分，维生素 B_1 缺乏时，由于细胞丙酮酸氧化脱羧和有氧氧化障碍而引起脚气病。维生素 B_2 是黄素酶的辅酶成分，维生素 PP 是辅酶Ⅰ和辅酶Ⅱ的组成成分，这些维生素均参与氧化还原反应，若严重缺乏可抑制细胞生物氧化，引起氧利用障碍和 ATP 生成障碍。

考点：组织性缺氧的常见原因

【血氧指标变化】

组织性缺氧时，动脉血 PaO_2、血氧容量、动脉血血氧含量和血氧饱和度均正常。由于组织细胞利用氧障碍即内呼吸障碍，所以静脉血 PvO_2、血氧含量均高于正常，故动 - 静脉血氧含量差小于正常。

【皮肤黏膜变化】

由于细胞利用氧障碍，毛细血管内氧合血红蛋白的含量增高，故患者的皮肤、黏膜呈现鲜红色或玫瑰红色。

各型缺氧的血氧变化特点见表4-1。需要注意的是临床常见的缺氧多为混合性缺氧。

考点：各型缺氧的血氧变化特点

表4-1　各型缺氧血氧指标变化的特点

缺氧类型	动脉血氧分压	血氧容量	动脉血氧饱和度	动脉血氧含量	动-静脉氧含量差
低张性缺氧	↓	N或↑	↓	↓	↓或N
血液性缺氧	N	↓或N	N	↓	↓
循环性缺氧	N	N	N	N	↑
组织性缺氧	N	N	N	N	↓

注：↓：降低；↑：升高；N：正常

病例分析

某男性患者，85岁，反复咳嗽、咳痰20余年，气促7年，加重1天入院。入院后诊断为慢性阻塞性肺病加重期。血气分析报告如下。试分析患者发生何种类型的缺氧？出现缺氧的原因和机制是什么？皮肤黏膜的颜色如何变化？

血气分析检验报告单

项目	结果		参考值
氧分压（mPO$_2$）	50.2	↓	80~100 mmHg
二氧化碳分压（mPCO$_2$）	61.70	↑	35~45 mmHg
总二氧化碳（ctCO$_2$）	38.60	↑	24~32 mmol/L
细胞外剩余碱（cBE（vv））	11.7	↑	-3.0~3.0 mmol/L
标准碳酸盐（cHCO$_3$std）	32.3	↑	22~24.8 mmol/L
实际碳酸盐（cHCO$_3$act）	36.7	↑	21.7~27.3 mmol/L
总血红蛋白（mtHb）	146		120~180 g/L
氧合血红蛋白比（mO$_2$Hb）	71.4	↓	94%~97%
还原血红蛋白比（mHHb）	28.6	↑	0~5%
氧饱和度（cSO$_2$）	71.9	↓	95%~98%

第三节　缺氧对机体的影响与防治原则

缺氧对机体的影响，取决于缺氧发生的原因、程度、速度、持续时间和机体的功能代谢状态。

轻度缺氧以激发机体代偿反应为主，重度缺氧以损伤反应为主，造成细胞功能和代谢障碍，甚至组织结构严重破坏；急性缺氧以损伤反应为主，机体常出现代偿不全和功能障碍，甚至引起重要器官产生不可逆损伤，导致机体的死亡。慢性缺氧则代偿反应和损伤作用并存。代谢率高或活动增强者对缺氧的耐受性差；低温或适度锻炼可增强机体对缺氧的耐受性。下面以低张性缺氧为例，介绍缺氧对机体的影响。

【对机体的影响】

1. 呼吸系统变化

（1）代偿性反应：PaO_2 于 60~100mmHg 时，肺通气量无变化。PaO_2 低于 60mmHg 可刺激颈动脉体和主动脉体的外周化学感受器，冲动经窦神经和迷走神经传入延髓，反射性地引起呼吸加深加快。肺通气量增加是急性低张性缺氧的最重要的代偿反应。血液性缺氧和组织性缺氧的患者，如果不合并 PaO_2 降低，呼吸系统代偿不明显。

（2）损伤性变化：①高原性肺水肿：指机体进入 4000m 以上的高原后 1~4 日内，出现头痛、胸闷、咳嗽、皮肤黏膜发绀、呼吸困难、血性泡沫痰，甚至神志不清以及肺部有湿性啰音的临床综合征；②中枢性呼吸衰竭：当 $PaO_2 < 30mmHg$，缺氧对呼吸中枢的直接抑制作用超过 PaO_2 降低对外周化学感受器的兴奋作用，发生中枢性呼吸衰竭。表现为呼吸抑制、呼吸节律和频率不规则，肺通气量减少。

2. 循环系统变化

（1）代偿性反应

1）心输出量增加：发生机制有：①心率加快：通气增加所至肺膨胀对肺牵张感受器的刺激，反射性兴奋交感神经使心率加快；②心肌收缩性增强：缺氧作为一种应激原，可使交感 - 肾上腺髓质系统兴奋，儿茶酚胺释放增多，作用心脏 β - 肾上腺素能受体，使心率加快，心肌收缩性增强；③静脉回流增加：缺氧时胸廓运动和心脏活动增强，胸腔内负压增大，静脉回流增加和心输出量增加。

2）血液重新分布：器官血管受体密度不同，对儿茶酚胺的反应性不同。急性缺氧时，皮肤、腹腔内脏、骨骼肌及肾脏因 a- 受体密度高，交感神经兴奋，儿茶酚胺产生增多，使缩血管作用占优势，血管收缩；而脑血管交感缩血管纤维分布少、a- 受体密度小，血管不发生明显收缩；冠脉血管在局部代谢产物（如 CO_2、H^+、K^+、磷酸盐、腺苷及 PGI_2 等）的扩血管作用下血流增加。这种全身性血流分布的改变，显然对于保证生命重要器官（心、脑）氧的供应是有利的。

3）肺血管收缩：肺泡气 PO_2 降低时，引起肺小动脉收缩，使血流转向通气充分的肺泡，这是肺循环特有的生理现象，称为缺氧性肺血管收缩。

4）毛细血管增生：组织细胞的长期轻度缺氧，可通过低氧诱导因子 -1 的低氧感受使细胞合成与释放血管内皮生长因子增多，促进缺氧组织内毛细血管增生、密度增加，尤其是脑、心和骨骼肌中，毛细血管增生更加显著。由于氧从血管内向组织细胞弥散的距离缩短，增加了组织的供氧量。

（2）损伤性变化

1）肺动脉高压：长期慢性缺氧使肺小动脉持续收缩，导致肺循环阻力增加。除上述缩血管物质增多和交感神经兴奋外，血管平滑肌细胞和成纤维细胞的肥大和增生，血管壁胶原纤维和弹力纤维增多，使血管壁增厚变硬，导致肺动脉重塑，形成持续性肺动脉高压。肺动脉高压可增加右心室后负荷，导致右心肥大、扩张，甚至心力衰竭。

2）心肌舒缩功能障碍：严重的心肌缺氧导致心肌细胞能量代谢障碍，ATP 生成减少，能量供应不足，引起心肌细胞膜和肌浆网钙离子转运障碍，心肌兴奋 - 收缩耦联障碍，心肌收缩力降低；同时严重心肌缺氧可造成心肌收缩蛋白的破坏，心肌挛缩或断裂，使心肌的收缩与舒张功能降低。

3）心律失常：严重缺氧可引起窦性心动过速、期前收缩，甚至发生心室纤颤。

4）静脉回流减少：严重缺氧时细胞生成大量乳酸和腺苷等扩血管物质，使血液淤滞于外周血管；抑制呼吸中枢，胸廓运动减弱，回心血量减少。回心血量减少又进一步降低心输出量，使组织的供血供氧量减少。

3. 血液系统变化

（1）代偿性反应

1）红细胞和血红蛋白增多：急性缺氧时，交感神经兴奋，肝脏、脾脏等储血器官收缩，将储存的血液释放入体循环，可使循环血中的红细胞数目增多。慢性缺氧时红细胞增多主要是由骨髓造血增强所致。代偿意义：红细胞和血红蛋白增多可增加血液的血氧容量和血氧含量，提高血液的携氧能力，增加组织的供氧量，使缺氧在一定程度内得到改善。

2）氧合血红蛋白解离曲线右移：缺氧时，红细胞内 2,3-DPG 增加，导致氧合血红蛋白解离曲线右移，血红蛋白容易将其结合的氧释放供组织利用。当 PaO_2 在 80mmHg 以上时，因处于氧合血红蛋白解离曲线的平坦部分，血红蛋白与氧的亲和力降低，有利于向组织供氧，具有代偿意义；但当 PaO_2 降至 60mmHg 以下时，因处于氧合血红蛋白解离曲线陡直部分，血红蛋白与氧的亲和力降低，可使血液在肺部结合的氧明显减少，使其失去代偿作用。

（2）损伤性变化：血液中红细胞过度增多，引起血液黏滞度和血流阻力明显增加，以致血流减慢，心脏负荷增加，甚至诱发心力衰竭。在严重缺氧的情况下，红细胞内 2,3-DPG 过度增多将妨碍肺泡毛细血管中血红蛋白与氧的结合，使动脉血氧饱和度下降，血氧含量过度减少而加重组织的缺氧。

4. 中枢神经系统变化 脑是对缺氧最为敏感的器官。临床上，脑组织完全缺氧 5~8 分钟后可发生不可逆的损伤。正常人脑静脉血氧分压约为34mmHg，当降至28mmHg以下可出现精神错乱，降至19mmHg以下可出现意识丧失，降至12mmHg时将危及生命。

急性缺氧可引起头痛、乏力、动作不协调、思维能力减退、多语好动、烦躁或欣快、判断能力和自主能力减弱、情绪激动和精神错乱等；严重缺氧时中枢神经系统功能抑制，表现为表情淡漠、反应迟钝、嗜睡、惊厥、意识丧失，甚至死亡。慢性缺氧时精神症状较为缓和，可表现出注意力不集中、容易疲劳、嗜睡及轻度精神抑郁等症状。

缺氧引起的脑组织发生细胞水肿、变性、坏死及脑间质水肿是中枢神经系统功能障碍的主要原因。

5. 组织细胞变化

（1）代偿性反应：在供氧不足的情况下，组织细胞可通过提高利用氧的能力和增强无氧酵解过程以获取维持生命活动所必需的能量。

1）组织细胞用氧能力增强：慢性缺氧时，细胞内线粒体的数目和膜的表面积均增加，呼吸链中的酶如琥珀酸脱氢酶、细胞色素氧化酶可增加，酶活性增高，使细胞的内呼吸功能增强而提高利用氧的能力。

2）无氧酵解增强：严重缺氧时，ATP生成减少，ATP/ADP比值下降，可激活磷酸果糖激酶，该酶是控制糖酵解过程最主要的限速酶，其活性增强可促使糖酵解过程加强，在一定的程度上可补偿能量的不足。

3）肌红蛋白增加：慢性缺氧可使骨骼肌内肌红细胞蛋白含量增多。肌红蛋白与氧的亲和力明显高于血红蛋白。因此，肌红蛋白可从血液中摄取更多的氧，增加氧在体内的储存。当氧分压进一步降低时，肌红蛋白可释出一定量的氧供细胞利用。

4）低代谢状态：缺氧可使细胞的耗能过程减弱，如糖、蛋白质合成减少，离子泵功能抑制等，使细胞处于低代谢状态，减少能量的消耗，有利于在缺氧时的生存。

（2）损伤性变化

1）细胞膜损伤：细胞膜是细胞缺氧最早发生损伤的部位，常表现为细胞膜对离子的通透性增加，钠离子和钙离子内流增多，钾离子外流增多，引起细胞水肿，严重时细胞膜可完全破裂溶解，加重细胞损伤。

2）线粒体损伤：严重缺氧首先影响线粒体外氧的利用，使ATP生成进一步减少。还可出现线粒体结构损伤，表现为线粒体肿胀、嵴断裂崩解、钙盐沉积、外膜破裂和基质外溢等改变。

3）溶酶体损伤：缺氧时因糖酵解增强，乳酸生成增多以及脂肪氧化不全导致酮体产生增多，导致酸中毒。pH降低可引起磷脂酶活性增高，使溶酶体膜磷脂被分解，膜通透性增高，结果使溶酶体肿胀、破裂，大量溶酶体酶释出。其中，蛋白水解酶逸出引起细胞自溶；溶酶体酶进入血液循环可破坏多种组织，造成广泛细胞损伤。

【防治原则】

1. 氧疗　吸入氧分压较高的空气或高浓度氧对各种类型的缺氧均有一定的疗效，这种方法称为氧疗。氧疗效果因缺氧的类型不同而有所不同。大气性缺氧、呼吸性缺氧患者，吸氧能提高肺泡气氧分压，促进氧在肺中的弥散与交换，提高动脉血氧分压和氧饱和度，增加动脉血氧含量，疗效甚好。高原肺水肿患者吸入纯氧具有特殊的疗效，吸氧后数小时至数日，肺水肿症状可显著缓解，肺部体征随之消失。对伴有由右向左分流的患者，因吸入的氧无法与流入左心的静脉血液起氧合作用，一般吸氧对改善缺氧的作用不明显。血液性缺氧、循环性缺氧和组织性缺氧的共同特点是 PaO_2 和动脉血氧饱和度正常，吸入高浓度氧，主要增加的是物理溶解在血浆内的氧量，缺氧可得到一定程度的缓解。吸入纯氧特别是高压氧可使血液氧分压增高，氧与一氧化碳竞争与血红蛋白结合，可促使碳氧血红蛋白解离，因而对一氧化碳中毒性缺氧的治疗效果较好。

2. 氧中毒　吸入气氧分压过高（超过 0.5 个大气压的纯氧），则可引起细胞损害、器官功能障碍，即氧中毒。氧中毒的发生取决于吸入气氧分压。其发生机制可能与活性氧的毒作用有关。

本章小结

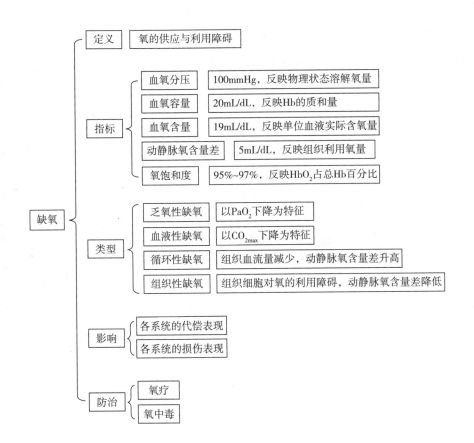

【复习思考】

一、单项选择题

1. 某患者血氧检查结果是：PaO_2 7.0kPa（53mmHg），血氧容量 20mL/dL，动脉血氧含量 14mL/dL，动－静脉血氧含量差 4mL/dL，其缺氧类型为

　　A. 乏氧性缺氧　　　　　　　B. 血液性缺氧

　　C. 组织性缺氧　　　　　　　D. 循环性缺氧

　　E. 缺血性缺氧

2. 以下哪种原因引起的缺氧一般无发绀

　　A. 呼吸功能不全　　　　　　B. 组织用氧障碍

　　C. 心力衰竭　　　　　　　　D. 静脉血掺杂

　　E. 窒息

3. 循环性缺氧的血氧指标特点是

　　A. 血氧容量降低　　　　　　B. 血氧含量降低

　　C. 血氧饱和度降低　　　　　D. 动静脉氧含量差增大

　　E. 动脉血氧分压降低

4. 下列哪项不是缺氧引起的循环系统的代偿反应

　　A. 心率加快　　　　　　　　B. 心肌收缩力增强

　　C. 心、肺血管扩张　　　　　D. 静脉回心血量增加

　　E. 毛细血管增生

二、思考题

1. 试述各种缺氧的定义及原因有哪些？

2. 比较各型缺氧的血氧变化特点？

扫一扫，知答案

第 五 章

组织细胞的适应、损伤与修复

【学习目标】

1. 掌握：适应的分类及各类型的定义、原因和病理变化；变性和坏死的定义、分类、病理变化及结局；修复的方式，再生、肉芽组织、瘢痕组织的定义，肉芽组织的形态特征和功能；创伤愈合的类型及特点。

2. 熟悉：适应、损伤与修复的定义；凋亡的定义及病理特点。皮肤创伤愈合和骨折愈合的过程。

3. 了解：损伤的原因和发生机制；各种组织的再生能力和过程；影响创伤愈合的因素。

内、外环境变化时，机体的组织细胞能够调整其代谢、功能和形态结构，以维持体内平衡。当生理性应激或轻度病理性刺激出现时，组织细胞通过适应维持其生存及稳定状态。当重度或持续的病理性刺激超出组织细胞的适应能力时，即发生损伤。轻度损伤是可逆的，病因去除，组织细胞可恢复正常。重度损伤是不可逆的，即细胞死亡。一种特定的刺激是诱导适应还是导致可逆或不可逆性损伤，不仅取决于刺激本身的性质和强度，还与细胞的易感性、分化、血液供应等有关。组织细胞的正常状态、适应、可逆性损伤和不可逆性损伤，在一定的条件下可发生转化。损伤造成机体部分细胞和组织丧失后，机体可对所形成的缺损进行修复。

第一节　组织细胞的适应

适应是组织细胞在各种刺激的持续作用下调整自身代谢、功能和形态结构的过程。适应在形态上表现为萎缩、肥大、增生和化生。

一、萎缩

萎缩是已发育正常的组织细胞或器官的体积缩小。未发育或发育不全不属于萎缩。萎缩通常由实质细胞的体积缩小和（或）数量减少所致。

考点：萎缩的概念

【类型及原因】

1. 生理性萎缩　如幼儿阶段脐血管的萎缩、青春期后胸腺的萎缩，更年期后卵巢、子宫、睾丸的萎缩等，均见于正常人体。

2. 病理性萎缩　按原因不同可分为：

（1）营养不良性萎缩：长期饥饿，慢性消耗性疾病如糖尿病、结核病、恶性肿瘤等，由于蛋白质等营养物质摄入不足或消耗过多可引起全身营养不良性萎缩。血液供应不足常引起局部营养不良性萎缩，如脑动脉粥样硬化时，动脉管腔狭窄所引起的脑萎缩。

（2）失用性萎缩：是由于长期工作负荷减少所致的萎缩，如四肢骨折后，因运动减少可出现患肢肌肉的萎缩。

（3）去神经性萎缩：运动神经元或轴突损伤后，其所支配的器官、组织可发生萎缩，如脊髓灰质炎的肌肉萎缩。

（4）压迫性萎缩：因组织或器官长期受压所致，如尿路梗阻导致肾盂积水，肾实质因长期受压可发生萎缩变薄（图5-1）。

（5）内分泌性萎缩：由内分泌腺功能低下引起相应靶器官的萎缩，如垂体前叶切除、腺垂体肿瘤或缺血等，可引起甲状腺、肾上腺、性腺等器官因缺乏激素刺激而萎缩。

考点：萎缩的类型

临床上，萎缩还可由多因素共同作用所致，如骨折后的肌肉萎缩，常是失用性、去神经性、营养不良性、压迫性（如石膏固定过紧）等因素共同作用的结果。

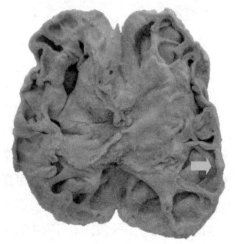

图5-1　肾压迫性萎缩

【病理变化】

萎缩的器官体积缩小，重量减轻。镜下见：萎缩组织和器官的实质细胞体积减小和（或）数量减少，细胞器大量退化，部分细胞质内出现脂褐素颗粒。

【对机体的影响】

萎缩的组织和器官代谢减慢、功能降低。萎缩是一种可逆性变化，轻度萎缩，在去除原因后可能恢复正常；持续萎缩的细胞最终死亡。

二、肥大与增生

实质细胞体积增大称为肥大。实质细胞数量增多称为增生。肥大和增生均可使组织或器官的体积增大，两者常相伴存在。对于细胞分裂增殖能力活跃的组织器官如子宫、乳腺等，既有细胞肥大又有细胞增生引起器官体积增大。对于细胞分裂增殖能力低的组织如心肌、骨骼肌等，其体积增大主要由细胞肥大所致。

✐ 考点：肥大和增生的定义

【类型及原因】

肥大和增生按性质不同可分为生理性和病理性两类，按原因不同可分为代偿性（功能性）和内分泌性（激素性）两类。

1. 生理性肥大与增生

（1）代偿性：由组织和器官功能负荷过重所致，如健美运动员的骨骼肌肥大；居住高海拔地区人群因缺氧外周血红细胞代偿性增多等属代偿性肥大与增生。

（2）内分泌性：由激素作用于靶器官所致，如在雌、孕激素的作用下，妊娠期子宫肥大、增生，哺乳期乳腺肥大、增生，月经周期中子宫内膜腺体增生等。

2. 病理性肥大与增生

（1）代偿性：如高血压病时，全身细小动脉管腔狭窄导致射血阻力增大引起的左心室肥大，室间隔增厚，超过2cm（正常1~1.5cm），乳头肌显著增粗，左心室腔相对较小（图5-2）；部分肝脏切除后残存肝细胞的增生等。

（2）内分泌性：如青春期后的垂体生长激素细胞腺瘤分泌过多的生长激素，导致的肢端肥大症；雌激素水平过高时，子宫内膜过度增生引起的功能性子宫出血等均属于内分泌性肥大与增生。

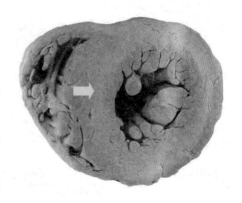

图 5-2　左心室代偿性肥大

【病理变化】

肥大的组织器官体积增大，重量增加。某些器官实质细胞萎缩的同时伴有间质纤维组织和脂肪组织的增生时，使器官维持原有体积甚至体积增大，称为"假性肥大"。增生的组织和器官可呈均匀弥漫性增大或在器官内形成结节。镜下见：肥大的细胞体积增大，核肥大深染，DNA 含量和细胞器数量增加。增生细胞数量增多，形态正常或稍增大。

【对机体的影响】

　　肥大、增生均由刺激引起，刺激因子消除可停止。代偿性肥大、增生可在一定程度内满足组织器官负荷增加的需要，但有限度。负荷超过一定的限度可成为失代偿状态，反而会使器官功能严重下降，如高血压心肌肥大晚期可发展为心力衰竭。持续的病理性增生可发展为肿瘤性增生，如子宫内膜增生症可发展为子宫内膜癌。

三、化生

　　一种分化成熟的细胞转化为另一种分化成熟细胞的过程称为化生。化生通常只发生在同源细胞之间，即上皮细胞之间或间叶细胞之间。化生并非由原来成熟的细胞直接转变为另一种细胞，而是由该处具有分裂增殖和多向分化能力的未分化细胞、储备细胞等干细胞向另一种细胞的方向分化。

　　✎ 考点：化生的定义

【类型及原因】

　　1.上皮化生　鳞状上皮化生简称鳞化，最为常见。如长期吸烟者支气管黏膜的假复层纤毛柱状上皮化生为鳞状上皮（5-3）。柱状上皮的化生也较常见，如慢性胃炎时胃黏膜上皮化生为小肠或大肠黏膜上皮，称肠上皮化生。慢性宫颈炎时，宫颈鳞状上皮被子宫颈管的柱状上皮取代，形成子宫颈假性糜烂。

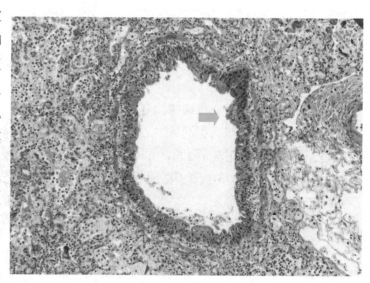

图 5-3　支气管鳞状上皮化生

　　2.间叶化生　纤维结缔组织长期受到炎症刺激或机械摩擦后，成纤维细胞可转化为骨细胞或软骨细胞，如骨化性肌炎时常发生骨化生或软骨化生。

【对机体的影响】

　　化生的组织对局部有害刺激的抵抗力增强，但失去了原有正常组织的形态和功能。某些化生在原因消除后可恢复，如上皮组织的化生。而骨或软骨化生则不可逆。若引起化生的因素持续存在，还可引起细胞恶性变，如支气管鳞状上皮化生与肺鳞状细胞癌的发生有一定关系，胃黏膜肠上皮化生与胃腺癌的发生有一定关系。

第二节 组织细胞的损伤

当内、外环境的改变超过了组织细胞的适应能力，组织细胞出现的异常变化称为损伤。引起组织细胞损伤的原因有：缺氧、生物性因素、物理性因素、化学性因素、营养失衡、神经内分泌因素、免疫因素、遗传因素和社会心理因素。各种原因引起组织细胞损伤的发生机制不尽相同，取决于损伤因素的性质、持续时间和强度。对同一损伤因素，不同细胞反应性也不同，取决于受损细胞的种类、细胞所处状态、细胞的适应性和遗传性等。各种原因引起的细胞损伤，其主要机制包括：①细胞膜的损伤；②线粒体的损伤；③活性氧类物质的损伤；④细胞内高游离钙的损伤；⑤缺血缺氧的损伤；⑥化学性损伤；⑦遗传变异损伤。各种机制互相作用或互为因果，导致损伤发生发展。

轻度细胞损伤多是可逆的，如水变性、脂肪变性，在病因去除后多可逐渐恢复正常；重度的细胞损伤如坏死或凋亡，是不可逆的，细胞最终代谢停止，功能丧失。

一、变性

变性是因细胞物质代谢障碍，在细胞内或细胞间质内出现异常物质或原有正常物质含量显著增多的形态变化，常伴细胞功能下降。轻度变性常可以恢复，但严重变性常发展为坏死。常见类型如下：

✎ 考点：变性的定义

（1）细胞水肿

因细胞内水代谢障碍导致水过多聚集，又称水变性。常见于心、肝、肾等器官的实质细胞，是细胞损伤中最早出现的改变。

【原因及机制】

缺氧、感染或中毒等引起线粒体损伤，使 ATP 生成减少而致细胞能量供应不足，细胞膜 Na^+-K^+ 泵功能障碍，导致细胞内钠离子增多，从而吸引大量水分子进入细胞。后期各种代谢产物的蓄积亦可增加细胞内渗透压而进一步增加细胞内的水分子。

【病理变化】

细胞水肿的组织、器官体积肿大，颜色变淡，边缘圆钝，包膜紧张，切面边缘外翻。

镜下观：细胞高度肿胀，胞质疏松淡染，可出现红染的细颗粒（为肿胀的线粒体、内质网等细胞器）（图 5-4）。严重时细胞肿胀如气球，胞质透明，称气球样变。

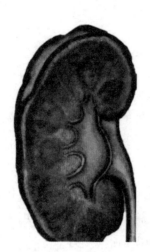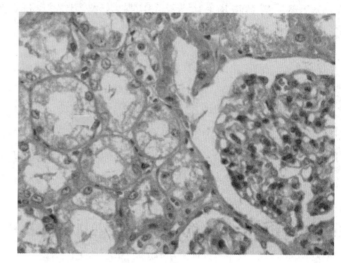

图 5-4　肾小管上皮细胞水肿大体及镜下形态

【对机体的影响】

水肿细胞功能下降，如心肌细胞水肿可使心肌收缩力降低。当原因去除后，轻度水肿细胞的功能、结构可逐渐恢复正常。若原因持续存在，细胞可发展为坏死。

（二）脂肪变性

因脂肪代谢障碍使甘油三酯在非脂肪细胞内异常蓄积，称脂肪变性。肝是脂肪代谢的主要器官，因此肝细胞脂肪变性最常见，也可见于心肌细胞、肾小管上皮细胞、骨骼肌细胞等。

【原因及机制】

感染、酗酒、中毒、缺氧、营养不良、糖尿病、肥胖等均可导致脂肪变性。以肝脂肪变性为例，其发生机制大致如下：①肝细胞内脂肪酸增多：如高脂饮食或体内脂肪组织大量分解（如营养不良），过多游离脂肪酸经血液入肝；缺氧导致肝细胞内糖酵解加强，生成的乳酸转化为多量脂肪酸；肝细胞的脂肪酸氧化障碍，使肝细胞内脂肪酸增多；②甘油三酯合成过多：如酗酒可致磷酸甘油增多而促进甘油三酯的合成；③脂蛋白合成障碍：缺氧、化学毒物（如四氯化碳）和营养不良使载脂蛋白合成减少，从而使脂蛋白合成减少，脂肪运出肝脏受阻而在肝细胞内堆积。

【病理变化】

轻度脂肪变性时病变器官可无明显改变，中、重度脂肪变性时器官体积增大。肝严重脂肪变性后颜色逐渐变黄，边缘圆钝，切面有油腻感。镜下见肝细胞内出现大小不等的圆形脂滴空泡（脂滴在石蜡切片制作中被酒精、二甲苯等有机溶剂溶解），部分大空泡可将核挤至细胞一侧（图5-5）。在冷冻切片中用苏丹Ⅲ或锇酸染色可将脂肪染成橘红色或黑色，以此将脂肪与其他物质进行鉴别。心肌脂肪变性后呈黄色，与正常的暗红色心肌相间排列，状似虎皮斑纹，称为虎斑心。

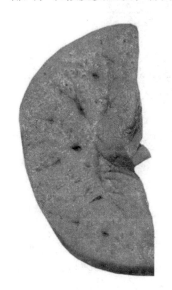
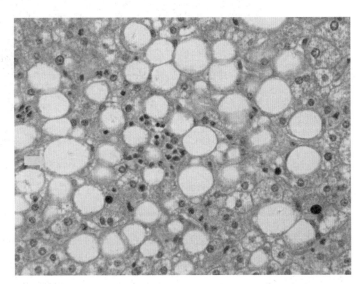

图 5-5　肝细胞脂肪变性大体及镜下形态

【对机体的影响】

轻度脂肪变性对细胞功能一般没有影响，病因去除后可恢复。病因若持续作用，脂肪变性的细胞功能下降，并可进一步发展为坏死。

（三）玻璃样变性

因蛋白质代谢障碍使细胞内或间质中出现蛋白质的异常蓄积，HE 染色常呈红染均质状，大体呈毛玻璃样半透明状，故称玻璃样变性。

1. 细胞内玻璃样变性　通常在胞质中出现均质红染的圆形小体，如肾小球肾炎时肾小管上皮细胞重吸收原尿中的蛋白质，与溶酶体融合形成的小体；酒精性肝病时肝细胞内中间丝前角蛋白变性形成的 Mallory 小体。

2. 结缔组织玻璃样变性　为增生的结缔组织后期老化的表现，见于瘢痕组织、动脉粥样硬化的纤维斑块、慢性肾炎损伤的肾小球等，多呈灰白半透明状，质地坚韧，镜下纤维细胞明显减少，胶原蛋白交联、变性、融合使胶原纤维增粗成片状或带状的均质红染结构。

3. 血管壁玻璃样变性　常见于缓进型高血压、糖尿病时的肾、脑、脾等的细小动脉。因血浆蛋白渗入和基底膜代谢产物沉积于管壁，使细小动脉壁增厚、变硬，管腔狭窄甚至闭塞，又称细动脉硬化（图 5-6）。

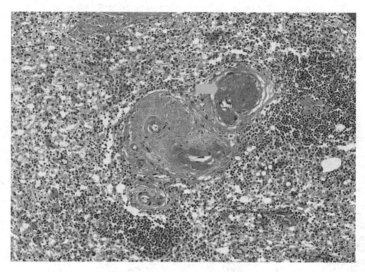

图 5-6　脾细动脉玻璃样变性

（四）病理性钙化

因钙代谢障碍，使钙盐在骨和牙齿之外的其他组织内异常沉积称病理性钙化。钙盐主要成分是磷酸钙和碳酸钙。大体呈灰白细小颗粒或团块状，质坚硬如沙砾或硬石，镜下呈蓝色颗粒或片块状。按病因可分营养不良性钙化和转移性钙化两种。

1. 营养不良性钙化　钙盐沉积于坏死组织或异物内，如结核坏死灶、动脉粥样硬化斑块、血栓等，此时机体钙磷代谢正常。

2. 转移性钙化　由于全身钙磷代谢失调导致高血钙，钙盐沉积于正常组织内，如血管、肾小管、肺泡和胃黏膜等。常见于甲状旁腺功能亢进、维生素 D 摄入过多、肾衰、某些骨肿瘤等。

（五）病理性色素沉着

某些色素在细胞内、外异常沉积，包括机体产生的内源性色素如含铁血黄素、胆红素、黑色素、脂褐素等，和进入机体的外源性色素如炭末、煤尘、文身色素等。

1. 含铁血黄素　是红细胞内血红蛋白被降解产生的 Fe^{3+} 和蛋白质结合形成的铁蛋白微粒聚集体，镜下呈棕黄色或褐色颗粒。生理情况下，含铁血黄素见于肝、脾、淋巴结和骨髓的巨噬细胞内。病理情况下，见于出血或溶血性疾病。

2. 胆红素　是正常胆汁的主要色素，也来源于血红蛋白，但不含铁。当血中胆红素增高时，患者可出现皮肤黏膜黄染。

3. 黑色素　是黑色素细胞质中的黑褐色颗粒，生理情况下可存在于皮肤、毛发、虹膜、脑的黑质等处。肾上腺皮质功能低下时（如 Addison 病），可出现全身皮肤、黏膜的黑色素沉着。局部黑色素增多主要见于某些慢性炎症、色素痣、黑色素瘤、基底细胞癌等。

（六）其他变性

1.黏液样变性　指细胞间质内出现黏多糖和蛋白质的积聚。常见于间叶组织肿瘤、风湿病、动脉粥样硬化斑块等。镜下见间质疏松，黏液基质呈灰蓝色，多突起的星芒状纤维细胞散在于其中。甲状腺功能低下时可形成特征性黏液性水肿。

2.淀粉样变性　指细胞间质内淀粉样蛋白质和黏多糖复合物的蓄积，镜下呈淡红色均质状，大体呈现淀粉样显色反应。可见于阿尔茨海默病的脑组织、某些肿瘤的间质、结核病等。

✎ 考点：变性的类型及病理变化

二、坏死

活体内局部组织受到严重损伤，细胞代谢停止、结构破坏、功能丧失，这种不可逆性改变称坏死，多由可逆性损伤发展而来，也可由较强的致损伤因素直接导致。

【病理变化】

坏死组织的形态学改变通常在细胞死亡后数小时以上才出现，因此早期的坏死组织常不易辨认。临床上一般将已失去生活能力的组织称为失活组织，大体形态具有以下特点：①失去原有组织的光泽，颜色苍白、混浊；②失去原有组织的弹性，捏起或切断后回缩不良；③失去正常组织的血液供应，无血管搏动，针刺或清创切开时无新鲜血液流出；④失去正常组织的感觉和运动功能。失活组织虽已不能复活，但却是细菌生长繁殖的良好培养基，为防止感染，促进愈合，在治疗中必须及时清除。

镜下细胞坏死的形态学标志是细胞核的改变。细胞核的变化主要有三种形式：①核固缩：细胞核染色质凝聚，核体积缩小，染色加深；②核碎裂：核膜破裂，核崩解为小碎块分散在胞质中；③核溶解：DNA酶和蛋白酶激活，分解核DNA和核蛋白，直至核完全消失（图5-7）。细胞坏死后细胞质嗜酸性染色增强，呈鲜红色，这

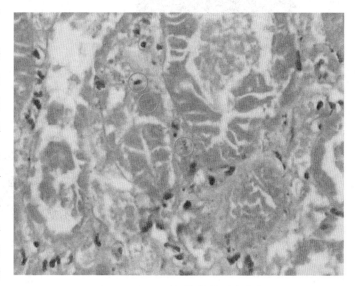

图5-7　坏死时细胞核的形态变化

（从上向下分别为核固缩、核溶解、核碎裂）

是由于核糖体减少、变性蛋白增多、糖原颗粒减少等，使胞质与酸性染料伊红的亲和力增高。细胞外基质逐渐崩解或液化，最后坏死组织融合成一片模糊红染无结构的物质。

【类型及原因】

坏死组织中存在蛋白质变性或酶的分解作用两个基本过程，两者所占地位不同使坏死组织呈现不同的形态学变化，据此坏死常分为以下三类：

1. 凝固性坏死　坏死区以蛋白质变性凝固为主，溶酶体酶的水解作用较弱时，坏死组织呈干燥、质实状态，称为凝固性坏死。常见于缺血缺氧、细菌毒素、化学腐蚀剂引起的脾、肾、心、肝等实质器官的坏死。坏死组织呈灰白或灰黄色，与周围健康组织界限明显（图5-8）。镜下见，坏死区细胞结构消失，但组织轮廓仍基本存在。凝固性坏死还有以下两种特殊类型：

（1）干酪样坏死：坏死非常彻底，呈淡黄色，质松软细腻，状似干奶酪。镜下见坏死组织崩解彻底，不见原有组织结构的轮廓，呈现一片红染无结构的颗粒状物。主要见于结核病，也可偶见于某些梗死、肿瘤和结核样麻风等。

（2）坏疽：指大块的组织坏死继发腐败菌感染。腐败菌分解坏死组织产生 H_2S，与血红蛋白中的 Fe^{2+} 结合形成硫化铁，使坏死组织呈黑色或暗绿色。根据形态不同，坏疽可分为干性坏疽、湿性坏疽和气性坏疽三种类型（图5-9，表5-1）。

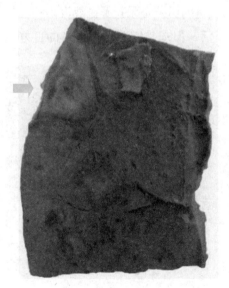

图5-8　脾凝固性坏死

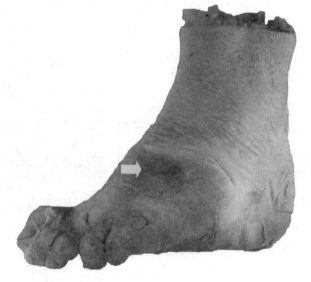

图5-9　足干性坏疽

表 5-1 干性坏疽、湿性坏疽和气性坏疽的区别

	干性坏疽	湿性坏疽	气性坏疽
发生部位	四肢末端，多见于足	与外界相通的内脏如肺、肠、子宫等或四肢	深部的开放性损伤，如肌肉、肺、子宫等
原因条件	动脉阻塞而静脉回流通畅	动脉阻塞且静脉回流受阻	产气荚膜杆菌等厌氧菌感染
病变特点	干燥、皱缩、黑色，与周围正常组织界限清楚，臭味轻	潮湿、肿胀、黑或暗绿色，与周围正常组织界限不清，恶臭	肿胀、含气呈蜂窝状，按压有捻发感，棕黑色，与周围正常组织界限不清，奇臭
对机体的影响	发展缓慢，中毒症状轻	发展较快，中毒症状重，可危及生命	发展迅速，中毒症状严重，常危及生命

2. 液化性坏死　坏死组织因酶性溶解为主而呈液态，称为液化性坏死。多发生在脂质多（如脑）和蛋白酶多（如胰腺）的组织。脑组织的液化性坏死，又称脑软化。脂肪坏死、脓肿也属液化性坏死。镜下见坏死区细胞结构和组织轮廓均消失。

3. 纤维素样坏死　又称纤维蛋白样坏死，是发生在结缔组织及小血管壁的常见坏死。主要见于变态反应性疾病，如风湿病、结节性多动脉炎、新月体性肾小球肾炎等，也可见于急进型高血压、胃溃疡底部小血管等。镜下观，病变组织呈境界不清的颗粒状、细丝状或小条块状无结构红染物质，与纤维素（纤维蛋白）染色性质相似，故称纤维素样坏死。纤维素样坏死物质可能是肿胀、崩解的胶原纤维，沉积在结缔组织中的免疫复合物或渗出变性的血浆纤维蛋白等。

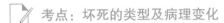 考点：坏死的类型及病理变化

【结局】

1. 溶解吸收　坏死细胞或坏死灶周围浸润的中性粒细胞释放的水解酶溶解、液化坏死组织，由淋巴管或血管吸收，不能吸收的碎片，由巨噬细胞吞噬清除。

2. 分离排出　坏死灶较大不易完全溶解吸收时，其坏死灶周围的中性粒细胞释放水解酶，将坏死组织边缘溶解、吸收，使坏死组织与周围健康组织分离进而脱落排出，形成局部缺损。皮肤、黏膜的浅表缺损称为糜烂，较深缺损称为溃疡。肺、肾等内脏器官的坏死组织液化后可经支气管、输尿管等自然管道排出，所留下的空腔称为空洞。坏死组织排出后形成的仅一端开口于皮肤黏膜表面的盲管称为窦道，有两端开口的通道样缺损称为瘘管。

3. 机化和包裹　由新生的肉芽组织长入坏死区，将其溶解、吸收进而取代的过程称为机化。坏死组织如较大，不能完全机化时，肉芽组织则将其包围，称为包裹。

4. 钙化　坏死组织未被及时清除，可吸引钙盐和其他矿物质在局部沉积，形成营养不良性钙化。

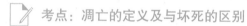

考点：坏死的结局

病例分析

　　某男，25岁，车祸中右侧小腿受伤，皮肤有轻微破损，事后小腿肿胀，疼痛难忍。第2天小腿出现红、肿、热、痛，体温升高达39℃。第4天下肢高度肿胀，最大周径达4cm，且下达足背，疼痛更甚，皮损处有血水流出。经当地医院治疗，未见好转。第7天右足踇趾呈污黑色，并向上发展。第9天黑色达足背，有恶臭味，与正常组织分界不清，并出现严重的全身中毒症状，行右下肢截肢术。病理检查：右下肢高度肿胀，有恶臭味，足部呈污黑色，与正常组织分界不清；纵行剖开，见静脉内有血栓形成，长约9cm，阻塞管腔，并与血管壁黏着。

　　试分析：患者右下肢出现了何种病变？发生原因有哪些？

三、凋亡

　　凋亡是活体内单个细胞或小团细胞由基因调控而发生的有序的细胞程序性死亡，是细胞主动性死亡。凋亡在形态上不同于坏死，表现为细胞皱缩，染色质凝聚，细胞膜及细胞器膜完整，胞膜内陷或胞质生出芽突并脱落，形成包裹核碎片和（或）细胞器的凋亡小体。凋亡不引发周围炎症反应和修复，但凋亡小体可被巨噬细胞和邻近的实质细胞吞噬、降解。与不耗能的被动坏死相比，凋亡是耗能的主动过程，依赖ATP，有新蛋白合成。

考点：凋亡的定义及与坏死的区别

　　凋亡见于许多生理过程中，在生物胚胎发育、成熟细胞新旧交替、激素依赖性生理退化、萎缩、老化中均有重要作用。凋亡也见于某些病理状态下，如某些病理性萎缩、炎症、自身免疫性疾病或肿瘤中的细胞死亡等。凋亡的过程可分为信号传递、中央调控和结构改变三个阶段，参与的相关基因有几十种，并受到各种抑制因素和诱导因素的影响。

第三节　损伤的修复

　　组织和细胞损伤后，机体对形成的缺损进行修补和恢复的过程，称为修复。修复后可完全或部分恢复原有组织的结构和功能。修复过程常有多种不同形式：①由损伤周围的同种细胞进行修复称再生；②由纤维结缔组织进行修复，称纤维性修复；③创伤愈合：常见于多种组织损伤后，再生和纤维性修复同时发生。

一、再生

　　再生分生理性再生和病理性再生。生理性再生是生理状态下，机体某些细胞不断老化、消耗，由新生的同种细胞通过增生不断补充，以维持原组织的结构和功能。例如，表皮的表层角化细胞经常脱落，由基底细胞不断增生、分化予以补充；消化道黏膜上皮约 1~2 天更新一次；子宫内膜周期性脱落，由内膜的基底部细胞增生加以恢复；血细胞寿命长短不一，淋巴造血器官不断地输出新生细胞进行补充。病理性再生是在病理状态下，组织、细胞缺损后发生的再生。当再生后原有组织的结构及功能完全恢复时，即为完全再生。

考点：生理性及病理性再生的概念

1. 细胞再生　机体各种组织的再生能力是不同的，这是因为各种细胞的细胞周期时程长短不同，在单位时间里可进入细胞周期进行增殖的细胞数也不同。一般而言，低等动物的组织细胞再生能力比高等动物强。在个体内，低分化的组织比高分化组织再生能力强，平常容易遭受损伤的组织以及在生理状态下经常更新的组织，再生能力较强。按再生能力的强弱，可将人体细胞分为三类。

（1）不稳定细胞：又称持续分裂细胞。这类细胞在生理状态下不断地增殖，以代替衰亡或破坏的细胞，如表皮细胞、呼吸道和消化道黏膜被覆细胞、男性及女性生殖器官管腔的被覆上皮细胞、淋巴及造血细胞、间皮细胞等。干细胞的存在是这类组织不断更新的必要条件。

（2）稳定细胞：又称静止细胞。这类细胞在生理状态下增殖不明显，但受到损伤刺激后，表现出较强的再生能力，如各种腺体或腺样器官的实质细胞（肝、胰、涎腺、内分泌腺、汗腺、皮脂腺和肾小管的上皮细胞等）、原始的间叶细胞及其分化出来的各种细胞（成纤维细胞、内皮细胞、骨细胞等）。平滑肌细胞也属于稳定细胞，但一般情况下其再生能力较弱。

（3）永久性细胞：又称非分裂细胞。这类细胞再生能力较弱，如神经细胞、骨骼肌细胞及心肌细胞，损伤后基本上通过纤维性修复。

2. 组织再生

（1）上皮组织再生：①被覆上皮再生：鳞状上皮缺损后，由创口边缘或底部的基底层细胞分裂增生，先形成单层上皮，以后再增生分化为鳞状上皮；单层柱状上皮（如胃肠黏膜上皮）缺损后，由邻近的基底部细胞分裂增生，新生的上皮细胞初为立方形，以后增高变为柱状；②腺上皮再生：腺上皮有较强的再生能力，但其再生根据损伤状态不同而异，如仅有腺上皮细胞的缺损而腺体的基底膜未被破坏，由残存细胞分裂补充，可完全恢复原来腺体的结构。如腺上皮细胞和基底膜均被破坏，则难以再生而进行纤维性修复。

（2）纤维组织再生：纤维组织损伤后由静止状态的纤维细胞转变为成纤维细胞（又称纤维母细胞）分裂、增生来修复。成纤维细胞合成蛋白功能活跃，当其停止分裂后，开始合成并分泌前胶原蛋白，在细胞周围形成胶原纤维，自身则逐渐成熟为纤维细胞。成纤维细胞也可由未分化的间叶细胞分化而来。

（3）血管再生：毛细血管以出芽方式再生。首先在蛋白分解酶作用下受损处基底膜溶解，由该处内皮细胞分裂增生形成突起的幼芽，随后内皮细胞向外移动并增生形成一条细胞索，数小时后出现管腔，形成新生的毛细血管，进而彼此吻合形成毛细血管网。增生的内皮细胞分化成熟后可分泌各种蛋白构成基底膜的基板，周边的成纤维细胞分泌胶原和基质，构成基底膜的网板，其自身则称为血管外膜细胞，毛细血管的构筑完成。但新生毛细血管基底膜不完整，内皮下细胞间空隙较大，故通透性较高。为适应功能的需要，部分新生的毛细血管会不断改建，管壁增厚发展为小静脉或小动脉。

大血管离断后需手术吻合，由吻合处两侧内皮细胞分裂增生并相互连接，恢复原来内膜结构；断裂的肌层则由肉芽组织增生连接，形成纤维性修复。

（4）神经组织再生：脑和脊髓的神经细胞破坏后由神经胶质细胞及其纤维修复，形成胶质瘢痕。外周神经受损，如神经细胞仍存活，可完全再生。首先，神经纤维断处远侧及近侧段的髓鞘及轴突崩解、吸收，然后由两端的神经鞘细胞增生将断端连接起来，近端轴突逐渐向远端生长，穿过神经鞘细胞带，最后达到末梢鞘细胞，再由鞘细胞产生髓磷脂包绕轴索形成髓鞘（图5-10）。此过程常需数月以上才能完成。若断离的两端相距太远，断端之间有异物嵌入，或者失去远端，再生轴突均不能达到远端，而与增生的结缔组织混杂在一起并卷曲成团，称创伤性神经瘤，临床上可出现顽固性疼痛。

考点：各种组织的再生过程

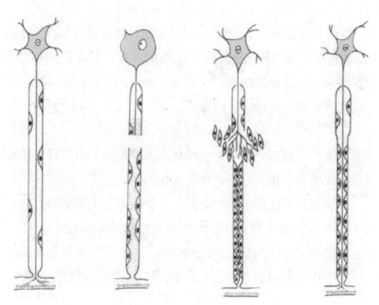

（1）正常神经纤维　（2）神经纤维断离，远　（3）神经膜细胞增　（4）神经轴突到达末
　　　　　　　　　端及近端的一部分髓鞘　　　生，轴突生长　　　端，多余部分消失
　　　　　　　　　及轴突崩解

图5-10　神经纤维再生模式图

二、纤维性修复

组织损伤通过肉芽组织增生，溶解、吸收损伤局部的坏死组织及其他异物，并填补组织缺损，以后肉芽组织逐渐转化成以胶原纤维为主的瘢痕组织，这种修复过程称纤维性修复，也称瘢痕修复。

1. 肉芽组织　由新生的毛细血管及成纤维细胞构成的幼稚的结缔组织，其间常有炎细胞浸润。肉芽组织呈鲜红色，颗粒状，柔软湿润，触之易出血，形似鲜嫩的肉芽而得名。但肉芽组织内无神经，故无痛觉和触觉。镜下观：新生毛细血管多对着创面垂直生长，并以小动脉为轴心，在周围形成毛细血管网。接近伤口表面时互相吻合成拱形突起。在毛细血管周围有许多增生的成纤维细胞和多少不等的巨噬细胞、中性粒细胞及淋巴细胞等炎性细胞。巨噬细胞、中性粒细胞能吞噬细菌及组织碎片，且这些细胞破坏后可释放各种蛋白水解酶，分解坏死组织及纤维蛋白（图 5-11）。

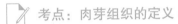　考点：肉芽组织的定义

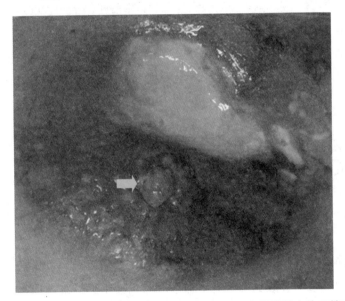

图 5-11　肉芽组织大体及镜下形态

肉芽组织在组织的损伤修复过程中发挥着重要作用，即：①抗感染保护创面；②填补伤口及其他组织缺损；③机化或包裹坏死组织、血栓、炎性渗出物及其他异物。

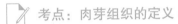　考点：肉芽组织的功能

肉芽组织在组织损伤后 2~3 天即出现，自下而上（体表创口）或从周围向中心（组织内坏死）生长并逐渐转变为瘢痕组织，表现为：成纤维细胞产生大量的胶原纤维，其自身数目减少，核变细长而深染，成为纤维细胞；部分毛细血管管腔闭塞、数目减少，部分改

建为小动脉和小静脉；间质的水分逐渐吸收减少；炎性细胞减少并逐渐消失。随着时间延长，胶原纤维更多且发生玻璃样变，细胞和毛细血管更少。

局部血液供应不良、异物、感染等刺激可使肉芽组织生长不良，影响修复。不健康的肉芽组织呈苍白色，水肿，松弛无弹性，表面有较多坏死组织和分泌物，颗粒不均匀，触之出血少。

2. 瘢痕组织　由肉芽组织经改建形成的成熟纤维结缔组织。瘢痕组织呈苍白色或灰白半透明，质地硬韧，缺乏弹性。镜下见瘢痕组织由大量平行或交错排列的胶原纤维束组成，后期胶原纤维束可发生玻璃样变而呈均质性红染。还含有少量纤维细胞和血管。

瘢痕形成的有利作用是能把创口或其他缺损长期填补并连接起来，保持组织器官完整性；瘢痕组织因含有大量胶原纤维，其抗拉力比肉芽组织强得多，可保持组织器官的坚固性。

瘢痕组织形成后对机体的不利影响主要表现在：①瘢痕收缩：可能由于水分丧失或含有可收缩的肌成纤维细胞，瘢痕可收缩而引起器官变形及功能障碍，如发生在关节附近可引起关节挛缩或活动受限；发生在消化道、泌尿道等有腔器官可引起管腔狭窄；②瘢痕性粘连：瘢痕组织如形成在器官之间或器官与体腔壁之间，可造成纤维性粘连，不同程度地影响器官的功能；③器官硬化：器官内的广泛损伤导致广泛纤维化玻璃样变可使该器官硬化；④瘢痕增生过度：突出于皮肤表面并向周围不规则扩延，形成瘢痕疙瘩或蟹足肿，常与瘢痕体质有关。

三、创伤愈合

创伤愈合是指机体在外力作用下，组织出现离断或缺损后的愈复过程，包括多种组织的再生、肉芽组织的增生和瘢痕形成等过程。

1. 愈合过程　最轻的创伤仅限于皮肤表皮层，可通过上皮的再生完全愈合；稍重者有皮肤和皮下组织断裂，出现伤口；严重的创伤可有肌肉、肌腱、神经的断离及骨折。下面以皮肤手术切口为例说明创伤愈合的基本过程。

（1）炎症反应：伤口局部有不同程度的组织坏死和血管断裂出血，数小时后局部出现炎症反应，表现为充血、浆液及白细胞渗出，故局部红肿。血液和渗出液中的纤维蛋白很快凝固形成凝块，有的凝块在伤口表面干燥形成痂皮，凝块和痂皮均可保护伤口。

（2）伤口收缩：创伤后第2~3天，在伤口边缘新生的肌成纤维细胞的牵拉作用下，伤口边缘的整层皮肤及皮下组织向中心移动，伤口迅速缩小，缩小程度因伤口部位、大小及形状而不同。

（3）肉芽组织增生和瘢痕形成：大约从第3天开始自伤口底部及边缘长出肉芽组织，填平伤口。第5~6天起成纤维细胞产生胶原纤维，其后一周胶原纤维形成甚为活跃，以后逐渐缓慢。伤后约1个月，肉芽组织完全转变成瘢痕组织。

（4）表皮及其他组织再生：创伤发生24小时内，伤口边缘的基底细胞即开始增生，并在凝块下向伤口中心迁移，覆盖于肉芽组织表面。当这些细胞彼此相遇则停止迁移，开始增生、分化成为鳞状上皮。毛囊、汗腺及皮脂腺等皮肤附属器损伤后多为纤维性修复。肌腱断裂后也为纤维性修复，但随着功能锻炼可使胶原纤维排列成原来肌腱纤维方向而达到完全再生。

2. **常见类型**　根据伤口大小、有无感染等，皮肤和软组织的创伤愈合可分为以下两种类型：

（1）一期愈合：无菌手术切口的愈合属一期愈合，伤口特点是组织缺损少，创缘整齐、对合严密，无感染和异物。伤口中血凝块少，炎症反应轻微，表皮再生在 24~48 小时内可将伤口覆盖。肉芽组织在第 3 天可从伤口边缘长出并很快填满伤口，5~7 天胶原纤维形成连接，达到临床愈合，可拆除手术缝线。约数月后形成一条白色线状瘢痕（图 5-11）。

（2）二期愈合：伤口特点是组织缺损较大、创缘不整齐、对合不严密或无法对合，或伴有感染、异物。这种伤口的愈合需待感染被控制、坏死组织和异物被清除后，再生才能开始。由于缺损较大，需多量肉芽组织才能将伤口填平，故二期愈合的伤口愈合时间较长，形成的瘢痕较大（图 5-12）。

✎ 考点：创伤愈合的类型

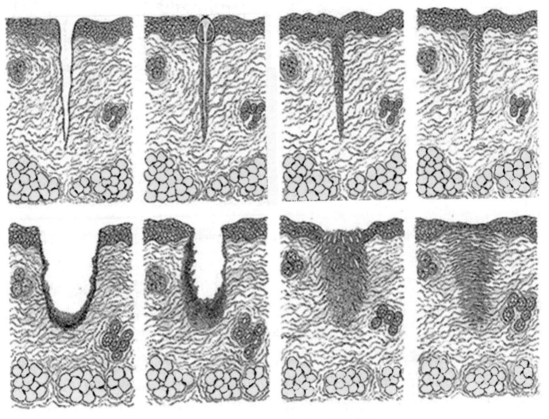

图 5-12　一期和二期创伤愈合模式图

临床上，手术切口的拆线时间还需根据患者的年龄、营养状态、手术部位和切口的大小及局部张力等情况决定。头面部、颈部血供丰富，切口愈合快，术后4~5天可拆线；胸、腹部切口需7~10天；下肢、腰背部切口需10~14天；腹部的减张缝合不少于14天；较长的腹部切口可分次拆线或拆线后腹带包扎1~2天，主要原因是腹壁手术切口愈合后，如果瘢痕形成薄弱，抗拉强度较低，加之瘢痕组织本身缺乏弹性，腹腔内压的作用有时可使愈合处逐渐向外膨出，形成腹壁疝。类似情况也可见于心肌及动脉壁较大的瘢痕处，形成室壁瘤及动脉瘤。

3. 骨折愈合　骨骼的完整性或连续性的中断称为骨折，分为外伤性骨折和病理性骨折两类。骨的再生能力很强。单纯性外伤性骨折，经过良好的复位、固定后，几个月内便可完全愈合，恢复其结构和功能。骨折愈合过程大致可分为以下几个阶段（图5-13）：

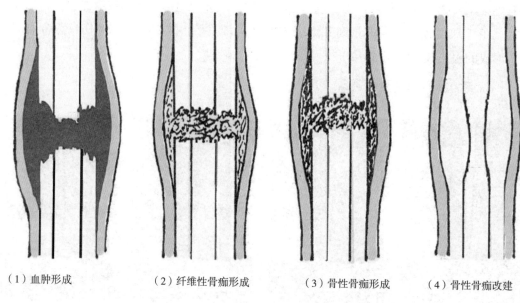

（1）血肿形成　　　　（2）纤维性骨痂形成　　　（3）骨性骨痂形成　　　（4）骨性骨痂改建

图5-13　骨折愈合模式图

（1）血肿形成：骨组织和骨髓血管丰富，故骨折的断端及其周围可大量出血形成血肿，数小时后血液凝固，同时伴轻度炎症反应。

（2）纤维性骨痂形成：骨折后第2~3天，血肿开始由肉芽组织取代而机化，继而发生纤维化变成瘢痕组织，称为纤维性骨痂。纤维性骨痂使骨折两断端紧密连接起来，但无负重能力。约1周左右，增生的肉芽组织及纤维组织可进一步分化为透明软骨。

（3）骨性骨痂形成：纤维性骨痂分化出骨母细胞，形成类骨组织。随着钙盐逐渐沉积，类骨组织转变为编织骨。纤维性骨痂中的软骨组织也经软骨化骨过程演变为骨组织，于是骨性骨痂形成。骨性骨痂使骨折断端牢固结合，并可负重，此时约在骨折后第2~3个月。

（4）骨性骨痂改建：为适应骨活动时所受应力，骨性骨痂逐渐改建为成熟的板层骨，皮质骨和骨髓腔的正常关系及骨小梁的正常排列结构也重新恢复。改建是在骨母细胞的新骨质形成和破骨细胞的骨质吸收的协调作用下完成的，即应力大的部位骨质变致密，不负重的骨组织逐渐被吸收。此期约需几个月甚至1~2年才能完成。

📝 **考点：骨折愈合过程**

及时准确的复位和固定是骨折愈合的重要条件，若复位不良或错位，骨折断端间有其他组织或异物嵌入，均可使骨折愈合延迟或形成畸形愈合，甚至不愈合。而在不影响局部固定的情况下，患肢的早期活动，可改善局部血液循环，防止骨及肌肉的失用性萎缩和关节强直，促进骨折的愈合及功能的恢复。

4. 影响创伤愈合的因素

（1）全身因素：①年龄：儿童、青少年的组织再生能力强，愈合快；老年人因血管硬化、血液供应减少等，组织再生能力差，愈合慢；②营养：严重蛋白质缺乏可使肉芽组织及胶原形成不良，伤口愈合延缓；维生素C缺乏可影响胶原纤维的形成；补充微量元素锌可促进愈合；③药物：肾上腺皮质激素能抑制炎症反应、肉芽组织增生和胶原合成，可使伤口愈合延缓。在创伤愈合过程中，应避免大量使用这类激素。

（2）局部因素：①感染与异物：感染严重影响伤口愈合，细菌产生毒素和酶，引起组织坏死、胶原纤维或基质溶解，加重局部损伤，妨碍愈合；炎性渗出物可增加局部张力，使伤口裂开或感染扩散，加重损伤。坏死组织及其他异物如纱布、泥沙、金属碎屑等也妨碍伤口愈合。临床应先清创，清除坏死组织、异物等再缝合；②局部血液循环：良好的血液循环即为组织再生运送所需的氧和营养，也有利于坏死物质的吸收及局部感染的控制。局部血液供应良好时，愈合快，反之则伤口愈合迟缓。临床用某些药物湿敷、热敷和服用活血化瘀药，其目的是改善局部血液循环、促进伤口愈合；③神经支配：神经损伤可影响组织的再生，尤其是自主神经损伤，使局部血液供应发生变化，对再生的影响更为明显。故应及时修补神经损伤，清创术中也要避免伤及神经；④电离辐射：可通过破坏细胞，损伤血管，抑制再生而延缓愈合。

本章小结

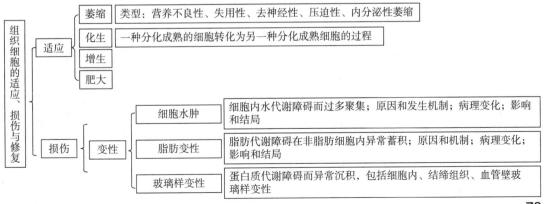

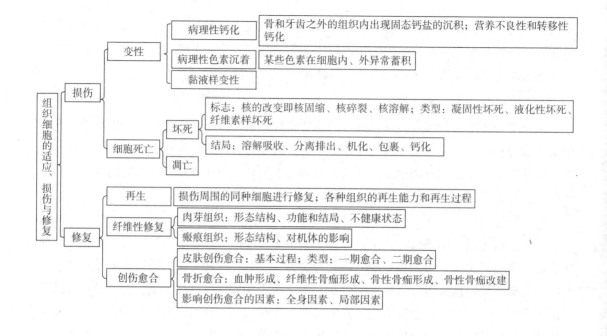

组织细胞的适应、损伤与修复
- 损伤
  - 变性
    - 病理性钙化 —— 骨和牙齿之外的组织内出现固态钙盐的沉积；营养不良性和转移性钙化
    - 病理性色素沉着 —— 某些色素在细胞内、外异常蓄积
    - 黏液样变性
  - 细胞死亡
    - 坏死
      - 标志：核的改变即核固缩、核碎裂、核溶解；类型：凝固性坏死、液化性坏死、纤维素样坏死
      - 结局：溶解吸收、分离排出、机化、包裹、钙化
    - 凋亡
- 修复
  - 再生 —— 损伤周围的同种细胞进行修复；各种组织的再生能力和再生过程
  - 纤维性修复
    - 肉芽组织：形态结构、功能和结局、不健康状态
    - 瘢痕组织：形态结构、对机体的影响
  - 创伤愈合
    - 皮肤创伤愈合：基本过程；类型：一期愈合、二期愈合
    - 骨折愈合：血肿形成、纤维性骨痂形成、骨性骨痂形成、骨性骨痂改建
    - 影响创伤愈合的因素：全身因素、局部因素

【复习思考】

一、单项选择题

1. 下列哪项属于组织的损伤性变化
   A. 萎缩　　　　　B. 变性　　　　　C. 增生　　　　　D. 化生　　　　　E. 肥大

2. 坏死组织排出后形成的仅一端开口于皮肤黏膜表面的盲管称为
   A. 瘘管　　　　　B. 空洞　　　　　C. 窦道　　　　　D. 溃疡　　　　　E. 糜烂

3. 化生指
   A. 肾盂黏膜粗糙增厚　　　　　B. 宫颈口出现息肉
   C. 皮肤创口长出疤痕　　　　　D. 神经元死亡后出现胶质结节
   E. 支气管黏膜出现鳞状上皮

4. 血管壁玻璃样变性时，形成病变的物质主要成分是
   A. 胶原纤维　　　　　　　　　B. 弹力纤维
   C. 血浆蛋白　　　　　　　　　D. 增生的内皮细胞
   E. 浸润的炎性细胞

二、思考题

1. 何谓变性？列举三种常见变性的形态学特点。

2. 坏死有哪些类型？各类坏死有何形态特征？

3. 试述肉芽组织大体和镜下病变特点及功能，其与瘢痕组织有何异同？

扫一扫，知答案

扫一扫，看课件

第 六 章

血液循环障碍与休克

【学习目标】

1. 掌握：淤血的概念、原因和对机体的影响；血栓形成的概念、条件及对机体的影响；栓塞和栓子的定义、运行途径；DIC 的定义及临床表现；梗死的定义及病理变化；休克的概念、始动环节、分期及各期微循环变化特点。

2. 熟悉：充血、出血的概念及病理变化；DIC 的病因及发病机制；血栓形成的结局；栓塞的类型及常见原因；休克的原因及引起机体功能代谢的变化。

3. 了解：出血的病理变化和后果；血栓形成的过程；DIC 的分期；栓塞、梗死对机体的影响和结局。

正常血液循环为机体组织器官输送氧和营养物质，运走二氧化碳和代谢产物，以保持机体内环境稳定和组织器官的形态结构及功能代谢的正常运行。正常有序的血液循环取决于血液的质和量，以及心脏和血管的正常。血液量的增多或减少可引起充血、淤血或出血，失血过多可导致休克，血液性质的改变常出现血栓形成、弥散性血管内凝血、栓塞等。一旦血液循环发生障碍，并超过神经体液调节范围时，就会影响相应器官的功能代谢和形态结构，出现萎缩、变性、梗死等病理变化，甚至危及生命。

第一节　充血、淤血与出血

一、充血

因动脉血输入量增多，使局部组织或器官内动脉血含量增多称动脉性充血，简称充血。因血管舒张神经兴奋性升高或血管收缩神经兴奋性降低，引起微动脉、毛细血管扩张，血流加快，动脉血灌流量增多发生充血。

【类型及原因】

1. 生理性充血　指组织和器官为了适应机体生理需要或者增强自身代谢而发生的充血。如运动时骨骼肌充血，情绪激动时头面部充血，进食后的胃肠道充血，妊娠时子宫充血均属生理性充血。

2. 病理性充血　指各种病理状态下器官或组织动脉血含量增多，常见：①炎性充血：炎症早期由于致炎因子的作用，引起神经轴突反射使血管舒张神经兴奋及血管活性胺类介质作用，使微动脉扩张充血，血流加速；②减压后充血：局部组织或器官长期受压，当压力骤然解除时，微动脉发生反射性扩张所致，如快速大量抽腹水后，长期被压迫的器官发生减压后充血，严重时使有效循环血量骤减，患者血压下降、甚至突发晕厥；③侧支性充血：局部组织若持续缺血缺氧使代谢产物堆积，可兴奋血管舒张神经，使缺血组织周围的动脉吻合支扩张充血，建立动脉侧支循环发挥代偿作用。

【病理变化】

充血的组织器官呈鲜红色，体积增大，组织细胞物质代谢和功能活动增强，局部温度升高。多数情况下充血对机体有利，临床上热敷、热疗、拔火罐等就是利用局部充血来进行治疗。但对于高血压、脑动脉硬化、脑血管畸形等患者，若脑动脉充血则可能导致脑出血等严重后果。

二、淤血

因静脉血液回流受阻，血液淤积于微静脉和毛细血管内，使局部组织或器官内静脉血含量增多称静脉性淤血，简称淤血。

【原因】

1. 静脉受压　因静脉管壁薄、弹性差，易受压引起管腔狭窄或闭塞，使静脉血液回流受阻导致组织器官淤血。

2. 静脉阻塞　静脉内血栓形成或栓塞使管腔阻塞，发生淤血。

3. 静脉血液坠积　躯体下垂部位的静脉血受重力作用回流困难，尤其当静脉瓣功能障碍时，常发生坠积性淤血。

4. 心力衰竭　因心脏的泵功能障碍使心腔内血液滞留，压力增高，阻碍静脉血回流引起淤血。左心衰竭时，肺静脉血回流受阻，可引起急性或慢性肺淤血；右心衰竭时，上、下腔静脉血回流受阻，可引起体循环淤血，常出现肝淤血或上、下肢淤血。

✎ 考点：淤血的原因

【病理变化】

淤血的组织器官色泽暗红，体积肿大，重量增加。皮肤、黏膜处的淤血呈青紫色。因淤积的静脉血氧合血红蛋白和营养物质含量低，使细胞代谢减慢，功能减退，产热减少，局部温度降低。镜下见，淤血的组织内微静脉及毛细血管扩张，管腔内大量红细胞聚集，严重者周围组织明显水肿，红细胞漏出。

【对机体的影响】

淤血对机体的影响取决于淤血发生的速度、程度、部位、持续时间和侧支循环是否建立等因素。常见：①淤血性水肿：淤血后血管流体静压升高使血管内的液体漏出；②淤血性出血：血管内皮损伤红细胞漏出或逸出；③实质细胞萎缩、变性、坏死：因缺氧或营养物质供应不足引起；④器官淤血性硬化：淤血后间质纤维组织增生所致。

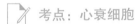 考点：淤血对机体的影响

【类型】

1. 慢性肺淤血 常见于慢性左心衰竭。因左心泵血障碍使肺静脉回流受阻，微静脉和毛细血管高度扩张淤血，淤血的肺呈暗红色，体积增大，重量增加；镜下肺泡间隔明显增宽，毛细血管高度扩张淤血，肺泡腔可见水肿液及红细胞漏出，巨噬细胞吞噬漏出的红细胞，其血红蛋白被分解形成棕黄色的含铁血黄素颗粒沉积于巨噬细胞胞质，称为心衰细胞（图6-1）。患者咳嗽、咳粉红色泡沫痰、呼吸困难、面色发绀，听诊双肺布满湿啰音。长期慢性肺淤血使肺泡间隔的纤维组织增生及网状纤维胶原化，肺质地变硬，颜色呈深褐色，肺褐色硬化。

考点：心衰细胞

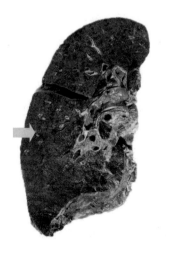
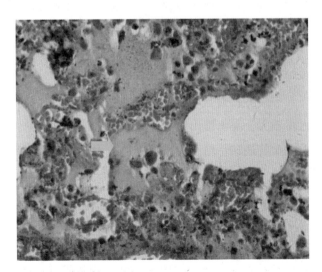

图 6-1 慢性肺淤血大体及镜下形态

2.慢性肝淤血　常见于慢性右心衰竭。因右心泵血障碍使上、下腔静脉回流受阻，肝静脉血回流亦受阻，使肝小叶下静脉、中央静脉及其周围的肝血窦高度扩张淤血，小叶中央区的肝细胞因持续淤血缺氧而萎缩、坏死甚至消失，周边区肝细胞缺氧相对较轻而发生脂肪变性。肉眼肝呈暗红色，明显肿大，包膜紧张，切面呈红黄相间的花纹状，状似槟榔切面，故称槟榔肝（图6-2）。长期慢性肝淤血小叶中央区肝细胞萎缩消失，网状纤维塌陷并胶原化、贮脂细胞合成胶原纤维增多、汇管区纤维结缔组织增生，使肝质地变硬，形成淤血性肝硬化。

考点：槟榔肝的含义

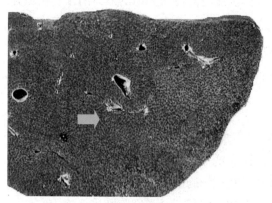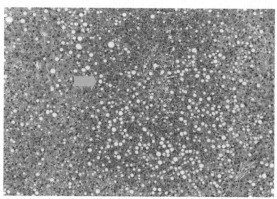

图6-2　慢性肝淤血（槟榔肝）大体及镜下形态

三、出血

血液（主要是红细胞）从血管或心腔逸出的过程称出血。血液逸出积聚于体腔或组织间隙称内出血，血液直接或间接流出体外称外出血。分生理性和病理性出血，如月经期子宫内膜出血属生理性，病理性出血可分为破裂性和漏出性出血。

【原因】

破裂性出血是因外伤、室壁瘤、血管瘤、炎症、溃疡等使心或血管破裂所致，一般出血量较大。漏出性出血主要因淤血、缺氧、感染、中毒、过敏性疾病、维生素C缺乏等使毛细血管通透性增高，血液通过扩大的内皮细胞间隙和受损的基膜漏出血管外所致，也可因血液性质改变如血小板或凝血因子缺乏所致，一般血量相对较少。

【病理变化】

皮肤黏膜的出血直径在2mm以内称出血点或淤点；直径在3~5mm者称紫癜；大于5mm者称瘀斑；皮肤黏膜出血灶的颜色随红细胞内血红蛋白被降解，开始为紫红色，2~3

天转为蓝绿色，4~6 天后转变为橙黄色，最后被完全降解而恢复正常。血液积聚于组织间隙，局部隆起者称为血肿，积聚于体腔内称积血。外出血可经不同自然管道排出而称谓各异，如鼻衄、咯血、呕血、便血、血尿等。

【对机体的影响】

出血对机体的影响取决于出血的量、类型、速度和部位。缓慢少量的出血，多可自行止血，一般不引起严重后果，慢性反复少量出血可引起贫血。出血若过快过多，短时间内丧失循环血量 20%~25% 时，可发生失血性休克。发生在心、脑等重要器官的出血，即使出血量不多，也可能引起昏迷、猝死等严重的后果。

第二节 血栓形成

在活体的心脏、血管内，血液发生凝固或血液中的有形成分凝集形成固体质块的过程，称为血栓形成，所形成的固体质块称为血栓。与血凝块不同的是，血栓是在血液流动的状态下，激活的血小板和凝血因子在受损的心血管内膜使血液凝固所致。

考点：血栓形成的定义

正常机体血液中凝血系统和抗凝血系统（纤维蛋白溶解系统）处于动态平衡，血液中的凝血因子不断被激活，产生凝血酶，形成微量的纤维蛋白保证血液潜在的可凝固性；纤维蛋白又被激活的纤维蛋白溶解酶溶解，激活的凝血因子也可被单核细胞吞噬，从而保证血液的流体状态。正常心血管内膜光滑，内皮细胞具有抗凝和促凝双重功能。血液维持一定流速，使血液中的有形成分在血流的中轴流动，减少了凝血因子、血小板与内膜接触的机会。一旦这些因素被破坏，则易导致血栓形成。

【原因及机制】

1. 心、血管内皮细胞损伤 正常情况下，完整的内皮细胞具有显著抗凝作用：作为屏障阻止血小板、凝血因子与内皮下基膜接触；内皮细胞可合成前列环素和一氧化氮，抑制血小板黏集；还能合成血栓调节蛋白、膜相关肝素样分子、S 蛋白等灭活凝血因子和凝血酶的活性。但当心血管损伤时，内皮细胞则发挥明显的促凝作用。

心、血管内皮细胞损伤是血栓形成的最重要和最常见的原因。其发生机制是：①血小板的黏附、释放和黏集反应：心血管内皮细胞损伤，释放组织因子、vW 因了、纤溶酶原激活物抑制因子，促进血小板与内皮下胶原黏附，抑制纤维蛋白溶解。黏附的血小板释放大量颗粒，包含纤维蛋白原、纤维连接蛋白、血栓素 A_2 等多种成分，促使更多血小板黏集成堆，形成血栓起始点；②心、血管内皮细胞损伤，内皮下的胶原暴露，激活凝血因子Ⅻ，启动内源性凝血过程；③损伤的内皮细胞释放组织因子，激活凝血因子Ⅶ，启动了外源性凝血过程。随着凝血酶的形成，大量纤维蛋白原转变为纤维蛋白，与血小板紧密交织，形成血栓。

常见引起心血管内皮细胞损伤的疾病，如风湿性或感染性心内膜炎、心肌梗死、动脉或静脉内膜炎、动脉粥样硬化等。缺氧、休克、败血症和细菌内毒素等亦可引起全身广泛的血管内皮损伤，造成弥散性血管内凝血，在全身微循环内形成微血栓。临床上应注意避免反复多次在同一部位注射或穿刺，尽量减少手术或诊治操作时对心血管内皮的损伤。

2. 血流缓慢或涡流形成 正常状态下血液中红细胞和白细胞在血流中轴流动称轴流，其外是血小板，最外层是血浆称边流，可阻止血小板与内膜接触。当血流缓慢或产生漩涡时易形成血栓，其机制是：①血小板进入边流，与内膜接触和黏附的几率增加；②被激活的凝血因子和凝血酶在局部不能被及时冲走而浓度升高，易触发机体的凝血过程；③血流缓慢引起内膜缺氧，内皮细胞变性、坏死、脱落及胶原暴露，触发内、外源性的凝血过程。

因静脉内常有静脉瓣、静脉血黏性高且流速慢、静脉壁薄易受压等原因，使静脉血栓比动脉血栓多见，下肢静脉血栓比上肢多见（图 6-3）。此外，心力衰竭、久病和手术后卧床患者、静脉曲张患者易血栓形成。因此，临床上应帮助和鼓励久病卧床或手术后的患者尽早下床活动。对长期卧床的瘫痪患者要勤翻身、勤推拿按摩，预防血栓形成。

3. 血液凝固性增高 血液凝固指血液中一系列凝血因子依次被激活，最终使血浆中可溶性的纤维蛋白原转变成不可溶性纤维蛋白的过程。血液凝固性增高是指血液中血小板和凝血因子增多，或纤维蛋白溶解系统活性降低，使血液呈高凝状态。遗传性高凝状态最常见于第 V 因子基因突变，或抗凝血酶Ⅲ、S 蛋白、C 蛋白先天性缺乏所致。获得性高凝状态指各种外因使血液中血小板、凝血因子大量被激活，幼稚的血小板大量释放入血，血液黏稠、浓缩等使血液的凝固性增高。例如严重创伤、产后或手术后大失血、大面积烧伤、广泛转移的恶性肿瘤等患者，其血液凝固性明显增高，易形成血栓。此外，妊娠高血压、高脂血症、动脉粥样硬化症、吸烟、肥胖等可使血小板增多及黏性增加。因此，临床上给上述患者降低血液黏稠性和凝固性，对预防血栓形成有积极意义。

血栓形成常是以上多种因素综合作用的结果，这三个条件可同时存在，也可以某一条件为主。

✍ 考点：血栓形成的条件

【形成过程】

血栓形成的过程包括血小板的黏附、聚集和血液的凝固两个阶段。在心血管内皮受损处，血小板迅速黏附于裸露的胶原表面，并被胶原激活发生肿胀变形，释放 ADP、血栓素 A_2、5- 羟色胺等物质，使血流中的更多血小板聚集形成血小板小丘，此时血小板小丘可被血流冲散，黏附是可逆的。随着大量凝血因子被激活，内、外凝血系统启动，凝血酶原转变为凝血酶，纤维蛋白原转变为纤维蛋白，并与受损内皮下基质中的纤维连接蛋白结合，使黏附的血小板堆牢牢固定于血管内膜，此时血小板血栓黏附紧，不易被血流冲散，构成血栓的头部。血流在血小板堆周围形成漩涡，促使更多的血小板黏附形成珊瑚状血小板小梁，小梁周围黏附大量白细胞，血液中大量不溶性的纤维蛋白和红细胞被挂在血小板小梁间，使血小板梁迅速增大并阻塞血管，最后血流停止，血液凝固形成血栓（图6-3）。

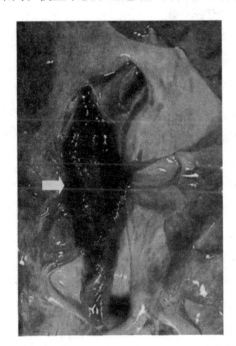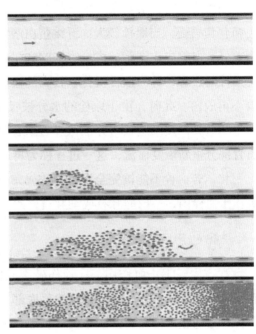

图6-3　血栓的大体形态及形成的过程

【类型】

1. 白色血栓　呈灰白色小结节状，表面粗糙，质硬，与管壁黏着紧密，不易脱落。镜下主要由血小板构成，有少量中性粒细胞和纤维蛋白。多位于心瓣膜、心腔和动脉内膜，在静脉内仅构成延续性血栓的头部，不单独存在。

2. 混合血栓　呈灰白色和红褐色相间的层状结构，干燥，表面粗糙，与血管壁粘连较紧密。镜下主要由血小板、红细胞、白细胞和纤维蛋白共同构成，多见于静脉内，构成延续性血栓的体部。

3. 红色血栓　呈暗红色，新鲜时湿润有弹性，和血凝块相似，陈旧后干燥易碎，失去弹性容易脱落形成栓塞。镜下主要由红细胞、纤维蛋白和白细胞构成。多见于静脉，构成延续性血栓的尾部。

4. 透明血栓　多见于DIC，可发生于全身微循环的毛细血管内，只能在显微镜下见到，主要由纤维蛋白构成，又称纤维素性血栓或微血栓。

【结局】

1.溶解与吸收 血栓形成后，由于纤维蛋白溶解酶的激活和血栓内白细胞崩解释放的溶蛋白酶的作用，小的血栓可被完全溶解，由巨噬细胞吞噬吸收或被血流冲走而不留痕迹。

2.软化与脱落 较大的血栓常只能部分被溶解，在血液冲击下，可软化形成碎片或整个脱落，随血流运行，阻塞相应大小的血管，造成血栓栓塞。

3.机化与再通 当血栓较大而纤维蛋白溶解酶活性不足时，血栓形成后的 1~2 天，在血栓附着处，血管内皮细胞、成纤维细胞和肌成纤维细胞长入血栓内，这种由肉芽组织逐渐取代血栓的过程，称为血栓机化，较大的血栓约 2 周可完全机化，此时血栓与血管壁紧密黏着不再脱落。此时，由于血栓的水分被吸收，血栓干燥收缩或部分溶解而出现裂隙，周围新生的血管内皮细胞长入并被覆于裂隙表面形成新的血管，并相互吻合沟通，使被阻塞的血管部分重新恢复血流，这一过程称为再通。

4.钙化 若血栓不能被完全溶解吸收或完全机化，随着其质地干燥缩小，血液中的钙盐可沉积于血栓内，形成静脉石或动脉石，此过程称钙化。

【对机体的影响】

1.有利方面 ①止血作用：在损伤破裂的血管内血栓形成，可及时止血；②防止出血：在某些疾病如慢性胃、十二指肠溃疡底部和肺结核性空洞壁的血管内，在病变侵蚀前形成血栓，可防止大出血；③防止炎症扩散：炎症病灶周围血管内血栓形成，可防止病原体蔓延扩散。

2.不利方面 ①阻塞血管：取决于血栓形成阻塞血管的部位、程度以及有无侧支循环形成。若阻塞动脉血管且侧支循环不能及时形成，可引起组织器官梗死；阻塞静脉血管使静脉血回流受阻引起淤血，严重者发生淤血性水肿、出血、硬化和实质细胞变性、坏死；阻塞毛细血管，若范围大波及广，可引起弥散性血管内凝血、休克和广泛出血。②栓塞：血栓因软化、破碎而脱落，可形成血栓栓子，随血液运行可引起血栓栓塞，甚至梗死。③心瓣膜变形：在心瓣膜上的血栓形成，被机化后可引起瓣膜增厚、皱缩、粘连，导致瓣膜狭窄或关闭不全，形成慢性心瓣膜病。

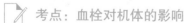 考点：血栓对机体的影响

病例分析

70 岁男性患者，因结肠癌行结肠切除术，术后卧床休息 1 月余。近日发现

左腿肿胀明显伴疼痛而右腿正常，后被诊断为左腿髂静脉血栓形成，遂行静脉血栓取出术，术后患者左腿肿胀缓解，但时感胸前憋闷，喘不过气来、胸痛难忍。

　　请思考：患者手术后为何出现左腿肿胀？其具备哪些血栓形成的条件？血栓取出术后为何又胸前憋闷、胸痛难忍？

第三节　弥散性血管内凝血

　　弥散性血管内凝血（DIC）指在病因作用下，血液中凝血因子和血小板被激活，大量促凝物质入血，凝血酶增多，导致微循环中广泛微血栓形成，致使凝血因子与血小板大量消耗，继发性纤维蛋白溶解功能增强，出现凝血功能障碍，并以广泛出血、休克、器官功能障碍和溶血性贫血为临床表现的综合征。急性 DIC 患者预后差，死亡率高达 50%~60%。

　　✎ 考点：DIC 的定义

【原因及机制】

　　1. 原因　最常见的原因是感染性疾病，约占 DIC 发病数的 31%~43%，如革兰阴性或阳性菌感染、败血症、病毒性肝炎、流行性出血热、病毒性心肌炎等；其次为恶性肿瘤，约占 24~34%，如急性白血病、胰腺癌、结肠癌、食管癌、肝癌等；妇产科疾病约占 4%~12%，常见于羊水栓塞、宫内死胎、胎盘早期剥离等；外科手术及创伤约占 1%~5%，如严重软组织创伤、挤压伤综合征、大面积烧伤、肝胰等脏器大手术等。

　　2. 发病机制　DIC 早期微循环中广泛微血栓形成，故其发生机制即血栓形成的机制。主要有：①创伤或感染使血管内皮细胞损伤，激活内源性凝血系统；②组织严重损伤，组织因子大量释放入血，启动外源性凝血系统；③血液凝固性增高：大量血小板被激活、红细胞和白细胞破坏，细胞因子参与凝血过程；各种产科疾病如宫内死胎、羊水栓塞、胎盘早剥等因促凝物质入血和血液妊娠时的高凝状态；恶性肿瘤、高渗性脱水、酸中毒等使血液浓缩、红细胞黏稠度增加，血液呈高凝状态；其他促凝物质如胰蛋白酶、蛇毒、促凝血蛋白等进入血液，直接激活凝血酶原转化为凝血酶，使血液凝固性增高；④后期微循环障碍使组织缺氧，酸中毒加重，毛细血管内皮细胞受损，血浆外渗，血液浓缩，血流速度减慢，促进和加重微血栓形成。

　　3. 诱因　促进 DIC 发生发展的因素主要有：①单核－巨噬细胞系统功能障碍，其吞噬、清除血液中的凝血酶、纤维蛋白原及其他促凝物质，还可清除纤溶酶、FDP 及内毒素等功能减退，促使 DIC 的发生；②肝功能障碍时，合成凝血因子、抗凝血物质及纤溶酶原的功能减弱，吞噬灭活已激活的凝血因子、纤溶酶原激活物的功能减弱；对内毒素、乳酸等有毒物质的解毒功能减弱；同时其释放组织因子，使凝血、抗凝、纤溶过程平衡失调，促使 DIC 的发生。

【分期】

根据 DIC 的病理生理特点及发展过程，典型的 DIC 可分为以下三期：

1. 高凝期　因凝血系统被激活，凝血酶产生增多，微循环内大量微血栓形成。此期发生发展较快，主要表现为血液的高凝状态。实验室检查：凝血时间和复钙时间缩短，血小板黏附性增强。

2. 消耗性低凝期　因高凝期凝血酶的产生和微血栓的形成，使凝血因子和血小板被大量消耗而减少；同时纤维蛋白溶解系统被激活，血液由高凝状态转入低凝状态。此期主要表现为出血。实验室检查：出血时间、凝血时间及复钙时间均延长，血小板计数和纤维蛋白原含量减少。

3. 继发性纤溶亢进期　凝血酶及Ⅻa 等激活纤溶系统，产生大量纤溶酶，使纤维蛋白降解为纤维蛋白降解产物（FDP）。FDP 和纤溶酶均有很强的抗凝作用，使血液呈明显低凝状态，此期表现为出血明显加重。实验室检查：血小板计数、纤维蛋白原和纤溶酶原含量均减少，凝血时间延长，凝血酶原时间延长。

【临床病理联系】

DIC 早期全身微血管内广泛微血栓形成，后期以凝血功能障碍、全身广泛性出血的表现最为突出，具体如下：

1. 出血　常为 DIC 患者最初的表现，如皮肤瘀斑、紫癜、呕血、黑便、咳血、血尿、鼻出血及阴道出血等。出血程度不一致，轻者可只有伤口或注射部位渗血不止，严重者可同时多部位大量出血。引起出血的机制主要是：①大量血小板、凝血因子及纤维蛋白原被消耗引起消耗性凝血功能障碍；②继发性纤溶系统亢进；③纤溶酶可水解纤维蛋白原及纤维蛋白，产生大量纤维蛋白原降解产物（FDP），其有明显的抗凝作用，使出血进一步加重。

2. 休克　急性 DIC 常伴发休克，两者互为因果，形成恶性循环。DIC 可从三个始动环节上促使休克发生，即：①早期广泛微血栓形成、中期广泛出血均使回心血量减少，血容量急剧减少；②冠状动脉内微血栓形成等造成心肌严重损伤，心输出量下降；③ DIC 激活激肽、补体和纤溶系统，产生一些血管活性物质，如激肽、组胺、FDP 等引起或促进血管扩张，使血管容量增加，引起休克发生。

3. 器官功能障碍　因全身微血管内广泛的微血栓形成，引起器官的血液灌流量减少，导致缺血性器官功能障碍，严重或持续时间较长，可造成局灶性坏死，使多器官功能衰竭，如肾衰竭、肝衰竭、呼吸衰竭等。

4.微血管病性溶血性贫血　高凝血期微血管腔内大量纤维蛋白网形成后，红细胞流经时，可黏附、滞留或悬挂在纤维蛋白网上，并在血流不断冲击下破裂或挤压变形。外周血涂片中可发现一些呈盔形、星形、新月形等形态各异的变形红细胞及红细胞碎片，统称为裂体细胞。这些细胞脆性很大，易发生溶血，称微血管病性溶血性贫血。

第四节　栓　塞

在循环血液中出现不溶于血液的异常物质，随血流运行阻塞血管的现象称栓塞，阻塞血管的异常物质称为栓子。栓子可以是固体、液体或气体。其中最常见的是血栓栓子，其他类型如空气栓子、脂肪栓子、肿瘤细胞栓子、羊水栓子、寄生虫和虫卵栓子等。

📝 考点：栓塞与栓子的概念

一、栓子运行途径

栓子运行途径多数与血流方向一致，最终停留在口径与其相当的血管内并阻断血流。但也有与血流方向不一致的特殊情况。

1.与血流方向一致　①来自左心和体循环动脉系统的栓子，随动脉血流运行，阻塞于各器官口径与其相当的动脉分支内，常见于脑、脾、肾及四肢的指、趾部等处。②来自右心和体循环静脉系统的栓子，若体积大可栓塞肺动脉主干及其分支，引起肺栓塞甚至猝死；若体积较小，栓塞少量肺动脉的小分支，一般不产生严重后果，但如果大量肺动脉小分支被栓塞，仍可引起严重后果；若栓子体积微小，可以通过肺间隔毛细血管进入左心及体循环动脉系统，引起细小动脉分支的栓塞。③来自肠系膜静脉等门静脉系统的栓子，可引起肝内门静脉分支的栓塞（图6-4）。

2.特殊方向运行　①交叉性运行：当房（室）间隔缺损或动、静脉瘘的患者，栓子可通过缺损处，由压力高的一侧进入压力低的一侧，产生动、静脉系统栓子的交叉运行，形成交叉栓塞。②逆行性运行：来自下腔静脉内栓子，在胸、腹压突然升高（如咳嗽或深呼吸）时，栓子可逆血流方

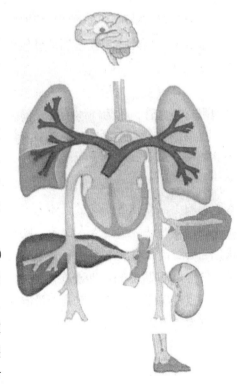

图6-4　栓子运行途径与梗死模式图

向运行至肝、肾、髂静脉分支处引起逆行性栓塞。

考点：栓子的运行途径

二、常见类型

1.血栓栓塞 血栓全部或部分脱落引起的栓塞称为血栓栓塞。下肢静脉最容易发生血栓形成，因此血栓栓子95%都来自下肢静脉，特别是腘静脉、股静脉和髂静脉等，其次来自右心、卵巢、子宫、盆腔静脉等，少数来自左心及动脉系统。不同来源、不同大小的血栓栓子，栓塞的部位不同，对机体的影响也不同。

（1）肺动脉栓塞：引起肺动脉栓塞的栓子95%以上来自下肢膝以上深部静脉，如腘静脉、股静脉、髂静脉，约5%来自右心或盆腔静脉。栓子大小和数量不同，引起的后果也各异：①栓子体积大：可栓塞肺动脉主干或大分支，患者可突然出现呼吸困难、发绀、休克等症状，严重者可因急性右心衰竭而猝死。②栓子体积小、数量多：可广泛栓塞肺动脉多数分支，亦可引起右心衰竭而猝死。③栓子体积小、数量少：可栓塞肺动脉的小分支，因肺有肺动脉和支气管动脉双重血液供应，一般不产生严重后果。但若合并严重肺淤血，肺循环内的压力增高，与支气管动脉之间的侧支循环难以建立，则可以引起肺梗死。

（2）体循环动脉栓塞：来自左心、动脉系统或交叉性的血栓栓子，随大动脉血流运行进入各器官动脉血管，常见于下肢、脾、肠、肾、脑和心的动脉分支。当栓塞动脉的分支小，有足够有效的侧支循环形成时，不引起严重后果，例如肝有肝动脉和门静脉双重血供，很少发生梗死。当栓塞到动脉较大分支且侧支循环又不能及时形成时，可引起局部组织的缺血坏死，严重者危及生命，如脑血管血栓栓塞可引起脑梗死甚至死亡。

2.气体栓塞 大量气体进入血液循环或原已溶解于血液中的气体迅速游离出来，形成气泡阻塞心血管，称为气体栓塞，前者多为空气栓塞，后者为氮气栓塞。

（1）空气栓塞：多因静脉损伤破裂，外界空气由破损处进入血流所致。常见于头颈、胸壁和肺外伤或手术时损伤静脉，空气因吸气时静脉腔内负压吸引而进入血液循环。此外，在分娩、人工流产及胎盘早期剥离时，因子宫强烈收缩，宫腔内压力升高可将空气挤入破裂的子宫静脉内。少量气体入血，可溶解于血液内，不会发生气体栓塞，但如大量气体（超过100mL）快速进入血液，随血流进入右心，因心脏搏动将气体和血液搅拌成泡沫状，当心脏舒张时，气泡膨胀充填于心腔，影响静脉血液回流和右心室充盈；当心脏收缩时，气泡压缩阻塞在肺动脉开口处，影响心脏射血，造成严重的循环障碍。患者出现呼吸困难、重度发绀，甚至猝死。少量泡沫状血液还可进入肺动脉，引起肺动脉分支栓塞。较小的气泡还可以通过肺泡壁毛细血管进入左心和体循环动脉系统，引起其他器官的栓塞。

考点：空气栓塞常见原因

（2）氮气栓塞：又称减压病，当人体从高气压环境急速进入常压或低气压环境时，原来溶解于血液中的气体因压力突然降低而迅速游离，氧和二氧化碳可再溶于血液，但氮气在血液内溶解迟缓，相互融合成气泡，引起氮气栓塞。主要见于潜水员从海底急速浮出水面或飞行员在机舱未密闭的情况下从地面急速升空时。

3.脂肪栓塞　循环血流中出现脂肪滴阻塞血管，称为脂肪栓塞。可见于长骨骨干骨折、脂肪组织严重挫伤时，骨髓或脂肪组织内脂肪细胞破裂，脂滴大量游离出来，经破裂的静脉进入血液循环，随血流入右心，再到达肺。脂肪栓塞的后果取决于栓塞部位及脂滴数量的多少。直径大于 $20\mu m$ 脂肪栓子可引起肺动脉分支、小动脉或毛细血管的栓塞。但若大量脂滴短期内进入肺循环，可引起窒息、急性右心衰竭甚至死亡。直径小于 $20\mu m$ 脂肪栓子可通过肺间隔毛细血管经肺静脉至左心达体循环的分支，引起全身多器官的栓塞，最常阻塞脑内毛细血管，引起脑水肿和血管周围点状出血。

✎ 考点：脂肪栓塞常见原因

4.羊水栓塞　产妇在分娩过程中，由于羊膜早破或胎盘早期剥离，又逢胎儿阻塞产道时，子宫强烈收缩使宫内压增高，羊水被挤压入子宫壁破裂的静脉窦内，随血液循环经下腔静脉至右心，再进入肺动脉各级分支及肺间隔毛细血管内引起羊水栓塞。大量羊水栓塞引起 DIC 甚至休克，使急性呼吸循环衰竭而猝死。临床上，患者常在分娩过程中或分娩后突然出现呼吸困难、发绀、抽搐、休克、昏迷至死亡。羊水栓塞的诊断依据是显微镜下肺小动脉和毛细血管内见到羊水的成分，如角化的鳞状上皮、胎毛、胎脂、胎粪等。羊水栓塞是分娩过程中一种罕见但十分严重的并发症（1/50 000 人），死亡率大于 80%。

5.其他栓塞　异物、细菌、真菌菌团可进入血液循环引起栓塞；肝内血吸虫及虫卵可引起肝内门静脉分支栓塞；肿瘤细胞和胎盘滋养层细胞均可侵蚀血管引起细胞栓塞。

第五节　梗　死

机体局部组织或器官的动脉血供应中断，而侧支循环又不能及时建立，引起的缺血缺氧性坏死称为梗死。

【原因及条件】

1.原因　①动脉阻塞：动脉内血栓形成或各类栓塞阻塞管腔，使动脉血流供应中断，若侧支循环不能及时形成，则引起梗死，如心、脑动脉粥样硬化常可引起心肌梗死、脑梗死；②动脉受压闭塞：肿瘤或机械性压迫可使动脉受压闭塞引起梗死，如嵌顿性疝、肠扭转、肠套叠等使肠动静脉受压引起肠梗死；③动脉病变合并痉挛：动脉炎症或粥样硬化等病变使管腔部分狭窄的基础上，合并血管平滑肌强烈持久痉挛最终使血流供应中断，如冠心病患者剧烈活动或情绪激动可引起心肌梗死。

2.条件　动脉血流供应中断是否引起梗死，还与以下条件密切相关：①侧支循环能否及时有效建立：单支动脉供血的器官如心、肾、脑，因不易建立侧支循环，易发生梗死。双重血液供应的器官，如肺、肝有丰富的吻合支，一般不易发生梗死。侧支循环的建立还与血流中断的速度有关，急速发生的血流中断侧支循环不能及时形成，易发生梗死，缓慢发生的血流中断则相反；②组织对缺血缺氧的耐受性：脑组织神经细胞对缺氧耐受性最低，5~6分钟缺血缺氧即可死亡，心肌细胞缺血20~30分钟可死亡，骨骼肌、纤维结缔组织对缺氧的耐受性最强；③动脉血的氧含量：在严重贫血、失血、心力衰竭时，动脉血氧含量降低，可促进梗死的发生。

✎ 考点：梗死的原因及条件

【类型及病理变化】

按梗死灶内含血量的多少和有无细菌感染，将梗死分为以下三种类型。

1. 贫血性梗死　梗死灶内含血量较少呈灰白色贫血状称贫血性梗死（又称白色梗死）。多发生于组织结构致密侧支循环不丰富的实质器官，如心、肾、脾和脑等器官，当动脉分支阻塞，侧支循环不能及时形成，局部组织缺血缺氧，病灶周围小动脉反射性痉挛，血供完全中断，梗死区血液被挤压到周边，使梗死灶含血量减少，颜色苍白呈贫血状。而周边毛细血管大量充血，甚至发生漏出性或破裂性出血，在梗死灶与正常组织间形成暗红色充血出血带，数日后红细胞被巨噬细胞吞噬，血红蛋白被分解可呈黄褐色出血带，最后消失。梗死灶的形状取决于器官的血管分布。

（1）肾、脾、心肌梗死：因肾、脾动脉呈锥形分支，梗死灶也多呈锥形，切面呈楔形，尖端指向血管阻塞处，底部靠近器官表面，边界清楚（图6-5）。心脏动脉分支不规则，梗死灶呈不规则地图状。通常心、肾、脾等器官组织结构致密，发生梗死属凝固性坏死，镜下组织细胞轮廓尚可见，坏死灶周围有炎细胞浸润、血管充血和出血，后期被肉芽组织机化形成瘢痕，组织轮廓消失。

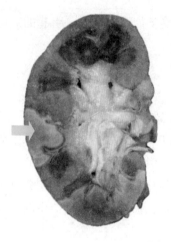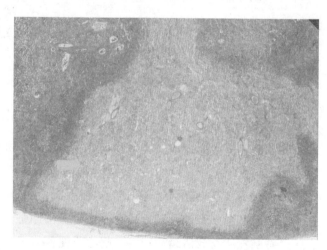

图6-5　肾贫血性梗死大体及镜下形态

（2）脑梗死：因脑动脉分支不规则，梗死灶多呈不规则形，且脑组织内水分和磷脂较多，形成液化性坏死，镜下组织发生液化而轮廓不清，小梗死灶被增生的胶质细胞取代形成胶质瘢痕，大梗死灶常形成囊腔，囊壁由胶质细胞围绕。

2.出血性梗死 梗死灶内有大量出血，含血量多而呈暗红色称出血性梗死（又称红色梗死）。常发生于组织结构疏松，有双重动脉供血或吻合支丰富的器官，如肺、肠。其形成条件是：①器官有严重静脉淤血，使静脉和毛细血管内压升高，阻碍有效的侧支循环形成；②动脉供血中断；③器官组织结构疏松，使淤积在静脉和毛细血管内的血液不能被挤出，而从受损的血管壁漏出，引起梗死灶出血。贫血性梗死与出血性梗死在临床上较常见，两者的区别如下（表6-1）。

表6-1 贫血性梗死与出血性梗死的区别

	贫血性梗死	出血性梗死
好发器官	组织结构致密，侧支循环不丰富的器官如心、肾、脾、脑	组织结构疏松，有双重动脉供血或吻合支丰富的器官，如肺、肠
发生条件	动脉供血中断	严重静脉淤血合并动脉供血中断
形态变化	颜色苍白，有暗红色充血出血带与正常组织界限清	颜色暗红，无明显充血出血带与正常组织界限不清
结局	较好，多由瘢痕修复	较差，常可发展为坏疽

（1）肺出血性梗死：肺严重淤血时，肺静脉和毛细血管内压升高，若合并肺动脉分支栓塞使肺动脉供血中断，此时支气管动脉血难以克服循环阻力而不能建立有效的侧支循环，肺组织缺血坏死并在梗死区发生弥漫性出血。肺梗死灶多呈椎体形，切面为楔形，暗红色，多位于肺下叶，尖端朝向肺门，底部靠近胸膜面，脏层胸膜表面可有纤维蛋白渗出（图6-6）。镜下梗死区肺间隔结构隐约可见，肺泡腔内充满大量红细胞。临床表现为胸痛、咳嗽、咯血、发热、外周血白细胞升高等。

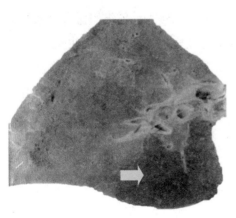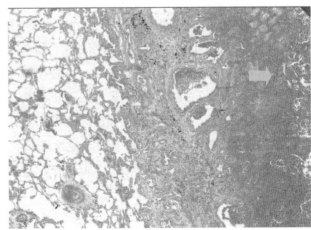

图6-6 肺出血性梗死大体及镜下形态

（2）肠出血性梗死：在肠套叠、肠扭转、嵌顿疝、肿瘤压迫等情况时，肠系膜静脉首先受压发生高度淤血，继而肠系膜动脉受压或动脉栓塞使动脉供血中断，局部组织静脉淤血伴动脉缺血而坏死，引起肠出血性梗死。肠梗死灶多发生在小肠，呈节段性或扇形分布，肠壁因淤血、水肿和出血而明显肿胀，暗红色，质脆易破裂穿孔引起弥漫性腹膜炎，合并腐败菌感染时可发生湿性坏疽，引起感染性休克而危及生命。临床表现为腹部绞痛、腹胀、呕吐、发热、外周血白细胞升高等。

3. 败血性梗死　由含细菌的栓子阻塞动脉血管引起的梗死常称败血性梗死。多见于急性感染性心内膜炎，细菌栓子脱落阻塞动脉血管引起梗死，梗死灶内可见大量细菌及炎细胞浸润，甚至形成脓肿。

【结局】

梗死的结局即为坏死的结局，微小的梗死灶可溶解吸收，小的梗死灶被肉芽组织机化形成瘢痕，较大的梗死灶不能完全机化时，可被纤维包裹和钙化，脑梗死由胶质瘢痕取代或形成囊腔。

【对机体的影响】

梗死对机体的影响取决于梗死的器官、梗死灶的大小和部位，以及有无细菌感染等因素。心肌梗死可引起心前区剧痛，甚至心律失常、心力衰竭和猝死；脑梗死可出现偏瘫、失语甚至死亡；肾梗死可出现腰痛、血尿，但对肾功能影响不大；肠梗死可出现剧烈腹痛、血便，严重者形成急性腹膜炎或感染性休克。

第六节　休　克

休克指各种原因引起的急性循环障碍，有效循环血量急剧减少，使组织器官微循环灌流严重不足，导致重要生命器官功能代谢严重障碍的全身性病理过程。其典型的临床表现有：血压下降、心率加快、脉搏细弱、面色苍白、皮肤湿冷、尿量减少、神志淡漠甚至昏迷。休克是临床各科许多疾病中最常见的危重症之一，既是全身血液循环障碍，又可引起局部微循环从缺氧到淤血到弥散性血管内凝血。在发展过程中，如果得不到及时救治，全身组织、器官将发生不可逆的损伤甚至危及患者生命。

✎ 考点：休克的定义

【始动环节】

维持机体正常血液循环的三个基本环节是正常的血容量、心泵功能和血管容积。任何原因引起某一环节障碍，均可使机体有效循环血量急剧减少而发生休克，故称为休克的始动环节，具体如下：

1. 低血容量　机体因失血、失液或烧伤等导致大量体液丧失，使血容量急剧减少，静脉回流血量减少，心输出量下降和血压下降，导致重要器官微循环灌流量相应减少和功能障碍。这类休克称低血容量性休克。

2. 低心输出量　各种心脏疾病如心肌梗死、心律失常、心肌炎等使心肌收缩或舒张障碍，急性心脏泵血障碍，心输出量急剧减少，有效循环血量锐减，血压下降发生休克。这类休克称心源性休克。

3. 高血管容量　生理状态下，毛细血管床在神经体液的调节下轮流开放，其容量仅占总血容量的6%左右，这使血管容量与全血量处于相对适应状态。当感染、过敏、疼痛、麻醉或强烈的神经刺激等使小血管及毛细血管扩张，血管床容量迅速扩大，大量血液淤积在微循环内，回心血量骤减，使有效循环血量相对不足引起的休克。这类休克称血管源性休克。

低血容量性休克和心源性休克因心输出量降低，使交感神经兴奋，皮肤和内脏器官血管收缩，外周血管阻力增高，皮肤温度降低，故称冷休克或低排高阻性休克。血管源性休克因皮肤和内脏器官血管扩张，血管容量增加，外周血管阻力减低，心输出量相对不足，皮肤温度无明显减低，故称暖休克或高排低阻性休克。

【原因】

各种原因若引起以上始动环节的改变，均可能导致休克发生，常见原因有：

1. 失血和失液　大量失血可见于外伤出血、胃溃疡出血、食管静脉曲张出血及产后大出血等。失血量超过机体总血量的20%左右，即可引起休克；失血量超过机体总血量的50%左右，可迅速致死。失液见于剧烈呕吐、腹泻、大量出汗等引起的体液丢失或低渗性脱水。两者均使血容量急剧减少引起休克。

2. 感染　细菌、病毒、立克次体、霉菌、螺旋体等严重感染可引起感染性休克。以革兰阴性细菌感染最常见，如大肠杆菌、痢疾杆菌、脑膜炎双球菌等可释放内毒素，一方面激活补体、激肽系统引起血管扩张，血管通透性增高，使血管容量增加；另一方面还损伤内皮和血小板，激活凝血系统，促进微血栓形成，回心血量减少，使血容量减少引起休克，故称内毒素性休克。

3. 创伤　严重创伤、多发性骨折、挤压伤、战伤等因大量失血引起血容量降低，因疼痛或感染使血管容量增加导致休克。

4. 烧伤　大面积烧伤可伴有血浆大量丢失引起血容量降低，同时也伴有剧烈疼痛，或后期继发感染引起休克。

5. 急性心功能障碍　大面积心肌梗死、急性心肌炎、严重的心律失常、急性心包填塞等使心输出量急剧减少，引起心源性休克。

6. 过敏　药物、血清制剂或疫苗等引发严重的 I 型超敏反应，肥大细胞释放大量组织胺和缓激肽，使小血管和毛细血管扩张，血管通透性增加，使血管容量增加引起休克，称过敏性休克。

7. 神经损伤　高位脊髓损伤、高位脊髓麻醉、剧烈疼痛等引起血管运动中枢抑制，小血管和毛细血管扩张，血管容量增加，外周阻力降低，血压下降引起休克，称神经源性休克。

【分期及机制】

虽然休克的原因和始动环节不同，发展过程也不尽一致，但其关键环节均是急性循环障碍导致的微循环灌流严重不足和细胞功能损害，使重要器官功能衰竭的全身性病理过程。以失血性休克为例，根据其血流动力学和微循环变化规律，将休克发展过程分为三期。

1. 微循环缺血缺氧期（休克早期）

（1）微循环变化特点：①微动脉、后微动脉、毛细血管前括约肌和微静脉持续收缩，毛细血管前、后阻力增加，以前阻力增加为主；②大量真毛细血管网关闭，而动 – 静脉吻合支开放，直捷通路开放；③微循环严重缺血缺氧，出现"少灌少流""灌少于流"，组织器官呈缺血、缺氧状态 [图 6-7（2）]。

✎ 考点：休克早期微循环变化

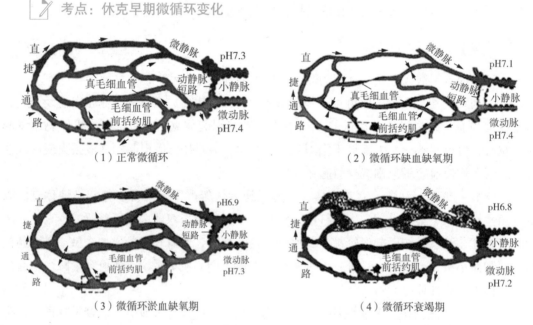

（1）正常微循环　　　　（2）微循环缺血缺氧期

（3）微循环淤血缺氧期　　　　（4）微循环衰竭期

图 6-7　休克各期微循环变化模式图

（2）发生机制：①各种原因引起的有效循环血量降低，刺激容量感受器，引起交感 – 肾上腺髓质系统强烈兴奋，儿茶酚胺大量释放入血，去甲肾上腺素激活 α – 受体引起皮肤、腹腔内脏器官微血管收缩，肾上腺素可激活 β – 受体，使微循环动 – 静脉吻合支开放，心、脑血管扩张；②交感神经兴奋、儿茶酚胺释放、血容量减少均可引起肾缺血，导致肾素－血管紧张素－醛固酮系统激活，血管紧张素Ⅱ增多，使血管强烈收缩；③体内其他体液因子（如心肌抑制因子、血管升压素等）生成、释放增多，也有血管收缩作用。

（3）临床表现及代偿意义：患者烦躁不安，皮肤苍白，四肢厥冷，出冷汗，尿量减少，脉搏细速，血压基本正常，脉压差减小等（图6-8）。

此期为机体的代偿期，体现在：①"自体输血"和"自体输液"增加回心血量："自体输血"是指儿茶酚胺等缩血管物质使微循环血管收缩，微循环内的血量占机体总血量的60%~70%，尤其是肝、肾、脾这些器官微循环储血量多，微循环血管收缩，使外周血液大量回流心脏，回心血量增多。"自身输液"指因微循环收缩缺血，毛细血管内流体静压降低，组织间液回吸收入血管内，使血容量得以补充，回心血量增多。②维持动脉血压：血压主要取决于心输出量和外周阻力。上述回心血量增加使心输出量增加；同时交感－肾上腺髓质系统兴奋，使心率增快，心肌收缩力增强，每分钟心输出量增加；外周小血管收缩使外周阻力增加，均使血压得以维持在正常范围。③保障心、脑重要生命器官的血液供应：不同器官血管对儿茶酚胺反应不同，使血流重新分布。皮肤及内脏器官血管α－受体分布密度较高，对儿茶酚胺的敏感性较高，血管强烈收缩使血流量减少。脑血管α－受体分布少，交感缩血管神经纤维稀少，而冠状动脉壁主要分布β－受体，故心、脑受交感神经和体液因素的影响较小，心、脑血管扩张而血流量增多，这种血流重新分布保证重要生命器官心脑有充足的血液供应。

✎ **考点：** 解释休克早期临床表现、微循环特点及意义

该期为休克的可逆期，如积极消除病因，采用各种有效措施及时抢救，改善组织灌流以解除微循环缺血可使休克逆转。但此期持续时间较短，贻误治疗则休克将继续发展进入微循环淤血性缺氧期。

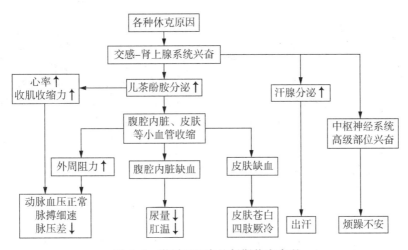

图6-8　微循环缺血缺氧期临床表现

2. 微循环淤血缺氧期（休克进展期）

（1）微循环变化特点：①终末血管床对儿茶酚胺的反应性降低，微动脉和后微动脉痉挛减弱，毛细血管前阻力降低，后阻力降低不明显；②毛细血管前括约肌松弛，大量真毛细血管网开放，毛细血管中血液淤滞，血流缓慢；③微循环血液"灌多流少"，大部分组织器官血液"灌大于流"，造成微循环血液淤滞，出现淤血、缺氧状态 [图 6-7（2）]。

（2）发生机制：①酸中毒：微循环持续缺血缺氧而发生乳酸等酸性代谢产物堆积，微动脉和后微动脉血管平滑肌和毛细血管前括约肌不耐受酸性环境，对儿茶酚胺的反应性降低而松弛，而微静脉、后微静脉对酸性环境耐受性强，继续收缩，使灌多流少；②局部舒血管物质增多：组织长时间缺血缺氧，使组胺、激肽等扩血管物质增多，或者细菌内毒素的释放，均引起小血管扩张和毛细血管通透性升高；③血液流变学的改变：因毛细血管通透性升高，血浆外渗使血液黏稠度增高，造成红细胞聚集、血小板黏附聚集，使血流阻力增大，血流缓慢，血液淤滞。

（3）临床表现：患者神志淡漠、意识模糊甚至昏迷，血压进行性下降，脉压缩小，心搏无力，脉搏频细，少尿甚至无尿；皮肤出现紫绀、花斑纹（图 6-9）。

✏ 考点：解释休克进展期临床表现及微循环特点

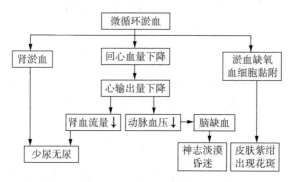

图 6-9　微循环淤血缺氧期临床表现

由于微循环严重淤血缺氧，毛细血管床大量开放，血液淤积在皮肤内脏器官，组织严重淤血缺氧，同时血管通透性增高，血浆外漏到组织间隙，使回心血量进一步减少，心输出量和血压进行性下降，心、脑供血严重不足，加重循环障碍，并形成恶性循环，机体由代偿转为失代偿。

休克进展期未得到及时治疗，使微循环严重淤血缺氧，若持续时间过长，休克将继续发展进入微循环衰竭期。

3. 微循环衰竭期（休克晚期）

（1）微循环变化特点：①微动脉、后微动脉、毛细血管前括约肌及微静脉对血管活性物质失去反应而麻痹扩张，毛细血管前后阻力均降低，真毛细血管内血液淤滞，甚至血流停止，微循环"不灌不流"；②高度淤血使血流更加缓慢，血管内皮受损，血小板和红细胞易于黏附聚集，血液黏稠度增高，血液处于高凝状态，可诱发弥散性血管内凝血（DIC），此时微循环内有大量微血栓形成，随后由于凝血因子耗竭，纤溶系统活性亢进，导致凝血功能障碍，出现微循环的广泛出血 [图 6-7（3）]。

（2）发生机制：①血管内皮细胞受损：长时间缺血缺氧、酸中毒、内毒素等因素的作用，使血管内皮受损；②组织因子释放入血：各种休克病因引起组织损伤，释放出大量组织因子；③血液处于高凝状态：微循环淤血使血流速度缓慢，血浆外渗使血液浓缩，血液黏滞性升高，红细胞、血小板大量黏附聚集；休克时体内生成大量促凝物质，如血小板活化因子、TXA2 等，可促进血小板和红细胞聚集，加速 DIC 形成。休克一旦合并 DIC，两者互为因果，病情将迅速恶化，故此期又称为休克难治期。

（3）临床表现：患者出现皮肤黏膜发绀，并伴淤点或瘀斑，血压进行性下降，给升压药难以恢复，脉搏细弱而频速，静脉塌陷，循环衰竭，呼吸困难，少尿或无尿，意识障碍甚至昏迷，最终出现心、脑、肺、肾多器官功能衰竭而难以治疗。

> ✎ 考点：解释休克晚期临床表现及微循环特点

以上低血容量性休克微循环的三期变化可概括为"缩 – 淤 – 凝"三个过程。若休克的类型不同，每期的表现和持续时间也有差异。如失血性休克缺血缺氧期较明显且持续时间长，过敏性休克多始于淤血缺氧期。DIC 的发生虽可使休克晚期的病情更加复杂严重，但 DIC 并不是休克晚期的必然结果，如失血性休克较少发生 DIC，而严重创伤性休克、感染性休克和烧伤性休克发生 DIC 的较多，且出现较早。因此，对不同类型的休克，应进行具体的分析，认清发病环节，及时采取合理的抢救措施。

【对机体的影响】

1. 细胞代谢障碍与损伤 休克时因组织细胞缺氧，葡萄糖无氧酵解增强，ATP 生成显著减少，乳酸生成增多，而肝、肾功能障碍使乳酸利用和排泄障碍，常引起代谢性酸中毒。同时各器官组织细胞因内毒素、缺氧、酸中毒、溶酶体酶及氧自由基等因素的刺激，出现细胞膜和细胞器膜的通透性升高，钠泵障碍引起细胞水肿和细胞器肿胀；线粒体肿胀或结构破坏，细胞能量代谢障碍；溶酶体肿胀、破裂，溶酶体酶大量释放引起细胞自溶和周围组织消化。

2. 重要器官功能衰竭

（1）急性肾衰竭（休克肾）：休克时，肾是最易受损伤的器官之一，也是休克患者死亡的主要原因，常表现为少尿、氮质血症、高钾血症及代谢性酸中毒。休克初期，肾小动脉收缩，微循环缺血，肾血流量减少使肾小球滤过率降低；同时肾缺血使醛固酮和抗利尿激素分泌增加，肾小管对钠、水的重吸收增强，使尿量减少，发生功能性急性肾衰竭，此时若能及时治疗，改善肾血流，肾功能可恢复正常。如果休克持续时间较长，肾严重缺血而发生急性肾小管坏死，则导致急性器质性肾功能衰竭，不仅肾功能不能恢复，甚至危及患者生命。

临床上常以尿量的变化作为判断内脏微循环灌流量状况的重要指标之一，如果尿量每小时少于20mL，提示微循环灌流不足。因此，在休克监护过程中，仔细持续观察和记录尿量的变化非常重要。

（2）急性呼吸衰竭：又称成人呼吸窘迫综合征（ARDS），患者常表现为急性进行性呼吸困难和缺氧。此时出现肺淤血、肺水肿、肺出血、肺透明膜形成、肺血管血栓形成、肺不张等病理改变统称为休克肺。主要是因氧自由基、TNF、IL-2及多种血管活性物质如组胺、5-HT、缓激肽等作用，使肺泡毛细血管膜受损，通透性增高所致。据统计，因休克肺死亡的约为休克死亡人数的1/3，因此，应予以高度重视。

（3）心功能障碍：除心源性休克外，早期因机体的代偿，心脏可无明显变化，发展到严重阶段，则可因冠状动脉血流量减少、酸中毒、高钾血症等，导致急性心力衰竭。其发生机制是：①血压下降和心率过快使冠状动脉灌流量减少，心肌缺血缺氧；而交感神经兴奋使心率加快，心肌耗氧量增加，加重心肌缺氧；②酸中毒引起心肌兴奋-收缩耦联障碍，使心肌收缩力下降；③重度高钾血症时，心肌兴奋性、传导性、自律性和收缩性均下降；④心肌抑制因子使心肌收缩力减弱；⑤内毒素、氧自由基等使心肌受损；⑥心肌微循环内微血栓形成引起心肌局灶性缺血坏死。

（4）脑功能障碍：早期由于代偿脑血液供应正常，一般仅因交感神经兴奋引起大脑皮质兴奋，表现为烦躁不安。随着休克进一步发展，当动脉血压低于6.65kPa或脑内DIC形成时，脑组织明显缺血缺氧，并伴有酸中毒，患者表现为神志淡漠，意识模糊，甚至昏迷。重者可发生脑水肿，引起颅内压升高，危及生命。

（5）胃肠道及肝功能障碍：在休克发展的不同时期，胃肠道因缺血、淤血和DIC形成可引起黏膜水肿、出血、坏死，可形成糜烂甚至溃疡，引起胃肠道功能障碍，消化吸收不良。肝脏也可因缺血、淤血缺氧而导致其解毒、合成、分泌等功能严重障碍。

休克是临床上常见且发展迅速的危重病症，及早预防和治疗原发病，可减少其发生率。一旦休克发生，应争分夺秒抢救，积极补充血容量、改善微循环，提高组织血液灌流，纠正酸碱平衡紊乱，防止细胞损伤和器官衰竭发生。

病例分析

产妇王某，27岁，分娩过程中突然出现呼吸困难，面色青紫，全身紫绀，心率增快，脉搏细数，血压下降，无尿，阴道大量出血，补液针口渗血不止，血液检查化验单如下，初步诊断为羊水栓塞，立即实施输血输液止血等抢救

措施，请解释阴道大量出血、针口渗血的原因，并分析患者可能发生休克和
DIC 的条件有哪些？

血常规及凝血功能检验报告单

项目	结果		参考值	项目	结果		参考值
白细胞数目	10.65	↑	（4~10）x 10^9/L	血小板	70	↓	（100~350）x 10^9/L
红细胞	2.9	↓	（35-5）x 10^{12}/L	平均血小板体积	6.00	↓	7~11 fL
血红蛋白	90	↓	110~150g/L	血小板压积	0.08	↓	0.108%~0.282%
红细胞压积	31.70	↓	35%~49%	血小板分布宽度	0		0~17
红细胞平均体积	87.30		80~100fL	凝血酶原时间	16.00	↑	9.90~12.80 s
平均血红蛋白量	23	↓	27~34pg	凝血酶原时间 INR	0.94		0.8~1.20
平均血红蛋白浓度	280.0	↓	316~354g/L	纤维蛋白原	1.42	↓	2.38~4.98 g/L
RBC 分布宽度标准差	51.90		0~56%	凝血酶时间 TT	19.8	↑	10.30~16.60 s
RBC 分布宽度变异系数	13.4		0~14.4%	白陶土部分凝血活酶时间	34.85		25.10~36.50 s
				凝血酶原活动度	81.0		80%~120 %

本章小结

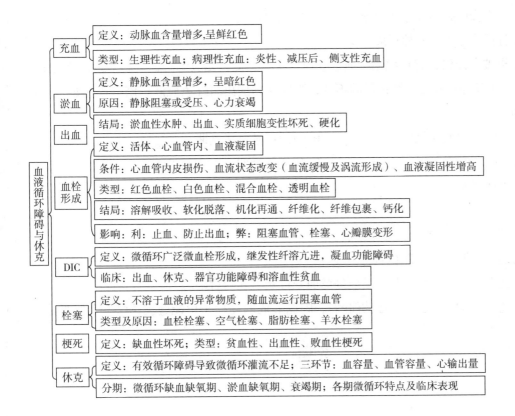

【复习思考】

一、单项选择题

1. 男，63岁，左腿大隐静脉曲张7年，行大隐静脉切除术，术中见静脉腔内多个褐色物堵塞血管且与血管壁连接紧密，该褐色物最可能是下列哪种病变

    A. 静脉内血凝块　　　　　　　　B. 静脉内脂肪栓塞

    C. 静脉内血栓栓塞　　　　　　　　D. 静脉内血栓形成

    E. 静脉内癌细胞栓塞

2. 脑动脉栓塞的栓子最可能来自

    A. 肠系膜静脉血栓　　　　　　　　B. 下肢股静脉血栓

    C. 右心房附壁血栓　　　　　　　　D. 左心房附壁血栓

    E. 右心室附壁血栓

3. 某人股骨骨折治疗后，未多加注意，不久便有胸闷气短之感，后出现咯血，经体检发现肺水肿、肺出血及肺不张，则可能原因是

    A. 细菌入侵机体　　　　　　　　B. 肺癌

    C. 骨折形成肺动脉脂肪栓塞　　　D. 隐性遗传病

    E. 骨折使肺静脉血栓形成

4. 某男被车撞伤，意识模糊，面色苍白，呼吸急促，四肢湿冷，口唇紫绀，脉搏130次/分，收缩压40mmHg，舒张压测不到，腹腔穿刺抽出暗红色血液。该患者现处于休克的哪一期

    A. 微循环缺血缺氧期　　　　　　B. 微循环淤血缺氧期

    C. 微循环衰竭期　　　　　　　　D. 休克代偿期

    E. 可恢复期

二、思考题

1. 简述血栓形成的条件有哪些？

2. 运用本章有关知识，分析下肢静脉曲张可能出现的后果。

3. 简述栓子的运行途径，分析肝癌、肺癌形成的癌栓子可能会到达哪些器官形成转移灶。

扫一扫，知答案

扫一扫，看课件

第 七 章

炎症与发热

【学习目标】

　　1. 掌握：炎症的基本病变、病理类型及各类病理特点；发热的概念、机制。

　　2. 熟悉：炎症的原因、临床表现与结局；发热的分期及各期特点。

　　3. 了解：炎症介质的类型、作用；发热时机体功能代谢的变化。

　　炎症是十分常见且重要的基本病理过程，也是最重要的防御性反应，体表的外伤感染和各器官的大部分常见病和多发病都属于炎症。炎症性疾病是临床上的常见病，如疖、痈、肺炎、胃炎、肝炎等。不同炎症性疾病有其不同的特点，但基本病理变化均有变质、渗出和增生。临床局部表现有红、肿、热、痛和功能障碍，全身常有不同程度的反应，如发热、末梢血白细胞增多等。

第一节　炎症的定义和原因

　　炎症是具有血管系统的活体组织对损伤因子所发生的以防御为主的反应。各种损伤因子均可导致机体组织细胞的损伤性变化，同时机体的局部和全身也发生一系列抗损伤反应，以消灭和局限损伤因子，清除和吸收坏死组织和细胞，并修复损伤。这种机体的损伤和抗损伤的复杂反应就构成了炎症过程，血管反应是炎症过程的中心环节。

【原因】

　　任何能够引起组织和细胞损伤的因素都可成为炎症的原因，即致炎因子。致炎因子种类繁多，大致可归纳为以下几类：

　　1. 生物性因子　细菌、病毒、立克次体、支原体、真菌、螺旋体和寄生虫等为炎症最常见的原因。生物因子引起的炎症又称感染，它们在人体内可以繁殖、产生和释放毒素，直接导致细胞和组织损伤，而且还可诱发免疫应答导致炎症。生物性因子的致病作用，与病原体的数量、毒力及机体反应有关。

2. 物理性因子　如高温、低温、放射线、紫外线、电击、切割、机械性创伤等物理因素造成组织损伤，均可引起炎症反应。

3. 化学性因子　包括内源性和外源性化学物质。外源性化学物质如强酸、强碱、强氧化剂及芥子气等。内源性毒性物质如坏死组织的分解产物及在某些病理条件下堆积于体内的代谢产物，如尿素。

4. 组织坏死　缺血或缺氧等可引起组织坏死，坏死组织是潜在的致炎因子。在新鲜梗死灶边缘所出现的充血出血带和炎性细胞浸润都是炎症的表现。

5. 超敏反应　当机体免疫反应状态异常时，可引起不适当或过度的免疫反应，造成组织和细胞损伤而导致炎症。如过敏性鼻炎、荨麻疹等。

6. 异物　手术缝线、二氧化硅晶体或物质碎片等残留在机体组织内可引起炎症。

第二节　炎症介质

有些致炎因子可直接损伤内皮，引起血管通透性升高，但许多致炎因子并不直接作用于局部组织，而主要是通过一系列化学因子的介导而实现，介导炎症反应的化学因子称为炎症介质。其主要作用是使血管扩张、血管壁通透性增高和对白细胞的趋化作用，或引起发热、疼痛和组织损伤等。炎症介质有外源性（如细菌及其产物）和内源性（来源于体液和细胞）两大类。内源性又分以下两种：

1. 细胞源性炎症介质　由细胞产生或释放的炎症介质。

（1）血管活性胺：包括组胺和 5- 羟色胺（5-HT）。组胺主要存在于肥大细胞和嗜碱性粒细胞的颗粒中，也存在于血小板。在致炎因子作用下，细胞膜表面的磷脂酶被激活，使细胞膜受损，细胞脱颗粒释放组胺。组胺可使细动脉扩张，细静脉内皮细胞收缩，使血管通透性升高，引起炎性水肿。5- 羟色胺主要存在于血小板，其作用与组胺相似。

（2）花生四烯酸代谢产物：包括前列腺素（PG）、白细胞三烯（LT）和脂质素（LX），参与炎症和凝血反应。花生四烯酸是二十碳不饱和脂肪酸，是在炎症刺激和炎症介质的作用下激活磷脂酶产生的，在炎症中，中性粒细胞的溶酶体是磷脂酶的重要来源。总之，炎症刺激花生四烯酸代谢并释放其代谢产物，导致发热、疼痛、血管扩张、通透性升高及白细胞渗出等炎症反应。另一方面，抗炎药物如阿司匹林、消炎痛和炎固醇激素则能抑制花生四烯酸代谢、减轻炎症反应。

（3）白细胞产物：被致炎因子激活后，中性粒细胞和单核细胞可释放氧自由基和溶酶体酶，促进炎症反应和破坏组织，成为炎症介质。其作用主要有：①引起组织损伤；②使血管壁通透性升高；③白细胞趋化作用。

（4）细胞因子：由激活的淋巴细胞和单核细胞产生，可调节其他类型细胞的功能，在细胞免疫反应中起重要作用，在介导炎症反应中亦有重要功能。细胞因子的种类很多，白细胞介素 -1、肿瘤坏死因子就是其中最重要的两个细胞因子。细胞因子作用主要有：①促进白细胞渗出，并对中性粒细胞和单核细胞有趋化作用；②能增强吞噬作用；③引起发热；④引起组织损伤；⑤促进成纤维细胞增生。

2. 体液源性炎症介质　在致炎因素的作用下，血液的凝血、纤溶、激肽和补体四大系统同时或相继被激活后，产生的部分活化产物。

（1）激肽系统：激肽系统的激活最终产生缓激肽，其作用可引起细动脉扩张、内皮细胞收缩、细静脉通透性增加，血管以外的平滑肌收缩和强烈致疼痛作用。

（2）补体系统：补体系统由一系列蛋白质组成，平时以非激活形式存在，在炎症或免疫反应过程中被激活，以激活的 C3a、C5a 和 C3b 最为重要。其主要作用有：①扩张血管、增加血管壁通透性；② C5a 是中性粒细胞和单核细胞的趋化因子；③ C3b 结合于细菌细胞壁时具有调理素作用，可增强细胞的吞噬作用；④杀伤细菌作用。

（3）纤维蛋白肽：来自凝血系统，是凝血酶催化纤维蛋白原转化为纤维蛋白过程中释放的产物。作用是：①增加血管通透性；②对中性粒细胞有趋化作用。

（4）纤维蛋白降解产物：来自纤维蛋白溶解系统，作用是：①增加血管通透性；②对中性粒细胞有趋化作用；③增强组胺、缓激肽对毛细血管通透性的作用。

炎症介质在炎症的发生发展过程中发挥着重要作用，一方面不同介质系统相互之间有密切联系，另一方面几乎所有介质均处于灵敏的调控和平衡体系中，机体通过调控体系使体内介质处于动态平衡。

第三节　炎症的基本病理变化

炎症的基本病理变化包括变质、渗出和增生。一般炎症早期以变质或渗出为主，病变后期以增生为主，但三者是相互联系的。一般来说变质是损伤性过程，而渗出和增生是抗损伤和修复过程。

考点：炎症的基本病理变化

一、变质

炎症局部组织所发生的变性和坏死称为变质。变质由致炎因子直接作用，或由炎症过程中发生的局部血液循环障碍和炎症介质的作用引起。变质的轻重取决于致炎因子的性质、强度和机体的反应性两个方面。

1. 形态变化　变质既可发生在实质细胞，也可见于间质细胞。实质细胞发生的变质常表现为细胞水肿、脂肪变性、细胞凝固性坏死及液化性坏死等；间质发生的变质常表现为黏液样变性，结缔组织玻璃样变性及纤维素样坏死等。

2. 代谢变化　①局部酸中毒：炎症灶组织分解代谢增强，耗氧量增加，但由于酶系统受损和局部血液循环障碍，局部氧化过程迅速降低，导致各种氧化不全的代谢产物如乳酸、脂肪酸、酮体等在局部堆积，使炎症灶内氢离子浓度增高，出现局部酸中毒。②组织内渗透压升高：由于炎症灶组织分解代谢增强，蛋白质等大分子分解为小分子，使分子浓度增高，同时由于氢离子浓度升高，导致盐类解离过程增强，钾离子、磷酸根离子及其他离子浓度增高。因此，炎症灶内胶体渗透压和晶体渗透压均升高，为局部血液循环障碍和炎性渗出等提供了重要条件。

二、渗出

炎症局部组织血管内的液体和细胞成分通过血管壁进入组织间隙、体腔、黏膜表面和体表的过程称为渗出。渗出的液体和细胞称为渗出物。渗出是炎症最具特征性的变化，以血管反应为中心的渗出性病变是炎症的重要标志，在局部具有重要的防御作用。渗出过程包括血流动力学改变、液体渗出和细胞渗出。

（一）血流动力学改变

血流动力学改变主要包括血流速度、血管口径变化，其发生机制可能与神经因素如轴突反射，以及体液因素如炎症介质等作用有关。当组织受到致炎因子刺激时，通过轴突反射，迅速出现短暂性细动脉收缩，持续数秒至数分钟。接着细动脉和毛细血管转为扩张，血流加快，血流量增多，形成动脉性充血，即炎性充血，可持续数分钟至数小时不等。随着炎症的继续发展，血流由快变慢，导致静脉性充血（淤血），使血流进一步缓慢甚至发生血流停滞、白细胞游出（图7-1）。上述血流动力学改变，为后期血管内液体和细胞渗出创造了条件。

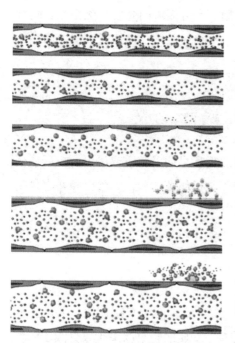

图7-1　血流动力学变化模式图

（二）液体渗出

血管内的液体通过血管壁到达血管外的过程称液体渗出。渗出的液体称为渗出液，渗出液进入组织间隙称为炎性水肿，若积聚于浆膜腔则称为炎性积液。

1. 液体渗出的机制

（1）毛细血管通透性增高：是导致炎症局部液

体和蛋白质渗出的最重要原因。影响血管内皮细胞完整性的因素有：①内皮细胞损伤：致炎因子直接损伤内皮细胞，使之坏死脱落；②内皮细胞收缩：组胺、缓激肽等炎症介质与内皮细胞受体结合使内皮细胞收缩，细胞间隙增宽；③内皮细胞穿胞作用增强；炎症时内皮细胞的吞饮小泡增多使穿胞作用增强；④新生毛细血管通透性较高：在炎症修复过程中，新生毛细血管内皮细胞连接不紧密，其通透性一般较高。

（2）毛细血管内流体静压增高：炎症时血流动力学的改变，先有细动脉和毛细血管扩张引起炎性充血，后期毛细血管和小静脉扩张引起静脉淤血，均有毛细血管血液量增多，使流体静压增高，促使血管内液体渗出。

（3）组织渗透压增高：炎症病灶内细胞坏死崩解，离子和小分子物质增多，局部晶体和胶体渗透压增高，吸引血管内液体渗出。

2. 渗出液与漏出液的区别　渗出液发生机制主要是毛细血管通透性增高，而漏出液主要是血管内流体静压增高、血浆胶体渗透压降低等因素所致，其毛细血管通透性改变常不明显。无论渗出还是漏出都可造成组织水肿和体腔积液，通过对穿刺抽出的体腔积液的检测有助于确定其性质，区别两者对疾病的诊断、鉴别诊断及正确治疗有一定帮助，详见表7-1。

📝 考点：渗出液与漏出液的区别

表7-1　渗出液与漏出液的区别

	渗出液	漏出液
原因	炎症	非炎症
主要机制	毛细血管通透性增高	血管内流体静压增高或血浆胶体渗透压降低
蛋白量	>30g/L	<30g/L
比重	>1.018	<1.018
细胞数	>500×10^6/L	<100×10^6/L
Rivalta 试验	阳性	阴性
外观	混浊	澄清
凝固性	能自凝	不自凝

3. 液体渗出的意义

（1）防御作用：①稀释毒素和有害物质，减轻对组织的损伤；②为炎症区域带来营养物质，运走代谢废物；③渗出液中含有抗体、补体，有利于杀灭病原体；④渗出物中纤维蛋白原转变为纤维蛋白交织成网，不仅可限制病原体扩散，使病灶局限化，还有利于白细胞发挥吞噬作用，纤维蛋白网还是后期炎症修复的支架；⑤渗出物内病原微生物和毒素随淋巴液被带至局部淋巴结，可刺激机体产生体液免疫和细胞免疫。

（2）不利影响：①过多渗出液压迫和阻塞器官，影响器官功能，如严重的喉头水肿可引起窒息；大量心包积液或胸腔积液可压迫心脏或肺；②大量液体渗出使血浆丢失过多可引起休克，如大面积烫伤引起的失液性休克；③渗出的纤维蛋白过多而不能完全吸收，可发生机化，引起器官粘连，如心包粘连、胸膜粘连和肠粘连等。

✍ 考点：液体渗出的意义

（三）细胞渗出

炎症过程中不仅有液体渗出也有细胞渗出。各种白细胞通过血管壁游出到血管外的过程称为白细胞渗出，渗出的白细胞称为炎细胞。炎细胞进入组织间隙的现象称为炎细胞浸润，炎细胞浸润是炎症反应的重要形态特征，也是炎症防御作用的主要环节。白细胞渗出、吞噬、消灭病原体，降解坏死组织，构成炎症防御反应的中心环节。

1. 渗出过程　白细胞的渗出及其在局部的防御作用是极为复杂的连续过程，主要包括白细胞游出、白细胞在损伤部位聚集和白细胞在局部的作用。

（1）白细胞边集和附壁：随着血管扩张、血管通透性增加和血流缓慢，白细胞进入边流，靠近血管壁，称为白细胞边集。边集的白细胞沿着血管内皮细胞滚动，最后附着于内皮细胞上，称为白细胞附壁。

（2）白细胞黏附：附壁的白细胞通过其表面的黏附分子（整合素）和血管内皮细胞黏附分子（免疫球蛋白超家族分子）的介导，紧密粘连在血管内皮细胞，为随后的白细胞游出创造了有利条件。

（3）白细胞游出：白细胞通过血管壁进入周围组织的过程称游出。黏附于内皮细胞表面的白细胞沿内皮表面缓慢移动，在内皮细胞连接处伸出伪足，整个白细胞逐渐以阿米巴样运动方式从内皮细胞缝隙游出，到达内皮细胞和基底膜之间，稍做停留，再穿过基底膜到血管外，随后血管内皮细胞之间的缝隙闭合，基底膜也立即恢复完整（图7-2）。白细胞游出是一个主动的过程，通常需要2~12分钟。游出的白细胞开始围绕在血管周围，以后沿着组织间隙借助阿米巴样运动向炎症病灶集中。

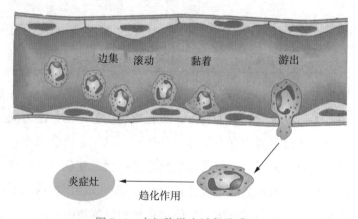

图 7-2　白细胞游出过程模式图

2. 炎细胞的作用

（1）趋化作用：炎症时游出的白细胞沿着化学物质浓度梯度向着化学刺激物所在部位作的定向移动，称为趋化作用。吸引白细胞定向移动的这些化学刺激物称为趋化因子。趋化因子可以是外源性的，如细菌及其代谢产物等；也可以是内源性的，如某些活化的补体成分（C3a、C5a）、白细胞三烯、细胞因子等。趋化因子的作用是有特异性的，即不同的趋化因子只对某一种或几种炎细胞有趋化作用。此外，不同细胞对趋化因子的反应能力也不同，粒细胞和单核细胞对趋化因子的反应较强，而淋巴细胞对趋化因子的反应则较弱。

（2）吞噬作用：在炎症灶聚集的白细胞吞入并杀伤或降解病原体或组织碎片的过程，称为吞噬作用，是炎症防御反应中极为重要的环节。具有吞噬作用的白细胞称为吞噬细胞，吞噬细胞主要有中性粒细胞和巨噬细胞。吞噬过程包括识别和黏着、吞入、杀伤和降解三个阶段。

1）识别和附着：即吞噬细胞识别和接触病原微生物或组织碎片的过程。该过程通过吞噬细胞表面的受体与病原微生物或组织碎片表面的抗体相结合而完成。目前证实吞噬细胞表面的甘露糖受体、清道夫受体和各种调理素受体都有识别、结合和摄入微生物的能力。

2）包围和吞入：细菌等颗粒物黏附于吞噬细胞表面之后，吞噬细胞就伸出伪足，随伪足延伸和互相融合，形成由吞噬细胞膜包围吞噬物的泡状小体，称为吞噬体。吞噬体逐渐脱离细胞膜进入细胞内部，并与初级溶酶体融合，形成吞噬溶酶体。

3）杀灭或降解：进入吞噬溶酶体的细菌主要是被细胞内一些具有活性的氧代谢产物和活性氮杀灭的。通过吞噬细胞的杀灭作用，大多数病原微生物被杀灭，并可被溶酶体释放蛋白水解酶将细菌迅速降解，但有少数病毒和细菌（如结核杆菌）被吞噬后，可因机体功能状态在吞噬细胞内潜伏下来，仍具有生长繁殖能力。一旦机体抵抗力下降，这些病原体又能重新复活，生长繁殖，并可随吞噬细胞的游走而在体内播散。

（3）免疫作用：发挥免疫作用的细胞主要有单核细胞、淋巴细胞和浆细胞。抗原进入机体后，巨噬细胞将其吞噬处理，再把抗原传递给 T 淋巴细胞和 B 淋巴细胞，致敏的 T 淋巴细胞释放淋巴因子发挥细胞免疫作用，B 淋巴细胞可转化为浆细胞产生抗体，发挥体液免疫作用。

（4）组织损伤：白细胞在杀灭降解病原微生物时能释放多种酶，坏死崩解的白细胞也释放出大量损伤性物质，引起正常细胞和组织的损伤，或加重原始致炎因子的损伤作用。单核巨噬细胞也可产生组织损伤因子。

3. 炎细胞的种类　炎症不同阶段游出的白细胞的种类有所不同。在急性炎症早期（24小时内）中性粒细胞首先游出，24~48 小时则以单核细胞浸润为主。其原因在于：①中性粒细胞寿命短，经过 24~48h 后崩解消失，而单核细胞在组织中寿命长；②中性粒细胞停止游出后，单核细胞可继续游出；③中性粒细胞能释放单核细胞趋化因子，因此中性粒细胞游出后必然引起单核细胞游出。此外，致炎因子不同，渗出的白细胞也不同：葡萄球菌和链球菌感染，以中性粒细胞浸润为主，病毒感染则以淋巴细胞浸润为主，一些过敏反应或寄生虫病，则以嗜酸性粒细胞浸润为主。各种炎细胞的功能及临床意义详见表7-2。

考点：常见炎细胞的种类和临床意义

表7-2 常见炎细胞的种类、功能及临床意义

类别	主要功能	临床意义
中性粒细胞	运动活跃，吞噬力强，能吞噬细菌、组织碎片、抗原抗体复合物，崩解后释放蛋白溶解酶，溶解细胞碎片、纤维蛋白等	见于急性炎症早期、化脓性炎，变性坏死后成为脓细胞
巨噬细胞	运动及吞噬力很强，能吞噬中性粒细胞不易吞噬的非化脓菌、较大组织碎片、异物，可演变为类上皮细胞、多核巨细胞等；能将抗原信息传递给免疫活性细胞，发挥免疫效应	见于急性炎症后期，慢性炎症，非化脓性炎以及病毒、寄生虫感染时。
嗜酸性粒细胞	吞噬抗原抗体复合物及组胺	具有抗过敏作用，见于寄生虫感染、变态反应性疾病及急性炎症后期
淋巴细胞	T细胞参与细胞免疫，致敏后产生淋巴因子，杀伤靶细胞	主要见于慢性炎症时，也见于病毒、立克次体和某些细菌感染时，与机体免疫反应关系密切。
浆细胞	B细胞在抗原刺激下转变为浆细胞，产生抗体参与体液免疫过程	主要见于慢性炎症时，也见于病毒、立克次体和某些细菌感染时，与机体免疫反应关系密切。
嗜碱性粒细胞	吞噬能力弱，可释放组胺和肝素	见于超敏反应性疾病

三、增生

在致炎因子、组织崩解产物或某些理化因素的刺激下，炎症局部细胞的再生和增殖称为增生。增生的细胞包括实质细胞和间质细胞。实质细胞的增生如鼻黏膜上皮细胞和腺体的增生，慢性肝炎中肝细胞增生。间质细胞的增生包括巨噬细胞、淋巴细胞、血管内皮细胞和成纤维细胞，成纤维细胞增生可产生大量胶原纤维。炎症增生是一种重要的防御反应，具有限制炎症的扩散和弥漫，使受损组织得以再生修复的作用。例如在炎症初期，增生的巨噬细胞具有吞噬病原体和清除组织崩解产物的作用；在炎症后期，增生的成纤维细胞和血管内皮细胞共同构成肉芽组织，有助于炎症局限化和最后形成瘢痕组织而修复。但过度的组织增生又对机体不利，例如肉芽组织过度增生，使原有的实质细胞遭受损害而影响器官功能，如病毒性肝炎的肝硬化，心肌炎后的心肌硬化等。

病例分析

患者，女，86岁，3天前面部有一疖疮，局部出现红、肿、痛，常进行挤压，现出现寒战、高热、头痛、呕吐入院。体格检查显示：体温40.6℃，脉搏140次/分，呼吸30次/分，神志不清，左面部有一2cm×3cm的红肿区，有波动感。血常规检查单如下，血培养查见金黄色葡萄球菌。试分析该患者是否有炎症？属何种类型的炎症？如何解释血常规的变化？

血常规检验报告单

项目	结果		参考值	项目	结果		参考值
白细胞数目	22.65	↑	(4~10)x10⁹/L	巨未成熟细胞数目	0.98	↑	(0~0.2)x10⁹/L
中性粒细胞比率	93.50	↑	50%~70%	血红蛋白	113		110~150g/L
淋巴细胞比率	2.00	↑	20%~40%	红细胞	3.63	↑	(3.5~5)x10¹²/L
单核细胞比率	1.90	↓	3%~8%	红细胞压积	31.70	↓	35%~49%
嗜酸性粒细胞比率	2.50		0.5%~5%	红细胞平均体积	87.30		80~100fL
嗜碱性粒细胞比率	0.10		0~1%	平均血红蛋白量	31.10		27~34pg
中性粒细胞数	21.18	↑	(2~7)x10⁹/L	平均血红蛋白浓度	357.00	↑	316~354g/L
淋巴细胞数	0.44	↓	(0.8~4)x10⁹/L	RBC分布宽度标准差	51.90		0~56%
单核细胞	0.43		(0.12~0.8)x10⁹/L	RBC分布宽度变异系数	13.4		0~14.4%
嗜酸性粒细胞	0.57	↑	(0.02~0.5)x10⁹/L	血小板	20	↓	(100~350)x10⁹/L
嗜碱性粒细胞	0.030		(0~0.1)x10⁹/L	平均血小板体积	6.00	↓	7~11 fL
异常淋巴细胞百分比	0.0		0~2%	血小板压积	0.08	↓	0.108%~0.282%
巨大未成熟细胞百分比	4.3	↑	0~2.5%	血小板分布宽度	0		0~17

第四节　炎症的类型

一、临床类型

1.超急性炎症　呈暴发性经过，持续仅数小时至数天。炎症反应剧烈，组织和器官在短期内发生严重的损害，甚至导致机体死亡。此类炎症多属变态反应性损害，如青霉素过敏反应，器官移植超急性排斥反应等。

2.急性炎症　起病较急，病程较短，往往持续数天，一般不超过一个月。局部病变常以变质、渗出为主，浸润的炎细胞主要是中性粒细胞。

3.慢性炎症　起病缓慢，病程可达数月至数年。慢性炎症可由急性炎症迁延而来，也可一开始即为慢性经过。慢性炎症组织损伤较轻，但炎症反应持续，局部病变以增生为主，浸润的炎细胞主要为淋巴细胞、浆细胞和单核细胞。

4. 亚急性炎症　介于急性和慢性炎症之间，病程在一至数月，大多由急性炎症转化而来，也可一开始病变就较缓和，呈亚急性经过，如亚急性感染性心内膜炎。

二、病理类型

1. 变质性炎是指以组织细胞的变性、坏死为主要病变，而渗出和增生轻微的炎症。变质性炎症常见于肝、肾、心、脑等实质性器官，常见于某些重症感染、中毒及变态反应等，由于器官的实质细胞变性、坏死明显，常引起相应器官的功能障碍。例如急性重型病毒性肝炎时，肝细胞广泛坏死，出现严重的肝功能障碍；流行性乙型脑炎时，神经细胞变性、坏死及脑软化灶形成，造成严重的中枢神经系统功能障碍；白喉外毒素引起的中毒性心肌炎，心肌细胞变性坏死，导致严重的心功能障碍。

2. 渗出性炎是指以渗出为主的炎症，炎症灶内有大量渗出物形成为主要特征，变质和增生轻微的炎症。根据渗出物的主要成分和病变特点，一般将渗出性炎分为浆液性炎、纤维蛋白性炎、化脓性炎、出血性炎和卡他性炎等类型。

（1）浆液性炎：以浆液渗出为主的炎症。液体渗出主要来自血浆，也可由浆膜的间皮细胞分泌，含有3%~5%的蛋白质（主要是白蛋白），混有少量细胞和纤维素。浆液性炎好发于皮肤、黏膜、浆膜、滑膜和疏松结缔组织等处。如皮肤Ⅱ度烫伤时，渗出的浆液积聚于皮肤的表皮内形成水疱；黏膜的浆液性炎如感冒初期，鼻黏膜排出大量浆液性分泌物；浆膜的浆液性炎如渗出性结核性胸膜炎，可引起胸膜腔积液；发生在滑膜的浆液性炎如风湿性关节炎可引起关节腔积液。浆液性炎一般较轻，病因消除后易于消退。但有时因浆液渗出过多可导致较严重的后果。如喉炎时严重的炎性水肿，可致呼吸困难；心包腔、胸膜腔大量积液，可产生压迫，影响心肺功能。

（2）纤维蛋白性炎：以纤维蛋白原渗出为主的炎症。纤维蛋白原的大量渗出，提示血管壁损伤较重，通透性明显升高。大量纤维蛋白原渗出到血管外，转化为纤维素，故称纤维素性炎。纤维素性炎多是由某些细菌毒素（如白喉杆菌、痢疾杆菌和肺炎双球菌的毒素）或多种内源性、外源性毒物（如尿毒症时的尿素和汞）所引起。常发生于黏膜（咽、喉、气管、肠）、浆膜（胸膜、腹膜和心包膜）和肺。

1）黏膜纤维蛋白性炎：发生于黏膜者，渗出的纤维素、中性粒细胞和坏死组织等在黏膜表面可形成一层灰白色膜状物，此膜样物质称为假膜，这种炎症又称为假膜性炎。假膜与黏膜的粘连牢固程度与发生部位有关。如患细菌性痢疾时，结肠黏膜表面形成的假膜容易脱落，形成多个浅表性溃疡，临床出现黏液脓血便。白喉患者，发生在咽喉黏膜表面的假膜，因黏膜组织坏死较重且深，故假膜常与深层组织牢固结合，不易脱落；而发生在气管、支气管黏膜的假膜，因气管、支气管黏膜为假复层纤毛柱状上皮，黏膜组织坏死比较表浅，故假膜易于脱落，可阻塞呼吸道而引起窒息（图7-3）。

2）浆膜纤维蛋白性炎：常见于胸膜腔和心包腔。纤维素性心包炎时，由于心脏不停地搏动，心包的脏、壁两层相互摩擦，使渗出在心包腔内的纤维素在心外膜表面呈绒毛状，称为"绒毛心"。少量纤维素渗出，可溶解吸收；多量纤维素渗出常因不能完全溶解吸收而机化，导致组织器官粘连。

3）肺纤维蛋白性炎：主要见于大叶性肺炎，肺泡腔内充满大量渗出的纤维素、不等量的中性粒细胞或红细胞，可引起肺实变。

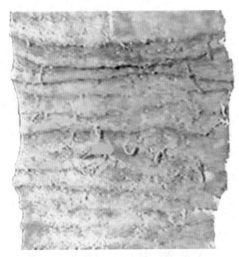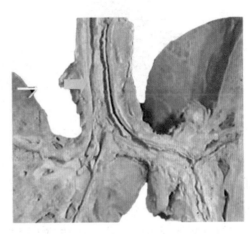

图 7-3 肠和气管黏膜纤维蛋白性炎

（3）化脓性炎：以中性粒细胞大量渗出并伴有不同程度的组织坏死和脓液形成为特征的一种炎症。多由化脓菌（如葡萄球菌、链球菌、脑膜炎双球菌、大肠杆菌）感染所致，也可因坏死组织继发感染引起。炎症区内坏死组织被中性粒细胞释放的酶溶解液化的过程称为化脓，所形成的液状物称为脓液，其内主要含大量渗出的中性粒细胞和脓细胞（变性坏死的中性粒细胞），还含有细菌、被溶解的坏死组织碎片和少量浆液。不同细菌引起的炎症，其脓液性状也不相同。由葡萄球菌引起的脓液较为浓稠，由链球菌引起的脓液较为稀薄。化脓性炎症在临床上十分常见，根据化脓性炎症发生的原因和部位的不同，可分为以下三类：

1）表面化脓和积脓：表面化脓是指发生于黏膜、浆膜以及脑膜等部位的化脓性炎，其特点是脓液主要向黏膜表面渗出，深部组织的中性粒细胞浸润不明显。如化脓性支气管炎、化脓性脑膜炎等。当化脓性炎发生于浆膜腔、胆囊或输卵管等部位时，脓液可在其内积存，称为积脓，如胆囊积脓、输卵管积脓。

2）蜂窝织炎：发生于疏松结缔组织的弥漫性化脓性炎称蜂窝织炎，常见于皮肤、肌肉和阑尾等处。主要由溶血性链球菌引起，链球菌能产生透明质酸酶，分解结缔组织中的透明质酸，使之崩解；链球菌还能产生链激酶，溶解纤维蛋白，使细菌容易在组织内蔓延扩散，表现为组织内大量中性粒细胞弥漫性浸润，与周围组织无明显分界。如蜂窝织炎性阑尾炎全层可见中性粒细胞浸润（图 7-4）。但局部组织一般不发生明显的坏死和溶解，故单纯蜂窝织炎症痊愈后一般不留有瘢痕。

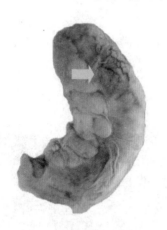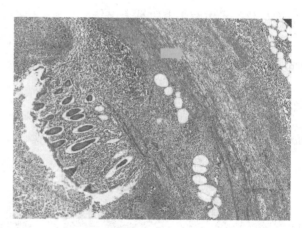

图 7-4　蜂窝织炎性阑尾炎大体及镜下形态

3）脓肿：指局限性化脓性炎症，可发生于皮下和内脏如肺、肝、肾、脑等。其主要特征为组织发生坏死、溶解，形成充满脓液的腔，即脓腔。脓肿主要由金黄色葡萄球菌感染所致，细菌产生毒素使组织坏死，之后大量中性粒细胞浸润，崩解的中性粒细胞释放出蛋白溶解酶将坏死组织液化形成脓腔（图 7-5）。金黄色葡萄球菌可产生血浆凝固酶，使渗出的纤维蛋白原转变为纤维蛋白，因而病变较局限。脓肿早期，在病原菌侵袭的局部组织发生坏死和大量的中性粒细胞浸润，随后发生化脓，并形成脓腔。经历一段时间后，脓肿周围可出现肉芽组织增生，包围脓肿形成脓肿膜，脓肿膜具有吸收脓液、限制炎症扩散的作用。较小脓肿可逐渐吸收、消散，较大的脓肿由于脓液过多，吸收困难，常需要切开排脓或穿刺抽脓，所留下缺损常由肉芽组织修复，形成瘢痕。

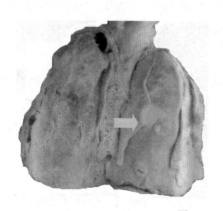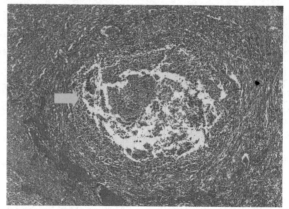

图 7-5　肺脓肿大体及镜下形态

疖是毛囊、皮脂腺及其周围组织的脓肿。疖中心部分液化变软后，脓液即可流出。痈是多个疖的融合，在皮下脂肪和筋膜组织中形成多个相互沟通的脓肿，必须及时切开排脓。皮肤或黏膜的化脓性炎症，由于皮肤或黏膜坏死、脱落，可形成局部缺损，浅的称糜烂，深的称溃疡。深部脓肿如向体表或自然管道穿破，可形成病理性管道，只有一个开口的称窦道，有两个或两个以上开口的称瘘管。如肛门周围组织的脓肿，可向皮肤穿破，形成窦道；也可既向皮肤穿破，又向肛管穿破，形成瘘管。

考点：蜂窝组织炎与脓肿的区别

（4）出血性炎：以大量红细胞漏出为特点的炎症。常见于流行性出血热，钩端螺旋体病和鼠疫等急性传染病。其病变特点是血管壁严重损伤，通透性明显升高，渗出物中含有大量红细胞，一般病情比较严重。

附：卡他性炎　指发生在黏膜的较轻的渗出性炎症。由于黏膜腺体受到刺激而分泌大量黏液，故渗出物有经管道向外排出的特点，因此称为"卡他"（来自希腊语，缓慢向下流的意思）。根据渗出物不同又分为浆液性、黏液性、脓性、血性等，如感冒初期的鼻黏膜浆液性卡他，淋病时尿道黏膜脓性卡他等。

上述各型渗出性炎症的分类并不是绝对的，可单独发生，也可合并存在，如浆液纤维素性心包炎。此外，在炎症发展过程中，一种类型炎症可以转变成另一种类型炎症，如浆液性炎可以转变成化脓性炎或纤维蛋白性炎。

考点：渗出性炎症病理类型和常见疾病

3.增生性炎　以组织细胞增生性变化为主，而变质和渗出比较轻微的炎症。增生性炎一般呈慢性经过，属于慢性炎症，但少数也可直接呈急性经过，如急性链球菌感染后肾小球肾炎等。增生性炎症根据增生的细胞成分和病理形态不同，可有以下几种表现形式。

（1）非特异性增生性炎

1）一般增生性炎：其病变特点是炎症病灶浸润的炎细胞主要有淋巴细胞、浆细胞和巨噬细胞，常有较明显的纤维结缔组织、血管及被覆上皮、腺上皮、实质细胞等增生，但这些增生的细胞成分通常不形成特殊的病理形态结构，故称为一般增生性炎，大多数慢性炎症都属于此类炎症。

2）炎性息肉：在致炎因子长期作用下，局部黏膜上皮细胞、腺上皮细胞和纤维组织增生而形成的突出于黏膜表面的根部带蒂的淡粉红色或灰白色的赘生物，称为炎性息肉。如鼻息肉、宫颈息肉、肠息肉等（图7-6）。

3）炎性假瘤：指炎性增生时局部组织细胞形成境界清楚的瘤样肿块，常发生于眼眶和肺。X线检查时，其外形与肿瘤结节相似，因而被称之为炎性假瘤，应注意与真性肿瘤鉴别。

（2）肉芽肿性炎：在致炎因子作用下，炎症局部出现以巨噬细胞及其演化的细胞增生形成境界清楚的结节状病灶，称为肉芽肿性炎，即特异性增生性炎。结节直径一般在0.5~2mm，这是一种特殊类型的增生性炎。根据致病因子和发病机制不同，肉芽肿可分为以下两类：

1）感染性肉芽肿：由病原微生物如结核杆菌、伤寒杆菌、麻风杆菌等引起，能形成具有特殊结构的细胞结节。其中由结核杆菌引起者称结核性肉芽肿，或称结核结节，最具有代表性。典型的结核结节中央为干酪样坏死，周围是巨噬细胞演化而来的上皮样细胞和郎格汉斯巨细胞，外层由浸润的淋巴细胞、增生的成纤维细胞和胶原纤维共同构成（图7-7）。

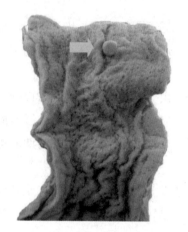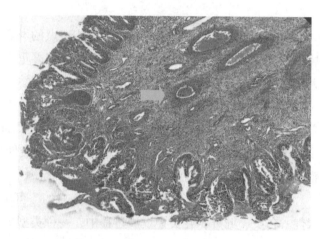

图 7-6　肠息肉大体及镜下形态

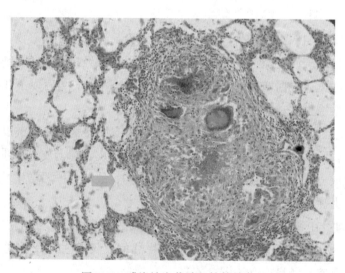

图 7-7　感染性肉芽肿（结核结节）

2）异物性肉芽肿：由外科缝线、粉尘、滑石粉、木刺、寄生虫卵、隆乳术的填充物等异物引起。结节的特点以异物为中心，围以数量不等的巨噬细胞、异物巨细胞、成纤维细胞和淋巴细胞等，形成结节状病灶。

考点：肉芽肿的概念及分类

第五节 炎症的临床表现与结局

一、临床表现

（一）局部表现

体表的急性炎症局部表现最为显著，常有红、肿、热、痛和功能障碍。

1.**红** 由于炎症病灶内充血所致。炎症初期由于动脉性充血，局部氧合血红蛋白增多，故呈鲜红色。随着炎症的发展，血流缓慢，发生静脉性充血，还原血红蛋白增多，故呈暗红色。

2.**肿** 主要由于渗出物积聚，特别是炎性水肿所致。慢性炎症时，组织和细胞的增生也可引起局部肿胀。

3.**热** 体表炎症时，炎症灶的温度较周围组织的温度高，主要由于局部血管扩张充血，血流速度加快，代谢增强、产热增多所致。

4.**痛** 引起炎症局部疼痛的因素与多种因素有关。局部炎症病灶内钾离子、氢离子的积聚，尤其是炎症介质诸如前列腺素、5-羟色胺、缓激肽等的刺激是引起疼痛的主要原因。炎性渗出物造成组织肿胀，张力升高，压迫神经末梢可引起疼痛，故疏松组织发炎时疼痛相对较轻，而牙髓和骨膜的炎症往往引起剧痛。此外，发炎的器官肿大，使富含感觉神经末梢的被膜张力增加，神经末梢受牵拉而引起疼痛。

5.**功能障碍** 炎症时实质细胞变性、坏死，功能代谢异常，炎性渗出物造成的机械性阻塞、压迫等，都可能引起发炎器官的功能障碍。疼痛也可影响肢体的活动功能。

（二）全身反应

1.**发热** 是机体对致炎因子发生的一种重要防御反应。一定程度的发热，可使机体代谢增强，促进抗体的形成，增强吞噬细胞的吞噬功能和肝脏的解毒功能，从而提高机体的防御能力。但体温过高或长期发热，会影响机体的代谢过程，引起多系统特别是中枢神经系统的功能紊乱。如果炎症病变十分严重，体温反而不升高，说明机体反应性差，抵抗力低下，是预后不良的征兆。

2.**末梢血白细胞变化** 炎症时，机体外周血白细胞的数量常常增多，这是机体防御反应的重要表现。例如细菌感染引起的炎症，外周血白细胞计数可明显升高，总数常为（15~20）×10^9/L，严重者可达（40~100）×10^9/L，同时由于白细胞的生成和释放加速，外周血中相对不成熟的杆状核中性粒细胞所占比例增加，即临床所称的"核左移"现象。不同原因引起的炎症，增多的白细胞种类不同。急性炎症早期和化脓性炎症时，以中性粒细胞增多为主；慢性炎症或病毒感染时，常以淋巴细胞增多为主；寄生虫感染和某些变态反应性炎症时，则以嗜酸性粒细胞增多为主。但某些感染性疾病，如伤寒、流行性感冒等，血中白细胞计数往往不增加，有时反而减少。因此，临床上常通过检查血中白细胞计数和分类协助疾病的诊断和鉴别诊断。

3. 单核－巨噬细胞系统增生　在炎症尤其是病原微生物引起的炎症，单核巨噬细胞系统的细胞常有不同程度的增生，这是机体防御反应的表现。患者常有局部淋巴结、肝、脾肿大，骨髓、肝、脾、淋巴结中的巨噬细胞增生，吞噬消化能力增强。

4. 实质器官的病变　炎症较严重时，由于病原微生物及其毒素的作用，以及局部血液循环障碍等因素的影响，心、肝、肾等器官的实质细胞可发生不同程度的变性和坏死，导致器官功能障碍。

二、结局

1. 痊愈　当组织损伤较小，机体抵抗力较强，治疗及时，病原微生物被消灭，炎症区坏死组织和渗出物被溶解、吸收，通过周围健康细胞的再生达到修复，最后完全恢复组织原来的结构和功能，称为完全痊愈。当组织损伤较重，范围较大，经过治疗，病因已消除，但炎性渗出物和坏死组织难以吸收消除，由肉芽组织修复，形成瘢痕，不能完全恢复原有的结构和功能，称为不完全痊愈。

2. 迁延不愈　如果机体抵抗力低下或治疗不彻底，致炎因子在短期内不能清除，在机体内持续存在或反复作用，且不断损伤组织，造成炎症迁延不愈，使急性炎症转化为慢性炎症，病情可时轻时重。如慢性病毒性肝炎、慢性胆囊炎等。

3. 蔓延扩散　在患者抵抗力低下，或病原微生物毒力强、数量多的情况下，病原微生物可不断繁殖并沿组织间隙或自然管道向周围组织器官或全身扩散。

（1）局部蔓延：炎症局部的病原微生物可经组织间隙或自然管道向周围组织和器官扩散，称为局部蔓延。如肾结核时，结核杆菌可沿泌尿道下行播散，引起输尿管、膀胱结核等。

（2）淋巴道扩散：病原微生物经组织间隙侵入淋巴管，引起淋巴管炎，进而随淋巴液进入局部淋巴结，引起局部淋巴结炎。如咽部的急性炎症可引起下颌淋巴结炎，临床上表现为局部淋巴结肿大、疼痛。

（3）血道扩散：炎症灶内的病原微生物侵入血循环或其毒素被吸收入血，可引起菌血症、毒血症、败血症和脓毒败血症等。

1）菌血症：细菌由局部病灶入血，全身无中毒症状，但血液中可查到细菌称为菌血症。一些炎症性疾病的早期都有菌血症，如大叶性肺炎等。

2）毒血症：细菌的毒素或毒性产物被吸收入血，引起全身中毒症状，称为毒血症。临床上出现高热、寒战等中毒症状，常同时伴有心、肝、肾等实质细胞的变性或坏死，但血培养阴性，即找不到细菌。严重者可出现中毒性休克。

3）败血症：侵入血液的细菌大量生长繁殖，并产生毒素，引起全身中毒症状和病理变化，称为败血症。患者除有严重毒血症临床表现外，还常出现皮肤、黏膜的多发性散在的出血斑点、脾和淋巴结肿大等。此时血培养常可找到细菌。

4）脓毒败血症：由化脓菌引起的败血症进一步发展，细菌随血流到达全身，在肺、肾、肝、脑等处形成多发性栓塞性脓肿，或称为转移性脓肿。这些小脓肿的形成常常是由于化脓菌团作为栓子随血液栓塞于相应脏器的毛细血管或小血管，引起局限性化脓性炎症所致。

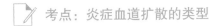 考点：炎症血道扩散的类型

第六节　发　热

体温的相对稳定是人体进行新陈代谢和正常生命活动的必要条件，是在体温调节中枢的调控下实现的，体温调节的高级中枢位于视前区－下丘脑前部（POAH）。正常成人体温维持在 37℃ 左右，昼夜波动不超过 1℃。体温升高可见于生理情况和病理情况。

发热是指机体在致热原作用下，体温调节中枢的调定点（SP）上移而引起调节性体温升高，并超过正常值 0.5℃ 时。发热不是独立的疾病，而是多种疾病的重要病理生理过程和临床表现，也是疾病发生的重要信号。

体温升高并不都是发热，体温调节障碍（如体温调节中枢损伤）或散热障碍（皮肤鱼鳞病和环境高温所致的中暑等）及产热器官功能异常（甲状腺功能亢进）等均可导致体温升高，而 SP 并未上移，是被动性体温升高，称为过热。

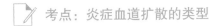 考点：发热的概念及与过热的区别

【原因】

1.发热激活物　指可激活产内生致热原细胞，产生和释放内生致热原（EP）而引起发热的物质。发热激活物又称 EP 诱导物，包括以下两类：

（1）外源性激活物：来自体外的致热物质称为外致热原。①细菌：革兰阳性菌如葡萄球菌、链球菌、肺炎球菌及白喉杆菌等，革兰阴性菌如大肠杆菌、伤寒杆菌、淋球菌、脑膜炎球菌等，其菌体、代谢产物、内毒素、外毒素均是引起发热的激活物。②病毒：流感病毒、麻疹病毒、风疹病毒、流行性乙型脑炎病毒、流行性出血热病毒、柯萨奇病毒及新发现的 SARS 病毒都激活产内生致热原细胞，产生和释放 EP。③其他：真菌如白色念珠菌、组织胞浆菌等；螺旋体如钩端螺旋体、梅毒螺旋体等；疟原虫、立克次体、衣原体等均可引起发热。

（2）内源性激活物：①抗原－抗体复合物：许多自身免疫性疾病都有顽固的发热，如

系统性红斑狼疮、类风湿、皮肌炎等疾病，均与患者血循环中持续存在的抗原－抗体复合物有关；②类固醇：体内某些类固醇产物也有致热作用如睾丸酮的中间代谢产物－本胆烷醇酮；③其他：非传染性致炎刺激物如尿酸盐结晶、硅酸盐结晶等可促使单核吞噬细胞分泌致热性细胞因子。其次，心肌梗死、肺梗死等可通过组织坏死过程释放或所致的无菌性炎症释放一些发热激活物致热。

2. 内生致热原　产 EP 细胞在发热激活物的作用下，产生和释放的能作用于体温中枢，引起体温升高的物质，称为内生致热原（EP）。主要产 EP 的细胞有：单核巨噬细胞、肿瘤细胞、神经胶质细胞等。

（1）内生致热原的种类：①肿瘤坏死因子（TNF）：有 TNF-α 和 TNF-β 两种亚型，TNF-α 由单核－巨噬细胞分泌，TNF-β 由活化的 T 淋巴细胞分泌，二者有相似的致热活性；②白细胞介素-1（IL-1）：由单核细胞、巨噬细胞、内皮细胞、星状细胞、角质细胞及肿瘤细胞等多种细胞产生的多肽类物质，目前已发现 IL-1α 和 IL-1β 两种亚型，通过作用于相应的受体产生致热效应，其特点是致热性强和不耐热；③干扰素（IFN）：是一种具有抗病毒、抗肿瘤作用的蛋白质，是病毒感染发热的重要 EP，由白细胞所产生，与发热有关的是 IFN-α 和 IFN-γ；④白细胞介素-6(IL-6)：由单核－巨噬细胞、B 淋巴细胞、T 淋巴细胞、内皮细胞、成纤维细胞等分泌，致热作用较 TNF 和 IL-1 弱。

✏ 考点：内生致热原的概念及类型

（2）内生致热原的产生和释放：是一个复杂的细胞信息传递和基因表达调控的过程，包括产 EP 细胞的激活、EP 的产生和释放。所有能够产生和释放 EP 的细胞都称之为产 EP 细胞，包括单核细胞、巨噬细胞、内皮细胞、淋巴细胞、星状细胞以及肿瘤细胞等。当这些细胞与发热激活物如脂多糖结合后，即被激活，从而启动 EP 的合成。EP 在细胞内合成后即可释放入血。

【发生机制】

1. 体温调节中枢　发热时体温调节涉及中枢神经系统多个部位。其中，视前区－下丘脑前部（POAH）是体温调节中枢所在部位，该区含有温度敏感神经元，具有感受、整合来自体内、外温度信息的生理作用。微量的致热原注入 POAH 就可产生明显的发热反应，发热时也可在该部位测量到显著升高的发热介质。此外，中杏仁核（MAN）、腹中膈（VSA）和弓状核等部位亦与发热的体温调节密切相关，刺激这些部位可对体温上升产生限制作用。因此，体温调节中枢实际上由正调节中枢（以 POAH 为主）和负调节中枢（以 VSA、MAN 为主）组成，正、负调节的相互作用决定调定点的上移水平、发热幅度和热型。

2. 致热信号进入中枢的途径　近期研究认为，EP 信号传入体温调节中枢可通过以下三种途径：

（1）下丘脑终板血管器途径：下丘脑终板血管器是位于第三脑室壁视上隐窝处的室周器官，它是一种特化的神经区，该处毛细血管壁有孔，通透性大，是血脑屏障的薄弱部分，EP 可能由此入脑。

（2）迷走神经途径：动物实验研究表明，腹腔内注入 LPS 的大鼠，膈下迷走神经传入纤维未切断者，脑的 IL-1 生成增多。因此，目前认为胸、腹腔的致热信号可通过迷走神经传入中枢神经系统。

（3）血脑屏障途径：正常情况下，血脑屏障存在着对蛋白质分子的饱和运转机制，可转运极其微量的 EP 入脑（不足以引起发热）。当颅脑炎症、损伤时，可因血脑屏障通透性增高，而使 EP 大量转运入脑，引起发热。

3. 发热中枢调节介质

（1）正调节介质：

1）前列腺素 E（PGE）：被认为是一种重要的正调节介质。动物实验发现，脑室内注入 PGE 可引起动物明显的发热反应，且呈剂量依赖关系。应用阿司匹林、布洛芬等 PEG 合成抑制剂，既可降低体温，又可使脑脊液中的 PGE 下降。

2）促肾上腺皮质激素释放素（CRH）：主要由室旁核的小细胞神经元所分泌。大量研究证明，CRH 也是正调节介质之一。离体和在体的下丘脑组织在 IL-1、IL-6 的刺激下可释放 CRH，中枢注入 CRH 可明显升高实验动物的脑温和结肠温度。应用 CRH 受体拮抗剂阻断 CRH 的作用，可完全抑制 IL-1β 和 IL-6 的致热性等。

3）环磷酸腺苷（cAMP）：脑内有较高浓度的环磷酸腺苷，并含有 cAMP 合成和降解酶类。cAMP 是调节细胞功能和突触传递的重要介质。应用磷酸二酯酶抑制剂（如茶碱），减少 cAMP 分解可增强外源性 cAMP 的中枢致热作用。若用磷酸二酯酶激活剂（如尼克酸）加快 cAMP 分解，这种致热作用相应减弱。

4）Na^+/Ca^{2+} 比值：许多研究发现，在实验动物脑室内灌注 Na^+ 可使体温升高，而灌注 Ca^{2+} 可使体温下降，这种 Na^+/Ca^{2+} 比值的变化在发热过程中具有重要的中介作用，EP 可能是先引起体温调节中枢的 Na^+/Ca^{2+} 比值升高，再通过其他环节使调定点上移。

5）一氧化氮（NO）：是新发现的信息传递分子、新型神经递质，广泛分布于中枢神经系统，其引起发热的机制可能是：①通过作用于 POAH、OVLT，介导发热时的体温升高；②抑制发热时负调节介质的合成和释放；③使棕色脂肪组织的代谢旺盛导致产热增加。

（2）负调节介质：

1）精氨酸加压素（AVP）：是下丘脑神经元合成的一种与多种中枢神经系统功能有关的神经递质，属垂体后叶肽类激素。解热作用可被 AVP 拮抗剂所抑制，如在 AVP 的作用下，大鼠 IL-1 性发热可减弱，但应用 AVP 拮抗剂后这种解热效应则被明显阻断。

2）α-黑素细胞刺激素（α-MSH）：由腺垂体所分泌，有极强的解热作用。可能控制发热的高度和持续时间。

3）脂皮质蛋白-1：是一种钙依赖性磷酸酯结合蛋白，主要分布于脑、肺等器官。实验动物显示脑室内注射重组的脂皮质蛋白-1，可明显抑制白细胞介素等诱导的发热反应。研究发现，糖皮质激素的解热作用依赖于脂皮质蛋白-1的释放。

中枢发热介质较复杂，中枢正、负发热介质共同作用控制体温中枢调定点上移。发热时，机体产EP细胞因受到来自体内外发热激活物的作用，相继产生和释放EP，EP经血液循环进入颅内，在POAH或OVLT邻近处，促使中枢发热介质释放并作用于相应神经元，引起调定点上移，超过中心温度，体温正调节中枢兴奋，正调节介质释放增多，机体产热增强，散热减弱，以致体温逐步升高，直到与新的调定点水准相适应（图7-8）。与此同时，体温负调节中枢也被激活，负调节介质作用不断增大，通过与正调节介质共同作用，有效地将调定点的上移和体温的升高限制在一定特定范围（即很少超过41℃）内，从而产生热限现象。

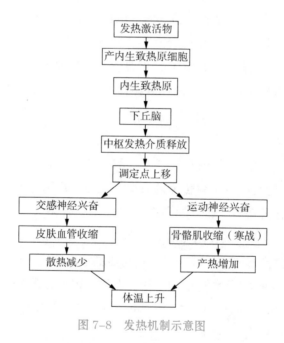

图7-8 发热机制示意图

【分期及各期特点】

多数的发热，尤其是急性传染病和急性炎症的发热，分为三个时期：体温上升期、高温持续期和体温下降期。

1.体温上升期 体温调定点上移后发放神经信号使产热增加、散热减少，体温升高至新调定点水平的一段时间为体温上升期。持续时间短者数分钟，长者数天。临床表现主要有畏寒、寒战、皮肤苍白，起鸡皮疙瘩。

此期特点是：散热减少，产热增加，产热大于散热，体温因而升高。产热增加主要是由于寒战，寒战是骨骼肌不随意的节律性收缩。由于骨骼肌屈肌和伸肌同时收缩，此种方式使产热量迅速增加 4~5 倍，是此期热量增加的主要来源。散热减少主要由于交感神经兴奋，使皮肤血管收缩，从而减少经皮肤的热散发。皮肤血流量减少使皮肤颜色苍白，交感神经兴奋还使竖毛肌收缩，出现"鸡皮疙瘩"现象。皮肤表层温度下降刺激体表的冷感受器，使患者有畏寒的感觉。

2. 高温持续期　当体温升高到新调定点水平时，便不再继续上升，而是在这个与新调定点相适应的高水平上波动，所以称高温持续期。持续时间短者数小时，长者可达数周。主要临床表现为患者自觉酷热，皮肤发红、口唇皮肤干燥。

此期特点是：产热和散热在较高水平上保持相对平衡，体温维持在较高水平。该期的产热和散热维持在一个较高的平衡水平。由于体温已与新的调定点水平相适应，下丘脑不再发出"冷反应"冲动，机体不再畏寒、寒战，鸡皮疙瘩也消失。此期产热的增加主要来源于升高的代谢率。血温升高使皮肤温度升高，且皮肤血管也扩张，患者自觉酷热，皮肤潮红。此外皮肤温度的升高加强了皮肤水分的蒸发，因而皮肤和口唇比较干燥。

3. 体温下降期　高温持续期后，发热激活物、EP 及发热介质的消除，体温调节中枢的调定点回到正常水平，体温下降，称为体温下降期。该期持续几小时或一昼夜（骤退），甚至几天（渐退）。此期临床表现主要为大量出汗，皮肤比较潮湿。

此期特点是：散热增多、产热减少、散热大于产热，体温开始下降，逐步恢复到正常调定点相适应的水平。体温调定点下移后，由于血温高于调定点，POAH 的温敏神经元发放频率增加，通过调节作用使交感神经的紧张性活动降低，皮肤血管进一步扩张，散热增强，产热减少，体温开始下降，逐渐恢复到与正常调定点相适应的水平。由于高血温及皮肤温度感受器传来的热信息对发汗中枢的刺激，汗腺分泌增加，引起大量出汗，严重者可致脱水。

✎ 考点：发热的分期和热代谢特点

【机体功能代谢的变化】

1. 代谢的变化　发热时机体的物质代谢增强，通常体温每升高 1℃，基础代谢率约升高 13%。这主要是内伤致热原增加的作用，特别是 TNF 和 IL-1，它们可直接刺激外周组织使蛋白质、脂肪、糖原分解，引起明显分解代谢旺盛。

（1）糖代谢：发热时因产热的需要，糖的分解代谢明显增强，以致血糖增高，糖原贮备减少。葡萄糖分解加强，氧相对不足，特别是寒战期对氧的需求大幅度增加，无氧酵解加强，组织内大量乳酸生成，出现肌肉酸痛。

（2）脂肪代谢：发热患者由于糖原贮备不足，食物摄入减少，以及能量消耗显著增多，因而脂肪分解代谢明显增强。大量脂肪分解氧化不足，患者可出现酮血症和酮尿。长期发热，体内脂肪消耗，患者日渐消瘦。

（3）蛋白质代谢：在发热时，蛋白质分解代谢加强，由于氧化不足，可出现氮质血症，尿素氮增加。此时如不能及时补充足够的蛋白质，机体呈负氮平衡，不利于急性期反应蛋白的合成和组织的修复。

（4）水、盐及维生素代谢：在体温上升期和高温持续期，尿量明显减少，可致水、钠和氯在体内潴留。而在体温下降期，患者因尿量恢复及大量出汗，同时经皮肤、呼吸道的水分丢失，如果不注意及时补充可引起脱水。发热时由于食欲不振，消化液分泌减少，患者往往出现维生素 C 和 B 族维生素的缺乏，因此适当补充维生素是必要的。

2. 功能变化

（1）中枢神经系统：发热患者多有不同程度的中枢神经系统症状，如头痛、头晕、烦躁、幻觉、嗜睡等。这些症状主要是致热性细胞因子直接作用的结果。小儿可出现抽搐（热惊厥），多发生于 6 个月至 4 岁的幼儿，这可能与幼儿大脑皮质发育不全有关。

（2）循环系统：以心率加快为突出表现，且体温每升高 1℃，心率平均增加 18 次 / 分。这种变化可能为致热性细胞因子使交感 - 肾上腺髓质系统兴奋和体温升高直接提高窦房结兴奋性所致。此时，心输出量增加，心肌收缩力增强可加重心脏负荷，易使心脏有潜在病灶或心肌劳损者诱发心力衰竭。其次血压变化不大明显，但在体温下降期，少数患者可因体温骤降大量出汗，引起低血容量性休克，需要及时预防和积极抢救。

（3）呼吸系统：发热时血温升高可刺激呼吸中枢并提高呼吸中枢对 CO_2 的敏感性，呼吸中枢兴奋，促使呼吸加快加深，CO_2 排出过多，共同促使呼吸加快加强，从而使更多的热量从呼吸道散发。

（4）消化系统：发热时交感神经兴奋使消化液分泌减少，各种消化酶活性降低，胃肠蠕动减慢，导致食物在胃肠道停滞、消化不良，因此可出现食欲减退、厌食、恶心、口干、腹胀、便秘等消化道症状。

（5）泌尿系统：体温上升期，交感神经兴奋，肾血管收缩，肾血流量下降，患者尿量常减少，尿比重增高。持续发热，肾小管上皮细胞水肿，尿中可出现管型和蛋白。体温下降期，尿量增加，尿比重逐渐降至正常。

（6）免疫系统：一定程度的发热可使免疫系统功能增强。如发热可使白细胞吞噬活性和巨噬细胞的代谢活性增高，还可促进白细胞向感染灶游走和包裹病灶。但持续高热也可造成免疫系统的功能紊乱。发热时免疫功能总体是增强的，各细胞因子有复杂的网络关系，过度激活将引起其平衡关系失调。

本章小结

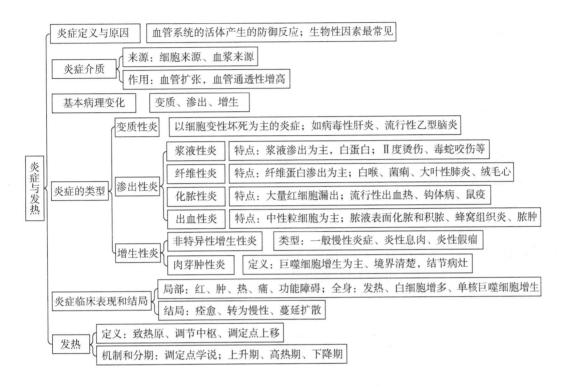

【复习思考】

一、单项选择题

1.流行性乙型脑炎引起患者智力低下是由于

　A.脑内炎细胞浸润　　　　　　B.脑内胶质细胞增生

　C.脑神经细胞变性坏死　　　　D.脑水肿

　E.脑内血管扩张

2.女性，42岁，颈部淋巴结肿大，手术切除。肿大的淋巴结内可见淡黄色、质软的干酪样坏死，镜下形成结核结节。符合淋巴结病变的描述是

　A.化脓性炎　　　　　　　　B.出血性炎

　C.肉芽肿性炎　　　　　　　D.浆液性炎

　E.纤维素性炎

3.患者男性，36岁，风湿病 5 年，听诊可闻及心包摩擦音，心包腔渗出物主要成分为

  A.淋巴细胞   B.纤维素

  C.中性粒细胞   D.单核细胞

  E.红细胞

4.下列哪种情况体温升高属于发热

  A.甲状腺功能亢进   B.妇女月经前期

  C.剧烈运动后   D.流行性感冒

  E.先天性无汗腺

二、思考题

1.简述渗出液在炎症防御中的作用。

2.如何区别发热、过热和生理性体温升高？

扫一扫，知答案

扫一扫，看课件

第八章

肿 瘤

【学习目标】

1. 掌握：肿瘤、异型性、转移、恶病质、交界性肿瘤、癌、肉瘤、癌前病变、原位癌的定义，肿瘤性增生和非肿瘤性增生之间的区别，良性肿瘤和恶性肿瘤、癌和肉瘤的区别。

2. 熟悉：肿瘤的生长方式、扩散方式及其对机体的影响，肿瘤的命名原则和分类，常见肿瘤的特点。

3. 了解：肿瘤细胞的代谢，肿瘤的病因及发病机制。

第一节 肿瘤的定义、病因及发病机制

肿瘤是一类常见病和多发病，根据肿瘤对机体的危害程度及生物学特征，将其分为良性肿瘤和恶性肿瘤，恶性肿瘤是危害人类健康和生命最严重的疾病之一。因此，认识和掌握肿瘤的病理学基本理论知识及其与临床医学的联系，对于早期、准确地诊断肿瘤和有效地防治肿瘤具有重要意义。

肿瘤是机体在致瘤因子刺激下，局部组织细胞在基因水平上失去对其生长和分化的正常调控，导致克隆性异常增生而形成的新生物。克隆性增生指由发生了肿瘤性转化的一个细胞反复分裂而产生的子代细胞组成一个肿瘤性细胞群体的现象。当正常细胞转化为肿瘤细胞后，出现异常的形态结构和功能代谢，不同程度地丧失了分化成熟的能力，并可相对无限制生长，即使去除致瘤因素，肿瘤仍能持续性生长，这种异常增生称为肿瘤性增生，形成的新生物常表现为局部肿块。肿瘤性增生与非肿瘤性增生有着本质的不同，其主要区别见下表（表8-1）。

✎ 考点：肿瘤性增生与非肿瘤性增生的区别

表 8-1 肿瘤性增生和非肿瘤性增生的区别

	肿瘤性增生	非肿瘤性增生
病因	外部环境或内部环境的致瘤因素	生理性更新，损伤后的修复
分化程度	细胞不同程度丧失分化成熟的能力	细胞分化成熟
生长特点	克隆性增生	多克隆性增生
	不受机体的控制	受机体的调控
	病因去除仍持续生长	原因去除后增生停止
	细胞形态、代谢和功能异常	细胞形态、代谢和功能正常
	与机体不协调，非机体所需	与机体协调，是机体所需

一、病因

（一）外界致病因素

1. 化学性致癌因素　大多与环境污染和职业因素有关。因此，彻底的治理环境污染，加强防护措施，防治职业病对于减少癌症的病发极其重要。化学性致癌物种类繁多，绝大多数化学致癌物能导致基因突变而致癌。依据致癌机制不同，化学性致癌物可分为直接致癌物和间接致癌物。

（1）直接致癌物：指不需要在体内代谢活化就可以致癌的化学物质，较少见，致癌所需时间较长。主要是烷化剂和酰化剂，如环磷酰胺既是抗癌化学药物，又是免疫抑制剂，长期应用可导致白血病、皮肤癌症、淋巴癌等。某些金属元素也有直接致癌作用，如铬可致肺癌，镉可致前列腺癌，镍可致鼻咽癌和肺癌等。一些非金属元素和有机化合物也有直接致癌作用，如砷可致皮肤癌，氯乙烯可致肝血管肉瘤，苯可致白血病等。

（2）间接致癌物：指需要在体内（主要是肝脏）进行代谢活化后才具有致癌能力的化学物质，比较多见。

1）多环芳烃类：广泛存在于污染的大气中，如 3，4- 苯丙芘等，主要来自于石油、沥青、煤炭等燃烧排放的烟雾废气和香烟燃烧气，与肺癌的发生关系密切。烟熏烧烤的各类食品中含有 3，4- 苯丙芘，可能与胃癌的发生有关。

2）芳香胺与氨基偶氮类染料：致癌性强的芳香胺有乙奈胺、联苯胺、4- 氨基联苯等，这些物质多为工业用品和原料，从事橡胶和印染等行业人员易患膀胱癌，可能与接触这些物质有关。食品中添加的奶油黄和猩红属于氨基偶氮类染料，大量摄入与肝癌的发生有关。

3）亚硝胺类化合物：亚硝胺类具有强烈的致癌作用，并且致癌谱广。亚硝胺类物质在自然界并不多见，但其前体物质如二级胺、硝酸盐及亚硝酸盐等普遍存在于水与变质的蔬菜和食物中。亚硝酸盐可作为肉和鱼类食品保存剂与着色剂进入人体，也可由肠道细菌分解硝酸盐产生。亚硝酸盐和二级胺可以在胃内的酸性环境中合成亚硝胺，在体内发挥致癌作用，可诱发食管癌、胃癌、肝癌、肺癌及鼻咽癌等。

4）真菌毒素：已知可以致癌的真菌毒素有数十种，具有代表性的是黄曲霉素，广泛存在霉变的谷物和食物中，特别是在发霉的花生和玉米中含量最多。其中黄曲霉素 B_1 的致癌作用最强，主要诱发肝癌。

（3）促癌物或助癌物：指一类本身无致癌性的化学物质，也不能在体内转化为致癌物，但与其他致癌物同时存在时，可增强致癌物的致癌性。如巴豆油、激素、酚和某些药物等。

2.物理性致癌因素　有电离辐射（X 射线、γ 射线）、紫外线、热辐射和慢性刺激与创伤等。物理性致癌因素主要通过损伤细胞的 DNA，引起癌基因的激活和抑癌基因的失活，而导致肿瘤的发生。无防护长期接触电离辐射，可致皮肤癌、肺癌和白血病等肿瘤。在日本长崎、广岛原子弹爆炸后幸存的居民中，由于受原子弹爆炸时放出的 γ 射线和中子流的超强照射，白血病、甲状腺癌、乳腺癌、肺癌发病率明显升高。长期受紫外线照射，可发生皮肤鳞癌、基底细胞癌和黑色素瘤等。热辐射可导致烧伤瘢痕癌，慢性刺激如皮肤慢性溃疡可导致皮肤鳞状细胞癌，局部外伤可导致骨肉瘤等的发生。

3.生物性致癌因素

（1）病毒：凡能引起人或动物肿瘤的病毒均称为肿瘤病毒。其中 1/3 为 DNA 病毒，2/3 为 RNA 病毒，病毒进入人体后，病毒基因被整合到宿主的 DNA 中，并且作为细胞的基因加以表达，于是引起细胞的转化。越来越多的证据显示某些肿瘤的发生与病毒感染有关，与人类肿瘤发生密切相关的 DNA 病毒有以下几种：人类乳头状瘤病毒（HPV）与人类上皮性肿瘤发生密切相关，尤其与子宫颈癌关系密切；EB 病毒与伯基特淋巴瘤、鼻咽癌的发生有关；乙型肝炎病毒与肝细胞性肝癌发生关系密切；人类 T 细胞白血病 / 淋巴瘤病毒 –1 与人类 T 细胞白血病 / 淋巴瘤的发生有关。

（2）细菌：幽门螺杆菌感染引起的慢性胃炎与胃黏膜相关（B 细胞）淋巴瘤和胃癌的发生关系密切。

（3）寄生虫：某些寄生虫的感染与肿瘤的发生有关，如日本血吸虫病与结肠癌的发生有关，华支睾吸虫病易引发肝内胆管上皮细胞癌。

（二）机体内在因素

1.遗传因素　大量的流行病学调查表明，在大多数人类肿瘤中，遗传因素只表现为对致癌因素的易感性或倾向性，只有少许肿瘤可直接遗传。

（1）常染色体显性遗传：如视网膜母细胞瘤、肾母细胞瘤、肾上腺或神经节的神经母细胞瘤等，都有明显的家族患病史；结肠多发性腺瘤性息肉病是结肠癌的癌前病变，也具有明显的家族患病史，属于常染色体显性遗传。这类肿瘤主要表现为遗传性肿瘤抑制基因突变或缺失，发病年龄小，常为双侧发生或多发性。

（2）常染色体隐性遗传：一些常染色体隐性遗传疾病更易患肿瘤，如着色性干皮病、经紫外线照射后的皮肤癌、毛细血管扩张性共济失调症患者发生的白血病和淋巴瘤等。

（3）遗传因素与环境因素协同作用：一些常见的恶性肿瘤常是遗传和环境因素共同作用的结果，如乳腺癌、肺癌、胃癌、肝癌和前列腺癌等。这些肿瘤虽有家族聚集倾向，但环境致癌因素更为重要。

2. 免疫因素　机体的免疫系统对肿瘤的发生有"监视"功能，能够发现并消灭恶性转化了的细胞。因此，机体的免疫力低下时易患肿瘤，如获得性免疫缺陷症患者的肿瘤发生率较高。肿瘤间质中有大量淋巴细胞浸润的，肿瘤生长速度慢，不易转移，预后好。机体对肿瘤的免疫主要是细胞免疫，即细胞毒性T淋巴细胞（CTL）的作用，CTL通过免疫监视作用清除突变的肿瘤细胞，通过细胞活化释放各种淋巴因子，或介导细胞毒性杀伤肿瘤细胞，这些细胞包括T淋巴细胞、NK细胞和巨噬细胞。

3. 种族因素　某些肿瘤的发生有明显的种族倾向，如胃癌以日本人多发，乳腺癌以欧美人多发，鼻咽癌以中国广东人多发，前列腺癌以美国黑人多发等。这些差异可能与地理环境、生活环境、遗传等多种因素有关。

4. 年龄、性别和激素　神经母细胞瘤、肾母细胞瘤、淋巴细胞性白血病等好发于儿童；骨肉瘤、横纹肌肉瘤好发于年轻人；肺癌、肝癌、食管癌、大肠癌等则多发于男性；而甲状腺癌、胆囊癌、乳腺癌和生殖器官的癌则以女性多发。这些与年龄、性别和激素相关的发病特性有待进一步深入研究。

二、发病机制

肿瘤的发病机制是一个极其复杂的问题。近些年，随着分子生物学技术的发展，对原癌基因、肿瘤抑制基因、凋亡调节基因、DNA修复基因和端粒酶等的研究不断深入，对肿瘤发病机制的研究也取得了一些进展。

1. 原癌基因激活　经研究证明正常细胞内即存在着与癌发病相关的基因，以非激活的方式存在，并不引起细胞突变，称原癌基因。正常原癌基因编码的蛋白质包括细胞生长因子、生长因子受体、信号转导蛋白质和核调节蛋白质等，对正常细胞的生长与分化起着重要的正性调控作用。原癌基因可被多种致癌因素激活，变成有致癌活性的癌基因。

2. 肿瘤抑制基因失活　肿瘤抑制基因又称抑癌基因，是正常细胞内存在的能抑制细胞生长和分化的基因群。在某些致癌因素的作用下，引起抑癌基因突变或缺失，失去表达能力，从而使细胞分化不能成熟或过度增生和恶性转化。

总之，目前的研究表明，肿瘤从本质上说是基因病。引起遗传物质DNA损害的各种环境的与遗传的致癌因子可能以协同的方式，激活原癌基因变成癌基因，使细胞发生突变，失去控制而无限增生并获得浸润和转移的能力，加上抑癌基因的失活而形成恶性肿瘤。

第二节　肿瘤的形态结构与异型性

一、肿瘤的大体形态

肿瘤的大体形态多种多样，其形状的差异一般与发生部位、组织来源、生长方式和肿瘤的良恶性密切相关。肉眼观察肿瘤时，可以根据其数目、大小、形状、颜色、质地（硬度）等基本特征初步判断肿瘤的性质。

1.肿瘤数目　通常为一个，即单发瘤；有时为多个，即多发瘤，如多发性子宫平滑肌瘤（图8-1）、脂肪瘤。

2.肿瘤大小　差别很大，小者直径仅几毫米，如甲状腺隐匿癌，有的甚至在显微镜下才能发现，如上皮组织的原位癌。肿瘤大者直径可达数十厘米，重量可达数千克，甚至几十千克（图8-2）。一般来说，肿瘤的大小与肿瘤的良恶性、生长时间和发生部位有一定的关系。良性肿瘤，生长缓慢，生长于体表或较大体腔（如腹腔）内的肿瘤可以长得很大。生长于狭小腔道，如颅腔、椎管内的肿瘤由于较早地出现症状和体征，就诊时肿瘤一般较小。恶性肿瘤一般生长迅速，常常由于较快侵袭临近重要器官和远处转移，而导致患者死亡，所以体积不一定很大。

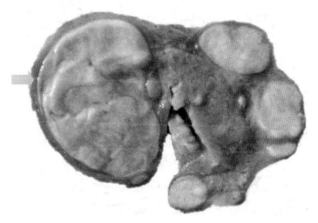

图8-1　多发性子宫平滑肌瘤

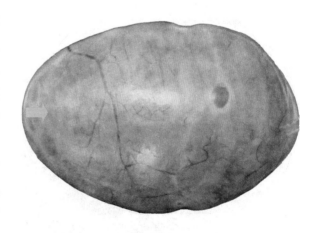

图8-2　卵巢浆液性囊腺瘤

3.肿瘤形状　发生于深部组织和器官内的肿瘤多呈有结节状、分叶状、息肉状、绒毛状、囊状、蕈状、浸润性包块状、弥漫性肥厚状和溃疡状等（图8-3）。肿瘤形状上的差异一般与其发生部位、组织来源、生长方式和肿瘤的性质密切相关。

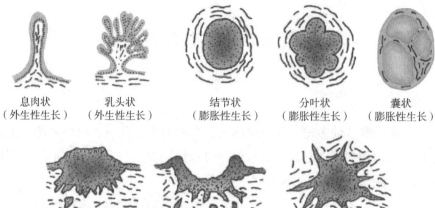
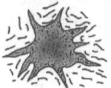

息肉状	乳头状	结节状	分叶状	囊状
（外生性生长）	（外生性生长）	（膨胀性生长）	（膨胀性生长）	（膨胀性生长）

弥漫性肥厚状	溃疡状	浸润性包块状
（外生性浸润性生长）	（浸润性生长）	（浸润性生长）

图 8-3　肿瘤的外形和生长方式模式图

4. 肿瘤颜色　一般呈灰白或灰红色，与其起源组织、有无继发出血坏死等有关，使肿瘤呈现不同的颜色。如脂肪瘤呈淡黄色，血管瘤呈红色，黑色素瘤呈黑色。

5. 肿瘤质地　与肿瘤的组织来源、瘤细胞的实质与间质的比例以及有无变性坏死等继发改变有关，不同肿瘤差别较大。如骨瘤、软骨瘤硬度大，脂肪瘤较软；肿瘤内瘤细胞多于间质的肿瘤一般较软，反之则较硬；瘤组织发生坏死、液化或囊性变时较软，有钙盐沉着或骨质形成时则变硬。

考点：肿瘤大体形态特点

二、肿瘤的组织结构

肿瘤组织结构分为肿瘤实质和肿瘤间质两部分（图 8-4）。观察和认识肿瘤组织结构是进行肿瘤组织病理学诊断的基础。

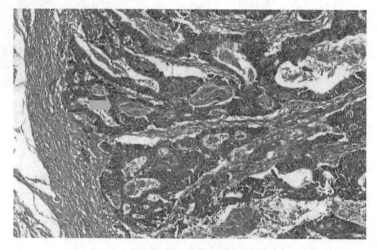

图 8-4　肿瘤实质与间质（结肠腺癌）

1. **肿瘤实质**　指肿瘤细胞，是肿瘤的主要成分，决定肿瘤的性质及组织来源。不同组织来源的肿瘤，其实质各不相同，人体几乎所有组织都可以发生肿瘤，因此肿瘤实质的形态多种多样。根据肿瘤实质细胞形态特点可判定肿瘤的组织起源、分化程度及良恶性，对肿瘤进行分类、命名、组织学诊断。肿瘤的实质通常只有一种成分，但少数肿瘤可以含有两种甚至多种实质成分，如乳腺纤维瘤、畸胎瘤。

2. **肿瘤间质**　肿瘤组织中实质成分以外的成分都属于肿瘤间质，是非特异的成分，一般由结缔组织、血管和淋巴管组成，对肿瘤实质起支持和营养作用。通常生长缓慢的肿瘤，其间质血管较少，而生长迅速的肿瘤，其间质血管和淋巴管较丰富。肿瘤间质内可有多少不等的淋巴细胞及单核细胞浸润，是机体抗肿瘤免疫反应的表现。间质中的成纤维细胞、肌成纤维细胞能产生胶原纤维，包绕肿瘤细胞，可不同程度限制瘤细胞浸润过程，从而减少播散的机会。

考点：肿瘤的结构

三、肿瘤的异型性

分化是指原始或幼稚细胞发育成为成熟细胞的过程。在肿瘤中，瘤细胞和组织与其起源的成熟细胞和组织有一定的程度的相似，这种相似程度即肿瘤的分化程度。然而肿瘤组织无论在瘤细胞形态还是在组织结构上又都与其来源的正常组织有不同差异，这种差异称为异型性。肿瘤异型性的大小反映了肿瘤的分化程度。异型性小，表示肿瘤分化程度高，恶性程度低；异型性大，表示肿瘤分化程度低，恶性程度高。因此，异型性大小是判断肿瘤的恶性程度和诊断良、恶性肿瘤的主要组织学依据。部分恶性肿瘤主要由未分化细胞构成，称为间变性肿瘤。间变指恶性肿瘤细胞具有显著的多形性，通常难于确定其组织起源。间变性肿瘤几乎都是高度恶性肿瘤。肿瘤的异型性表现为组织结构的异型性和肿瘤细胞的异型性。

考点：异型性的概念及意义

1. **肿瘤组织结构的异型性**　肿瘤组织结构的异型性是指肿瘤组织在空间排列方式上，包括瘤细胞的极向、排列的结构及其与间质的关系等方面，与其来源的正常组织之间存在的差异性。良性肿瘤的细胞异型性不明显，因此，诊断良性肿瘤的主要依据是其组织结构的异型性。例如纤维瘤的瘤细胞和正常纤维细胞很相似，只是其排列与正常纤维组织有所不同，呈编织状而且致密，并且有完整包膜。恶性肿瘤组织结构异型性更明显，表现为瘤细胞排列更为紊乱，失去正常的排列结构、层次或极向。例如，纤维肉瘤的瘤细胞多，排列紊乱，胶原纤维少。

2. **肿瘤细胞的异型性**　良性的瘤细胞分化比较成熟，异型性小，与其起源的正常细胞相似，如纤维瘤、脂肪瘤。而恶性肿瘤的瘤细胞具有明显的异型性，尤其是细胞核的异型性，是恶性肿瘤病理诊断的重要依据。

（1）肿瘤细胞多形性　指细胞形态和大小不一致，可出现体积显著增大的瘤巨细胞。分化越差，恶性程度越高的肿瘤，细胞的多形性越明显。但也有例外，少数分化很差的肿瘤，其瘤细胞较正常细胞小、圆形，大小一致，如肺小细胞癌。

（2）细胞核多形性　正常细胞核与细胞质之间的平面比例是1:6~1:4，恶性肿瘤细胞核的体积大，细胞核与细胞质的比例较正常同类细胞增大，甚至接近1:1。细胞核大小形状不一，可出现双核、多核、巨核或畸形核。由于核内DNA增多，常规HE染色可见瘤细胞核着色加深。核仁增大，数目增多。细胞核分裂不同程度地增多，甚至出现不对称性、多极性及顿挫性等病理性核分裂（图8-5）。病理性核分裂对诊断恶性肿瘤具有重要的意义。

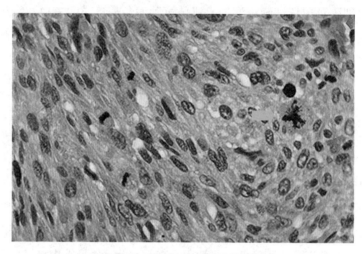

图8-5　恶性肿瘤病理性核分裂

（3）胞浆改变　胞浆内核糖体增多，故多呈嗜碱性。也可因产生的异常分泌物或代谢产物（如激素、黏液、糖原、脂质、角蛋白和色素等）而使瘤细胞的胞浆呈现不同的特点。

✐ 考点：肿瘤异型性的形态学表现

第三节　肿瘤的生长、代谢与扩散

一、肿瘤的生长

1.生长速度　不同组织、器官发生的肿瘤生长速度差异很大，这主要取决于肿瘤细胞分化程度。一般来说，由于良性肿瘤分化较好，生长速度缓慢，病程可以很长，甚至可长达数十年。恶性肿瘤分化差，生长快，短期内即可形成明显肿块，由于生长过快，血液和营养不足可以发生坏死、溃烂、出血、感染等继发性改变。如果一个长期缓慢成长的良性肿瘤突然生长加快，应考虑其恶变的可能。

✎ 考点：肿瘤生长速度的决定因素

2. 生长方式 肿瘤的生长方式与肿瘤的生长部位及良恶性有关。

（1）膨胀性生长：是大多数良性肿瘤的生长方式，多呈结节状和分叶状。由于肿瘤生长缓慢，瘤体如逐渐膨胀的气球，挤压推开周围的组织，表面形成由结缔组织构成的包膜，界限清楚。触诊时肿块活动度良好，手术容易完整切除，不易复发。

（2）浸润性生长：是大多数恶性肿瘤的生长方式。由于肿瘤细胞恶性程度高，生长速度快，瘤细胞向四周侵犯破坏，肿瘤没有包膜，就像树根长入泥土，平面看像只螃蟹（图8-6）。触诊时肿块固定或活动度小，因而手术时不容易切干净，手术切除后容易复发。

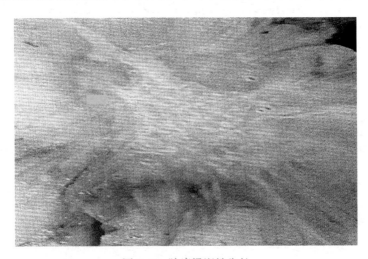

图 8-6 肿瘤浸润性生长

（3）外生性生长：指发生在体表、体腔或管道（如胃肠道、膀胱等）腔面的肿瘤，常向表面突起形成乳头状、息肉状、菜花状肿物。良性肿瘤和恶性肿瘤都可以有这种生长方式，但恶性肿瘤在向表面生长的同时，其底部同时呈浸润性生长，因为生长迅速，血液供应不足发生坏死脱落，形成恶性溃疡。

✎ 考点：肿瘤的生长方式及各种生长方式的区别

二、肿瘤的代谢

肿瘤细胞的代谢与正常细胞有明显差异。无论在有氧或无氧条件下，肿瘤细胞均以糖酵解方式获取能量，糖酵解过程的强弱一般与肿瘤的恶性程度成正比，恶性程度越高，糖酵解关键酶的活性也越高。核酸和蛋白质合成代谢明显增强且高于分解代谢是肿瘤生长的显著特点。肿瘤细胞内参与核酸和蛋白质合成的酶活性明显增强，使细胞内 RNA、DNA 含量增加，是肿瘤细胞快速增生的物质基础。同时肿瘤细胞对氨基酸的摄取利用明显增强，与正常细胞争夺营养，合成其生长所需的蛋白质，维持肿瘤增生需要，并造成恶性肿

131

瘤患者晚期恶病质。此外，肿瘤细胞还可合成一些特殊的酶、抗原或激素，如甲胎蛋白和癌胚抗原等，这些物质可作为肿瘤特异性标记物，广泛用于肿瘤的诊断与治疗。

三、肿瘤的扩散

肿瘤的扩散是恶性肿瘤的一个重要的生物学特性。恶性肿瘤不但在原发部位生长，还可向周围直接蔓延，也可通过各种途径播散形成转移。

1.直接蔓延 指恶性肿瘤不断生长的同时，常沿着组织间隙、淋巴管或血管外周围间隙、神经束衣等，侵入并破坏临近正常器官和组织，并继续生长。例如，胰头癌可以直接蔓延至十二指肠、肝脏，晚期乳腺癌可穿透胸部肌肉和胸腔蔓延至肺，晚期子宫颈癌可以蔓延侵犯膀胱和直肠。

2.转移 恶性肿瘤细胞从原发部位侵入淋巴管、血管或体腔迁徙到别处继续生长，形成与原发瘤同样类型的肿瘤，这个过程称为转移。所形成的肿瘤称转移瘤，转移常见的途径有淋巴道转移、血道转移和种植性转移三种。

（1）淋巴道转移：是癌最常见的转移途径。恶性肿瘤细胞侵入淋巴管后，随淋巴液首先到达局部淋巴结，聚集于边缘窦，继续增殖发展为淋巴结内转移瘤（图8-7）。

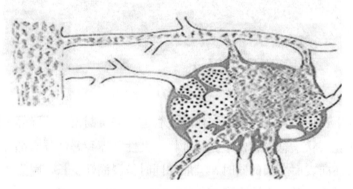

图8-7 淋巴道转移模式图

受累的淋巴结逐渐增大、变硬，切面呈灰白色。有时由于癌组织侵袭破坏被膜而使多个淋巴结互相融合成团块。局部淋巴结转移后，可继续转移至下一站的其他淋巴结，最后可经胸导管进入血流再继续发生血道转移。

（2）血道转移：是肉瘤最常见的转移途径。但血管丰富的肾癌、肝癌、甲状腺滤泡性癌及绒毛膜癌早期也容易发生血道转移，各种癌的晚期均可发生血道转移。恶性肿瘤细胞侵入血管后可随血流到达远处器官继续生长，形成转移瘤。血道转移的途径常与血流方向一致，由于动脉管壁较厚，同时管腔内压力较高，故瘤细胞多经静脉入血，少数亦可经淋巴管入血。即进入体循环静脉的肿瘤细胞经右心到肺，在肺内形成转移瘤；侵入门静脉系统的肿瘤细胞，首先发生肝转移，例如胃癌、肠癌的肝转移等；侵入肺静脉的肿瘤细胞可经左心随主动脉血流到达全身各器官，转移到脑、骨、肾及肾上腺等处；侵入胸、腰、骨盆静脉的瘤细胞可通过吻合支进入椎静脉系统，转移至椎骨和中枢神经系统，如前列腺癌可以转移到椎骨。

临床上恶性肿瘤患者应常规进行肺、肝、骨的影像学检查，判断其有无血道转移，以确定临床分期和治疗方案。血道转移瘤的形态学特点是边界清楚，无包膜，常多发，散在，呈圆形，位于器官表面，中央部可有出血坏死而下陷，可形成所谓"癌脐"（图 8-8）

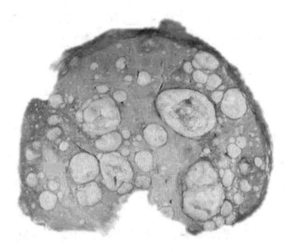

图 8-8　肝转移癌（胃癌肝转移）

（3）种植性转移：指当肿瘤细胞浸润生长至器脏表面时，瘤细胞可以脱落，似播种一样种植在体腔内各器官的表面，形成转移瘤。如胃癌破坏胃壁突破浆膜后，可在腹腔脏器表面形成广泛的种植性转移。胃黏液腺癌经腹腔种植到卵巢表面浆膜，再侵入卵巢，可形成卵巢的特征性的 krukenberg 瘤。经体腔转移癌常伴有肿瘤性体腔积液，多为血性，其内含有脱落的癌细胞，可以穿刺行细胞学检查。值得注意的是，有些部位的恶性肿瘤在手术中也可能造成医源性种植，应尽量避免。

 考点：转移的概念、途径及特点

病例分析

　　女，58岁，6个月来自觉上腹部无规律性疼痛，并逐渐加重，食欲逐渐减退，时而黑便，服用治疗"胃溃疡"的药物无明显效果。胃镜发现小弯侧近幽门处有一火山口样溃疡，直径约3cm，活检示胃黏液腺癌，侵及浆膜层。进一步检查，X线发现两肺多发、散在、大小较一致、边界较清楚的结节状阴影；左锁骨上处可触及蚕豆大淋巴结，较硬、固定、不痛；腹部稍隆起，腹水征阳性；妇科检查，盆腔双侧皆可触及拳头大肿物，质硬，考虑为双侧卵巢肿物。

　　试分析该胃癌患者有没有发生转移？如果有，都发生了哪些部位转移？

以什么方式进行转移的?

四、肿瘤的分级与分期

肿瘤的分级和分期只用于恶性肿瘤,主要说明其恶性程度和进展情况,便于临床确立治疗方案和判定预后。

1.分级　通常根据肿瘤细胞的分化程度高低、异型性大小和核分裂象的数目对恶性肿瘤进行分级。一般采用三级分级法:Ⅰ级为高分化,分化良好,属低度恶性;Ⅱ级为中分化,属中度恶性;Ⅲ级为低分化,属高度恶性。级别越高则恶性程度越高。

2.分期　根据肿瘤的大小、浸润深度、扩散范围以及转移情况对肿瘤的生长状态进行综合评判即分期。国际上广泛采用 TNM 分期系统,用 TNM 三个指标的组合来划出特定的分期。T 指肿瘤原发灶,Tis 表示原位癌,随肿瘤的增大和邻近组织受累范围的增加,依次用 $T_1 \sim T_4$ 来表示;N 指淋巴道转移,N_0 表示淋巴结未受累,随淋巴结受累程度和范围的增加依次用 $N_1 \sim N_3$ 来表示;M 指血道转移,M_0 表示无血道转移,M_1 表示有血道转移。例如乳腺癌一般分 0、Ⅰ、Ⅱ、Ⅲ、Ⅳ共五期,0 期指 Tis N_0 M_0;Ⅰ期为 T_1 N_0 M_0,即肿块 ≤ 2cm,无淋巴道及血道转移;Ⅱ期为 T_{1-3} N_{0-2} M_0;Ⅲ期为 T_4 N_{0-2} $M0$ 或者 T_{1-3} N_3 M_0;Ⅳ期为 T_{1-4} N_{0-3} M_1。肿瘤的类型不同,其 T_{1-4} 或者 N_{1-3} 所代表的值各不相同,分期的划分也各不相同。

第四节　肿瘤对机体的影响

肿瘤对机体的影响主要取决于肿瘤的良恶性质、分化程度、生长部位和继发改变。

一、良性肿瘤对机体的影响

良性肿瘤分化程度高,异型性小,生长速度缓慢,对周围组织不浸润,不转移,一般对机体影响较小。

1.局部压迫和阻塞　生长在体腔或自然管道的良性肿瘤达到一定体积时,可压迫周围组织器官或阻塞管腔,引起器官功能障碍。如颅内的肿瘤压迫脑组织,引起偏瘫、失语、失明等压迫症状;肠平滑肌瘤可阻塞肠腔,引起肠梗阻或肠套叠。

2.继发性病变　良性肿瘤若供血障碍可发生出血、坏死、感染、囊性变或钙化等继发病变,如卵巢囊腺瘤蒂扭转压迫血管常发生瘤体坏死、出血、感染,子宫肌瘤若血供不足可出现囊性变或钙化。

3.激素影响　起源于内分泌细胞的良性肿瘤可分泌过量激素,引起相应临床表现。如垂体腺瘤可分泌大量促生长激素,引起巨人症或肢端肥大症。

二、恶性肿瘤对机体的影响

恶性肿瘤分化程度低，异型性大，生长迅速，除了压迫或阻塞器官，还可侵袭破坏周围组织，发生远处转移，对机体危害严重，主要表现在：

1.**侵袭破坏** 恶性肿瘤常侵袭破坏周围组织器官，引起组织坏死和器官功能障碍。如骨肉瘤破坏正常骨组织，引起病理性骨折。肝癌细胞破坏正常肝组织，引起肝功能障碍。

2.**继发性改变** 恶性肿瘤可侵袭破坏血管和组织引起出血、坏死，且常有病原微生物滋生繁殖，使病灶合并感染。同时坏死组织、肿瘤细胞和病原体等发热激活物还可引起发热。若肿瘤压迫或侵犯神经还可引起顽固性疼痛。

3.**恶病质** 恶性肿瘤患者晚期出现进行性消瘦、严重贫血、全身多器官衰竭的状态称恶病质。其发生与机体营养物质大量消耗而摄入不足，肿瘤分解产物的毒性作用，以及患者不良的精神心理状态和疼痛等多方面因素有关。

4.**异位内分泌综合征** 一些非内分泌细胞起源的肿瘤也能产生和分泌激素或激素样物质，如促肾上腺皮质激素、促甲状腺激素、生长激素、抗利尿激素、胰岛素等，这些激素可导致内分泌功能紊乱的症状，称为异位内分泌综合征。

5.**副肿瘤综合征** 指由肿瘤产生的异位激素、异常免疫反应或其他不明原因引起内分泌、神经、消化、造血、骨关节、肾及皮肤等器官发生的病变和临床表现，称副肿瘤综合征。这些临床表现可随肿瘤的治疗而减轻，随肿瘤的复发而加剧。常不能用肿瘤侵袭、转移或起源组织分泌的激素来解释。如部分肺癌能分泌促肾上腺皮质激素形成满月脸、水牛背、皮肤色素沉着、皮肌炎、骨关节病等，却没有咳嗽、咳痰和咯血等典型症状，此即为肺癌的副肿瘤综合征。

第五节 良性肿瘤与恶性肿瘤的区别

由于良性肿瘤和恶性肿瘤的生物学行为和对机体的影响明显不同，因此了解良、恶性肿瘤的整体区别，对肿瘤的诊治和预后评估有极其重要的病理和临床意义。如果把恶性肿瘤误诊为良性肿瘤，就会延误治疗或治疗不彻底，造成复发和转移；如果把良性肿瘤误诊为恶性肿瘤，进行了不必要的损伤性治疗，就会使患者遭受伤害。因此，区别良性肿瘤与恶性肿瘤极其重要，两者的主要区别见下表（表8-2）。

考点：良恶性肿瘤的区别

表8-2 良性肿瘤与恶性肿瘤的区别

比较项目	良性肿瘤	恶性肿瘤
分化程度	分化好，异型性小	分化不好，异型性大
核分裂象	无或稀少，不见病理性核分裂象	多，可见病理性核分裂象
生长速度	缓慢	较快

续表

比较项目	良性肿瘤	恶性肿瘤
生长方式	常呈膨胀或外生性生长，常有包膜	浸润性或外生性生长，无包膜
继发改变	少见	常发生出血、坏死、溃疡等
转移	不转移	常有转移
复发	不复发或很少复发	易复发
对机体的影响	较小，主要为局部压迫或阻塞作用	较大，除压迫和阻塞外，还可破坏临近组织和器官，引起坏死、出血、感染、发热和恶病质

必须强调，良性肿瘤与恶性肿瘤之间的区别是相对的。还存在一类形态学和生物学行为介于两者之间的肿瘤，称为交界性肿瘤，例如卵巢交界性浆液性乳头状囊腺瘤和交界性黏液性囊腺瘤。这类肿瘤具有潜在恶性表现，应采取相应的治疗措施，以免恶变或复发。在良性肿瘤中，血管瘤常呈侵袭性生长，发生在重要部位（如颅内）的良性肿瘤也可危及生命。在恶性肿瘤中，其恶性程度也各不相同。有的分化甚好，如甲状腺滤泡癌；有的转移率低，如基底细胞癌；有的转移较早，如鼻咽癌；有的转移较晚，如子宫体腺癌。有的良性肿瘤如不及时治疗，可发生恶变，如结肠息肉状腺瘤恶变为腺癌；极个别的恶性肿瘤（如黑色素瘤）可以停止生长完全自然消退。但是这种情况毕竟是极少数，绝大多数恶性肿瘤是不能自然逆转为良性或消失的。

第六节　肿瘤的命名和分类

一、肿瘤的命名

人体几乎所有部位和组织均可发生肿瘤，因此肿瘤的种类繁多，命名也十分复杂，一般根据其组织起源和生物学行为来命名，有时也结合大体形态特点命名。

1. 良性肿瘤的命名　良性肿瘤在其组织起源名称之后加"瘤"字。例如来自脂肪组织的良性肿瘤称为脂肪瘤；来源于腺体和导管上皮的良性肿瘤称为腺瘤；同时来源于腺体和纤维两种成分的良性肿瘤则称纤维腺瘤。有时结合一些肿瘤形态特点命名，如来源于皮肤鳞状上皮的良性肿瘤，外观呈乳头状，称为乳头状瘤；腺瘤呈乳头状生长并有囊腔形成，称为乳头状囊腺瘤。

2. 恶性肿瘤的命名

（1）癌：来源于上皮组织的恶性肿瘤统称为癌。命名时在其来源组织名称之后加"癌"字。如来源于鳞状上皮的肿瘤称为鳞状细胞癌；来源于腺体和导管上皮的恶性肿瘤称为腺癌；由腺癌和鳞癌两种成分构成的癌称为腺鳞癌。

（2）肉瘤：起源于间叶组织（包括纤维结缔组织及脂肪、肌肉、脉管、骨、软骨组织等）的恶性肿瘤统称为肉瘤。其命名方式是在组织来源名称之后加"肉瘤"，如纤维肉瘤、横纹肌肉瘤、骨肉瘤等。

（3）癌肉瘤：少数肿瘤中既有癌的成分又有肉瘤的成分，称为癌肉瘤。

3. 肿瘤的特殊命名　有少数肿瘤不按上述原则命名，有以下几种情况。

（1）以母细胞瘤来命名：一些肿瘤形态类似于某种幼稚组织细胞，这些肿瘤称为母细胞瘤。母细胞瘤绝大多数都是恶性的，如视网膜母细胞瘤、神经母细胞瘤和肾母细胞瘤等；只有少数是良性肿瘤，如骨母细胞瘤和软骨母细胞瘤等。

（2）肿瘤的名称前加"恶性"：有些恶性肿瘤因成分复杂或习惯沿袭用"恶性 + 名称"，如恶性畸胎瘤和恶性脑膜瘤等。淋巴瘤和黑色素瘤前可以加"恶性"，也可以不加。

（3）以人名命名：如尤文肉瘤，霍奇金病等。

（4）以"瘤""病"或"瘤病"命名：如精原细胞瘤、多发性骨髓瘤、白血病等。少数多发性良性肿瘤因有十几个、几十个肿瘤结节常称"瘤病"，如神经纤维瘤病、脂肪瘤病等。

✎ 考点：肿瘤的命名原则，癌和肉瘤的定义

二、肿瘤的分类

肿瘤的分类通常依据其组织来源，每一大类又依据分化程度和对机体影响大小分为良性与恶性两类。目前全世界统一的肿瘤分类是采用世界卫生组织（WHO）制定的肿瘤组织学分类。常见组织来源的主要良、恶性肿瘤的分类见下表（表 8-3）。

表 8-3　肿瘤的分类

	组织来源	良性肿瘤	恶性肿瘤	好发部位
上皮组织	鳞状上皮	乳头状瘤	鳞状细胞癌	乳头状瘤见于皮肤、鼻腔、喉等处；鳞癌见于宫颈、皮肤、食管、肺、喉和阴茎等
	基底细胞	乳头状瘤	基底细胞癌	头面皮肤
	移行上皮		移行细胞癌	膀胱、肾盂
	腺上皮	腺瘤	腺癌	腺瘤多见于乳腺、甲状腺、胃、肠；腺癌见于胃肠、乳腺、甲状腺等
		黏液性囊腺瘤	黏液性囊腺癌	卵巢
		多形性腺瘤	恶性多形性腺癌	涎腺
间叶组织	纤维结缔组织	纤维瘤	纤维肉瘤	四肢
	纤维组织细胞	纤维组织细胞瘤	恶性纤维组织细胞瘤	四肢
	脂肪组织	脂肪瘤	脂肪肉瘤	皮下、腹膜后
	平滑肌组织	平滑肌瘤	平滑肌肉瘤	子宫、胃肠道
	横纹肌组织	横纹肌瘤	横纹肌肉瘤	肉瘤多见于头颈、生殖泌尿道及四肢
	血管	血管瘤	血管肉瘤	皮肤、肝、脑

	组织来源	良性肿瘤	恶性肿瘤	好发部位
	淋巴管组织	淋巴管瘤	淋巴管肉瘤	皮肤和皮下组织、舌、唇等
	骨组织	骨瘤	骨肉瘤	骨瘤见于颅骨、长骨；骨肉瘤见于长骨
	软骨组织	软骨瘤	软骨肉瘤	软骨瘤多见于手足短骨；软骨肉瘤多见于盆骨、肋骨及肩胛骨等
	滑膜组织	滑膜瘤	滑膜肉瘤	膝、腕、肩等关节附近
	间皮	间皮瘤	恶性间皮瘤	胸膜、腹膜
淋巴造血组织	造血组织		白血病	淋巴造血组织
			多发性骨髓瘤	胸骨、椎骨、肋骨、颅骨和长骨
	淋巴组织		恶性淋巴瘤	颈部、纵隔、肠系膜和腹膜后淋巴结
神经组织	神经衣组织	神经纤维瘤	神经纤维肉瘤	全身皮神经、深部神经及内脏
	神经鞘组织	神经鞘瘤	恶性神经鞘瘤	头、颈、四肢等处皮神经
	胶质细胞	胶质细胞瘤	恶性胶质细胞瘤	大脑
	原始神经细胞		髓母细胞瘤	小脑
	脑膜组织	脑膜瘤	恶性脑膜瘤	脑膜
	交感神经节	节细胞神经瘤	神经母细胞瘤	纵隔、腹膜后、肾上腺髓质
其他肿瘤	黑色素细胞	黑痣	恶性黑色素瘤	皮肤、黏膜
	滋养层细胞	葡萄胎	侵袭性葡萄胎绒毛膜上皮癌	子宫
	性索	支持细胞-间质细胞瘤、颗粒细胞瘤	恶性支持细胞-间质细胞瘤、恶性颗粒细胞瘤	卵巢、睾丸
	生殖细胞		精原细胞瘤	睾丸
			无性细胞瘤	卵巢
			胚胎性癌	睾丸、卵巢
	三个胚层组织	畸胎瘤	恶性畸胎瘤	卵巢、睾丸、纵隔和骶尾

第七节　癌前病变、上皮内瘤变及早期浸润癌

一、癌前病变

　　癌前病变是指具有癌变潜在可能性的病变，如果这些病变长期存在，有可能转变为癌。因此，早期发现与及时治愈癌前病变，对肿瘤的预防具有重要的实际意义。临床上常见的癌前病变有以下几种：

　　1. 结肠多发性息肉病　　尤其是家族性腺瘤性息肉病有极其明显的家族遗传性，几乎100% 的患者在 50 岁前发生癌变，必须及早处理。

2.**乳腺纤维囊性变** 常因内分泌失调引起，伴有导管内乳头状增生者易发生癌变。

3.**慢性子宫颈炎伴宫颈糜烂** 这是妇科常见疾患，是在慢性宫颈炎基础上，宫颈阴道部的鳞状上皮被来自子宫颈管内膜的单层柱状上皮取代，可以转变为宫颈鳞状细胞癌。

4.**慢性萎缩性胃炎及胃溃疡** 慢性萎缩性胃炎患者的胃黏膜上皮可以发生肠上皮化生，这种肠上皮化生与胃癌的发生有一定关系，久治不愈的慢性萎缩性胃炎伴肠上皮化生，可以转变成胃癌；久治不愈的慢性溃疡病，溃疡边缘胃黏膜反复受刺激增生，也可能转变为癌，其癌变率大约为1%。

5.**慢性溃疡性结肠炎** 由于慢性炎症刺激和慢性溃疡的反复发生，溃疡边缘黏膜上皮细胞也反复不断地增生，可发生细胞基因突变而转为癌。

6.**黏膜白斑** 常发生在口腔、外阴和阴茎等处，外观呈白色，故称黏膜白斑。主要变化是黏膜鳞状上皮过度增生和角化，并有一定的异型性，如长期不愈可发展成鳞状细胞癌。

7.**皮肤慢性溃疡** 久治不愈的溃疡因长期的慢性刺激，可以导致溃疡周边的鳞状上皮的非典型增生发展为癌。

8.**肝硬化** 由慢性病毒性肝炎导致的结节性肝硬化，再生的肝细胞可以发生癌变。

二、上皮内瘤变与原位癌

上皮内瘤变指上皮从非典型增生到原位癌的这一连续过程。

1.**非典型增生** 指增生的上皮细胞形态和结构出现一定程度的异型性，但还不足以诊断为癌。显微镜下表现为增生的细胞大小不一，核大深染，核质比例增大，核分裂象增多，但一般不见病理性核分裂象；细胞层次增多、排列较乱、极性消失。非典型增生多发生于鳞状上皮（宫颈鳞状上皮），根据其异型性程度和累及范围可分为轻、中、重三级。中、重度非典型增生，应予积极治疗，防止其转变为癌。

2.**原位癌** 重度非典型增生发展到细胞已累及上皮全层，异型性明显，但尚未侵破基底膜而向下浸润生长者，称为原位癌。例如子宫颈、食管及皮肤的原位癌。此外，腺上皮也可以发生原位癌，如乳腺发生的小叶原位癌。原位癌是一种早期癌，如果早期发现和积极治疗，可防止其发展为浸润性癌，从而提高癌的治愈率。

因中度及重度非典型增生和原位癌在诊断上难以截然分开，两者的治疗原则和治疗结果也基本一致，故用上皮内瘤变更合理。上皮内瘤变也分为三级，Ⅰ级和Ⅱ级分别与轻度、中度非典型增生对应，Ⅲ级包括了重度非典型增生和原位癌。如子宫颈上皮内瘤变（CIN），可分为CINⅠ级、CINⅡ级和CINⅢ级（图8-9），CINⅠ级给予治疗多可恢复正常；CINⅡ级和CINⅢ级转变为癌的几率增加，也称为高级别上皮内瘤变，需要积极恰当治疗。

考点：非典型增生、原位癌的概念及上皮内瘤变与非典型增生、原位癌的关系

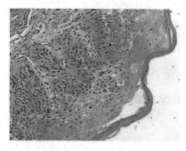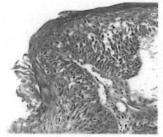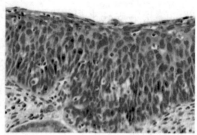

图 8-9　子宫颈上皮内瘤变（CIN）Ⅰ、Ⅱ、Ⅲ级

三、早期浸润癌

早期浸润癌指癌细胞突破基底膜向下浸润性生长，但浸润的范围较浅，浸润深度通常不超过 3~5mm，且无局部淋巴结转移。如能及时发现并诊断出早期浸润癌，并给予正确的治疗，一般能够治愈或获得较好的治疗效果。

第八节　常见肿瘤举例

一、上皮组织的肿瘤

（一）上皮组织的良性肿瘤

1.乳头状瘤　起源于被覆上皮细胞，如鳞状上皮或移行上皮发生的良性肿瘤，肿瘤向表面呈外生性生长，形成许多手指样或乳头状突起，也可呈菜花状或绒毛状外观。肿瘤根部常形成一个细蒂与正常组织相连。显微镜下观察，每一乳头表面覆盖增生的鳞状上皮或者移行上皮，乳头轴心由具有血管的结缔组织构成（图 8-10）。外耳道，阴茎、膀胱和结肠发生的乳头状瘤较易发生恶变。

2.腺瘤　由腺体和腺体导管上皮发生的良性肿瘤，多见于甲状腺、卵巢、乳腺、涎腺和肠等处。黏膜的腺瘤多呈息肉状，腺器官内的腺瘤则多呈结

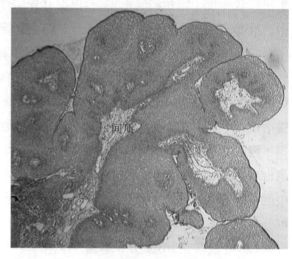

图 8-10　皮肤乳头状瘤

节状，且常有包膜与周围正常组织分界清楚，腺瘤的腺体与其起源的腺体不仅在形态上相似，而且常具有一定的分泌功能。根据腺瘤的组成成分或形态特点，可分为：①囊腺瘤：可见大小不等的囊腔，好发于卵巢和甲状腺；②纤维腺瘤：由腺体和纤维共同构成，好发于乳腺；③多形性腺瘤：由腺组织、黏液样及软骨组织等多种成分混合组成，好发于涎腺；④息肉状腺瘤：呈息肉状、乳头状或绒毛状，有蒂与黏膜相连，多见于直肠和结肠。

（二）上皮组织的恶性肿瘤

起源于上皮组织的恶性肿瘤称为癌，多见于 40 岁以上人群，呈浸润性生长或外生性生长，与周围组织分界不清。发生于皮肤、黏膜表面者呈息肉状或菜花状，表面常有坏死及溃疡形成，发生在器官内者呈蟹足状。癌早期一般经淋巴道转移，晚期发生血道转移。上皮来源肿瘤免疫组化标记细胞角蛋白（CK）阳性。癌的常见类型有以下几种：

1. 鳞状细胞癌　是最常见的恶性肿瘤，多发生在有鳞状上皮覆盖的皮肤、鼻咽、食管、阴茎、阴道、子宫颈等处，也可以发生在非鳞状上皮覆盖的部位，如肺内支气管、膀胱和肾盂等处，这些部位的上皮常先发生了鳞状上皮的化生以后，又发生了癌变。鳞癌常以浸润性生长为主，故与周围组织分界不清，没有包膜，发生在皮肤黏膜表面者外观上常呈蕈伞状或菜花状，并呈树根状或蟹足状向周围组织浸润。镜下癌细胞可呈巢状或条索状排列，与间质组织分界清楚。常分三级：Ⅰ级即高分化鳞癌，癌巢中角化珠明显，有清楚的细胞间桥（图 8-11）；Ⅱ级即中分化鳞癌，癌巢中角化珠不明显，细胞间桥少见；Ⅲ级即低分化鳞癌，细胞异型明显，核分裂象多见，无角化珠和细胞间桥，瘤细胞呈明显的异型性并见较多的核分裂象。

✎ 考点：高分化鳞状细胞癌的组织学特点

2. 腺癌　起源于腺上皮和导管上皮的恶性肿瘤称腺癌，常见于乳腺、胃肠道、

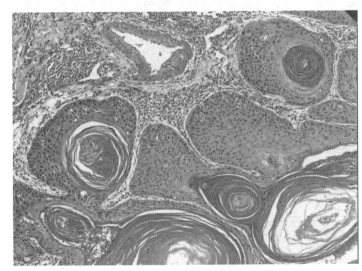

图 8-11　高分化鳞状细胞癌

肝、胆囊、子宫、甲状腺等处，常见腺癌可分为高分化、中分化、低分化腺癌，以及特殊实性癌、硬癌、髓样癌、黏液癌、印戒细胞癌等亚型。有腺体的部位均可发生腺癌，多见于胃肠道、子宫内膜、乳腺、甲状腺和胰腺等处。肿瘤可呈息肉状、菜花状、溃疡状、结

节状。切面灰白、质硬、边界不清。镜下腺癌可分三级：Ⅰ级即高分化腺癌，癌巢呈腺腔样结构，癌细胞呈乳头状向腺腔内生长（图8-4）；Ⅱ级即中分化腺癌，癌细胞多层排列成腺管或乳头状，伴黏液分泌；Ⅲ级即低分化腺癌，常无腺腔结构，癌细胞排列成实心条索，偶见分泌现象，细胞异型明显。胃肠道的腺癌细胞分泌大量黏液，若形成黏液湖，称黏液腺癌。若黏液聚积在癌细胞内，将细胞核挤向一侧，状似戒指，则称印戒癌细胞。

3. 基底细胞癌　由基底细胞发生的恶性肿瘤，好发于老年人面部。肉眼观，肿瘤常形成溃疡，浸润破坏周围组织，但很少发生转移。镜下见，肿瘤细胞形成团块、条索样巢状结构，肿瘤细胞与基底细胞相似。

4. 移行细胞癌　由移行上皮发生的恶性肿瘤。好发于膀胱、输尿管、肾盂。肉眼观，肿瘤可呈乳头状、菜花状或扁平状。镜下见，大部分癌组织呈乳头状结构，但不规则，并可见实性癌巢，癌细胞大小不一，核分裂多见，肿瘤细胞与移行细胞相近。

（三）各器官常见上皮来源恶性肿瘤举例

肿瘤来源复杂，种类繁多，机体的任何部位都可能发生肿瘤，前面仅介绍了肿瘤的共同特点，但不同器官的不同肿瘤或同类肿瘤又各有特性，下面简单介绍几种发病率和死亡率较高的肿瘤。

1. 肺癌　最常见的恶性肿瘤，占恶性肿瘤发病率及死亡率第1位，患病年龄多在40~70岁之间，男性多于女性。肺癌是起源于肺泡上皮或支气管上皮的恶性肿瘤。最常见的病因是吸烟和空气污染，烟草燃烧的烟雾、工业生产或汽车尾气中均含3,4-苯并芘、尼古丁、焦油、砷、镍等多种致癌物。

（1）病理变化及类型：肺癌按大体形态可分三种类型：①中央型：最常见，发生于主支气管或叶支气管，从支气管壁向周围肺组织浸润、扩展，常在肺门处形成肿块，与肺门淋巴结融合；②周围型：占肺癌总数的30%~40%，发生于段以下支气管，在靠近胸膜处形成孤立的癌结节，直径2~8cm，界限清楚；③弥漫型：占肺癌总数的2%~5%，起源于末梢肺组织，沿肺泡管及肺泡弥漫性浸润生长，形成粟粒大小的癌结节遍布于肺叶。

肺癌按镜下形态可分六种类型：①鳞状细胞癌：最常见，男性好发，多为中央型肺癌，可分高、中、低分化三级；②腺癌：女性相对多见，多为周围型肺癌，肿块常累及胸膜。也可分高、中、低分化三级，此外肺腺癌还有些特殊类型，如细支气管肺泡癌、瘢痕癌、黏液癌等；③腺鳞癌：较少见，有腺癌和鳞癌两种成分；④小细胞癌：又称小细胞神经内分泌癌，恶性程度最高，癌细胞小而短，呈圆形、卵圆形或梭形，胞质少，似裸核，癌细胞呈片状或条索状排列，如燕麦穗粒，故称燕麦细胞癌；⑤大细胞癌：多发生于大支气管，癌细胞大、多边形、核浓染、异型明显、核分裂象多见。

（2）临床病理联系：肺癌患者可出现咳嗽、痰中带血、胸痛、咯血等症状，若癌组织压迫支气管，可引起远端肺组织局限性萎缩或肺气肿；若合并感染则引发化脓性炎或脓肿形成；癌组织侵入胸膜除引起胸痛外，还可致血性胸水；侵入纵隔可压迫上腔静脉，导致面、颈部浮肿及颈胸部静脉曲张。位于肺尖部的肿瘤常侵犯交感神经链，引起病侧眼睑下垂、瞳孔缩小和胸壁皮肤无汗等交感神经麻痹症状；侵犯臂丛神经可出现上肢疼痛和肌肉萎缩等。神经内分泌型肺癌，因可有异位内分泌作用而引起副肿瘤综合征。尤其是小细胞肺癌能分泌大量 5- 羟色胺而引起类癌综合征，表现为支气管痉挛、阵发性心动过速、水样腹泻和皮肤潮红等。此外，患者还可以出现肺性骨关节病、肌无力综合征和类 Cushing 综合征等。

中央型肺癌常侵及纵隔、心包及周围血管，或沿支气管向同侧或对侧肺组织蔓延。周围型肺癌可直接侵犯胸膜。早期可见淋巴道转移，且扩散速度快。首先转移至肺门淋巴结，再扩散至纵隔、锁骨上、腋窝、颈部淋巴结等处。血道转移常见于脑、肾上腺、骨等处。

2. 胃癌　　起源于胃黏膜上皮和腺上皮的消化道最常见的恶性肿瘤。好发年龄在 40~60 岁，男性多于女性，多见于胃窦部、胃小弯侧。胃癌的病因与饮食习惯有密切关系，如长期食用熏制的鱼类肉类、腌制食品等亚硝酸盐含量高的食物，或被黄曲霉菌污染的食物如霉变的玉米和花生米。也与地质环境中缺乏钼、锌、铜等微量元素有关。还与幽门螺杆菌感染和遗传因素有关。此外，B 型萎缩性胃炎、胃息肉、胃溃疡时若伴有胃黏膜不典型增生和肠上皮化生是胃癌发生的病理学基础。

（1）病理变化及类型

1）早期胃癌：指癌组织浸润仅限于黏膜层及黏膜下层，无论癌肿面积大小及是否有淋巴结转移，均称早期胃癌。直径小于 0.5cm 者称为微小癌，直径在 0.6~1.0cm 者称为小胃癌，早期诊治预后较好。早期胃癌肉眼形态可分为：①隆起型：肿瘤从黏膜面明显隆起或呈息肉状；②表浅型：肿瘤呈扁平状，稍隆起于黏膜表面，可分表浅隆起型、表浅平坦型和表浅凹陷型 3 个亚型；③凹陷型：系溃疡周边黏膜的早期癌。镜下早期胃癌以原位癌及高分化管状腺癌多见，其次为乳头状腺癌，未分化癌少见。

2）中、晚期胃癌：癌组织浸润至黏膜下层或胃壁全层，预后与浸润深度成正比。肉眼可分为：①息肉型或蕈伞型：癌组织向黏膜表面生长，呈息肉状或蕈伞状，突入胃腔内；②溃疡型：溃疡较大不整形，直径多大于 2cm，边界不清，呈皿状或火山口状，较浅且底部凹凸不平，有出血坏死，周边黏膜皱襞增厚变硬；③浸润型：癌组织浸润胃壁使胃增厚变硬，黏膜皱襞消失，胃腔变小状如皮革称"革囊胃"。组织学类型主要为腺癌。常见有管状腺癌与黏液癌，少数病例也可呈现为腺棘皮癌或鳞癌的特点。

（2）临床病理联系：早期胃癌由于病变不明显，故多无明显临床症状。进展期胃癌由于病变明显侵犯胃壁，临床上可出现上腹部疼痛、食欲不振、消瘦、乏力、贫血等。上腹部疼痛多逐渐加重且呈持续性，与进食无明确关系或进食后加重。肿物侵犯血管可出现呕血、便血甚至大出血。贲门部癌可致吞咽困难，幽门部癌可致幽门梗阻，侵透浆膜可穿孔导致弥漫性腹膜炎。扩散或转移可引起腹水、黄疸等相应症状。

胃癌细胞可向胃壁各层浸润，穿透浆膜可扩散至邻近器官和组织，如肝、胰、大网膜等。后期可经淋巴道转移，先转移至胃小弯侧、胃冠状静脉旁或幽门下等处的淋巴结；进一步转移至腹主动脉旁、肝门或肠系膜根部等处的淋巴结；晚期经胸导管转移至左锁骨上淋巴结。胃癌细胞可经血道转移，随门静脉转移至肝，其次是肺、脑、骨等器官。也可发生种植性转移，经浆膜表面脱落至腹腔，种植于腹腔及盆腔脏器的腹壁上。

3. 原发性肝癌　是肝细胞或肝内胆管上皮细胞发生的恶性肿瘤，简称肝癌。是我国较常见的肿瘤，多见于中老年男性。该肿瘤发病隐匿，早期无症状，一经诊断常为中、晚期。肝癌的发生与乙型或丙型肝炎病毒感染有密切关系，肝炎病毒可将病毒基因整合到肝细胞内，激活原癌基因诱导细胞癌变。从肝硬化发展为肝癌一般需 7 年左右，多数是坏死后性肝硬化，其次是门脉性肝硬化和酒精性肝硬化。黄曲霉菌、青霉菌、亚硝胺类化合物均可诱发肝癌，此外华支睾吸虫等寄生虫能刺激胆管上皮增生，可引起胆管上皮癌。

（1）病理变化及类型：早期肝癌指单个癌结节直径 < 3cm 或两个癌结节合计直径 < 3cm，多呈球形，边界清楚，切面无出血坏死。晚期肝癌大体可分三型：①巨块型：直径常 > 15cm，多位于肝右叶，质软，常有出血坏死，瘤体周围常有散在瘤结节；②结节型：最常见，常合并肝硬化，结节大小不等，可融合为较大结节；③弥漫型：少见，无明显结节，癌组织弥散于肝内，常发生于肝硬化的基础上。镜下分：①肝细胞癌：最多见，由肝细胞发生，高分化癌细胞类似肝细胞，并可分泌胆汁，癌细胞排成巢状，血管多间质少；低分化者癌细胞异型性明显，常有巨核及多核瘤巨细胞。②胆管细胞癌：较少见，发生于肝内胆管上皮细胞。组织结构多为腺癌或单纯癌，一般不合并肝硬化。③混合性癌：最少见，含肝细胞癌和胆管上皮癌两种结构。

（2）临床病理联系：临床可出现肝区疼痛、厌食、消瘦、乏力、黄疸、腹水等表现，病死率较高。近年因广泛使用影像、甲胎蛋白等检测手段，明显提高了肝癌的早期诊断率。肝癌晚期首先在肝内直接或沿门静脉分支蔓延扩散，在肝内形成转移性癌结节。肝外淋巴道转移可转移至肝门、上腹部、腹膜后等处淋巴结。晚期侵入血流转移至肺、脑、肾等处。有时还可出现种植性转移。

4. 肾癌　即肾细胞癌，肿瘤起源于肾小管上皮细胞，故又称肾腺癌，是最常见的肾脏恶性肿瘤。肾癌多发生于 40 岁以后，男女发病之比约为 2∶1。吸烟、化学致癌物及遗传因素是肾脏的主要致癌因素。

（1）病理变化及类型：肾癌常见的病理类型有：①透明细胞癌：为最常见的类型，占肾细胞癌的 70% ~80%，显微镜下肿瘤细胞体积较大，圆形或多边形，胞质丰富，透明或颗粒状，间质富有毛细血管和血窦；②乳头状癌：占肾细胞癌的 10% ~15%，包括嗜碱性细胞和嗜酸性细胞两个类型，肿瘤细胞立方或矮柱状，呈乳头状排列，乳头中轴间质内常见砂粒体和泡沫细胞，并可发生水肿；③嫌色细胞癌在肾细胞癌中约占 5%，镜下观：细胞大小不一，胞质淡染或略嗜酸性，近细胞膜处胞质相对浓聚，核周常有空晕，此型肿瘤可能起源于集合小管上皮细胞，预后较好。

（2）临床病理联系：肾癌早期症状不明显，常到肿瘤体积很大时才被发现。患者可出现发热、乏力和体重减轻等全身症状。腰痛、肾区肿块和血尿为具有诊断意义的三个典型症状，但三者同时出现的几率很小，诊断明确时常已进入晚期。无痛性血尿是肾癌的主要症状，常为间歇性，早期可仅表现为镜下血尿。肿瘤可产生异位激素和激素样物质，患者可出现多种副肿瘤综合征，如红细胞增多症、高钙血症、Cushing 综合征和高血压等。肾细胞癌具有广泛转移的特点。约 10% 的患者首先出现的症状是由转移灶引起的。转移最常发生于肺和骨，也可发生于局部淋巴结、肝、肾上腺和脑。

5. 子宫颈癌　是女性生殖系统最常见的恶性肿瘤，也是导致女性因肿瘤死亡的主要原因。发病年龄多在 40~60 岁。宫颈癌与早婚、早育、多产、子宫颈撕裂伤、性生活紊乱、包皮垢刺激等多种因素有关。近年来发现人类乳头状瘤病毒（HPV-16、18、31、33 型）和单纯疱疹病毒Ⅱ感染与宫颈癌的发病密切相关。

（1）病理变化及类型：大体可分：①糜烂型：病变呈颗粒状、质脆、触之易出血，多为原位癌和早期浸润癌；②外生菜花型：癌组织呈乳头状或菜花状突起，表面常有坏死和浅表溃疡形成；③内生浸润型：癌组织向子宫颈深部浸润生长，使宫颈前后唇增厚变硬；④溃疡型：癌组织向深部浸润外，伴有溃疡形成，似火山口状。镜下以鳞状细胞癌居多，约占 90% 左右，其次为腺癌。

（2）临床病理联系：早期子宫颈癌常无自觉症状，与子宫颈糜烂不易区别。随病变进展，因癌组织破坏血管，患者出现不规则阴道流血及接触性出血。因癌组织坏死继发感染，同时由于癌组织刺激宫颈腺体分泌亢进，使白带增多，有特殊腥臭味。晚期因癌组织浸润盆腔神经，可出现下腹部及腰骶部疼痛。当癌组织侵及膀胱及直肠时，可引起子宫膀胱瘘或子宫直肠瘘。

6. 乳腺癌　乳腺癌是起源于乳腺各级导管及腺泡上皮的恶性肿瘤。常发于 40~60 的妇女。男性乳腺癌罕见，约占全部乳腺癌的 1% 左右。癌肿多发生于乳腺外上象限（50% 以上），其次为乳腺中央区和其他象限。乳腺癌的病因与雌激素长期作用、家族遗传、环境因素、长时间大剂量接触放射线等因素有关。

（1）病理变化及类型：

1）非浸润性癌：①导管内原位癌：癌细胞局限于乳腺小叶的终末导管内，管壁基底膜完整，导管明显扩张，不见小叶结构。可分粉刺癌和非粉刺型导管癌。粉刺癌切面可见乳腺导管扩张，内含灰黄色软膏状坏死物，挤压时可由导管内溢出，状似皮肤粉刺而得名。镜下癌细胞局限于扩张的导管内，呈实性排列，中央坏死可伴钙化是其特征性改变。非粉刺型导管内癌：癌细胞在导管内排列成实性、乳头状或筛网状，一般无坏死或仅有轻微坏死。②小叶原位癌：发生于乳腺小叶的末梢导管和腺泡。主要累及小叶，癌细胞充满轻度扩张的小叶腺泡，细胞小而一致，未穿破其基底膜，小叶结构存在，无癌细胞坏死，亦无间质的炎症反应和纤维组织增生。

2）浸润性癌：①浸润性导管癌：由导管内癌发展而来，癌细胞突破导管基膜向间质浸润，是最常见的乳腺癌类型，约占乳腺癌70%左右。肉眼观：肿瘤切面呈灰白色，质硬，切面有沙砾感，无包膜，与周围组织分界不清，活动度差。呈蟹足状生长。②浸润性小叶癌：由小叶原位癌穿透基膜向间质浸润所致。常累及双侧乳腺，在同一乳腺中呈弥漫性、多灶性分布。肉眼观：切面呈橡皮样，灰白质韧，界限不清。镜下观：癌细胞呈单行串珠状或细条索状浸润于纤维间质之间，或围绕正常导管周围呈靶心状排列。

3）特殊类型癌：有典型髓样癌、佩杰特病、管状癌、黏液癌、神经内分泌癌、浸润性筛状癌等类型。典型髓样癌多体积较大，边界较清，质软，切面灰白色状如脑髓，中央常有出血、坏死；镜下癌细胞多排列成片，癌细胞体积大，核大染色浅，核分裂象多；间质少，其内常有淋巴细胞、浆细胞浸润，预后较好。佩杰特病可见伴有或不伴有间质浸润的导管内癌的癌细胞沿乳腺导管向上扩散，累及乳头和乳晕，在表皮内可见大而异型、胞浆透明的肿瘤细胞。好发于单侧乳房和乳晕部，初发皮损为乳头和乳晕部的鳞屑性红斑或斑块，表面有浅表溃疡、渗出或结痂，呈湿疹样改变，故又名湿疹样癌。

（2）临床病理联系：乳腺癌患者早期为无痛性肿块，往往不易发现。肿块质硬，与周围界限不清，较固定。晚期癌细胞可沿乳腺导管直接蔓延，累及相应的乳腺小叶腺泡，或沿导管周围组织间隙向周围扩散侵袭脂肪组织，甚至向内侵袭胸肌、胸壁，向外侵犯乳头、皮肤等，形成皮肤溃疡，若侵犯乳头并伴有明显纤维组织增生者，可引起局部皮肤凹陷和乳头下陷形成酒窝征。若癌细胞阻塞真皮内淋巴管，引起皮肤水肿，而毛囊汗腺处皮肤相对下陷，使皮肤呈橘皮样外观。

乳腺癌还常发生淋巴道转移，先转移到同侧腋窝淋巴结，再转移至锁骨下、上淋巴结。晚期癌细胞可经血道转移至肺、肝、骨、脑等处。

二、间叶组织的肿瘤

（一）间叶组织的良性肿瘤

这类肿瘤分化程度高，其组织结构、细胞形态、质地和颜色等均与其来源的正常组织相似，肿瘤多呈膨胀性生长，生长缓慢，有包膜，其中常见的类型如下。

1.平滑肌瘤 最多见于子宫，其次为胃肠道。肉眼呈球形结节，边界清楚，包膜可有或无。瘤组织由比较一致的梭形平滑肌构成，互相编织呈束状或栅栏状排列，核呈杆状，两端钝圆，核分裂状少见。

2.脂肪瘤　常见于背、肩颈四肢近端的皮下组织。外观为扁圆形分叶状，有包膜，质地柔软，切面呈黄色，有油腻感。肿瘤大小不一，常为单发性，也可以为单发性。镜下脂肪瘤与正常脂肪瘤组织的主要区别在于有包膜和纤维间隔。脂肪瘤一般无症状，极少恶变，手术易切除。

3.骨瘤　好发于头面骨和颌骨，也可累及四肢骨，表现为局部隆起。镜下见肿瘤由成熟骨质组成，但失去正常骨质的结构和排列方向。

（二）间叶组织的恶性肿瘤

起源于间叶组织的恶性肿瘤统称肉瘤，肉瘤比癌少见，多发于青少年。肉瘤呈结节状或分叶状，由于其生长较快，除浸润生长外，也可挤压周围组织形成假包膜。体积常较大，质软，切面多呈灰红色或灰白色，质地细腻湿润如鱼肉状。镜下肉瘤细胞弥漫分布，实质与间质分界不清。肿瘤间质结缔组织少，但血管丰富，故肉瘤容易发生出血、坏死、囊性变等继发改变，并常血道转移。

肉瘤与癌有所不同，其区别见下表（表8-4），区分癌与肉瘤对肿瘤的病理诊断及临床治疗有指导意义。常见的肉瘤有以下几种。

考点：癌与肉瘤的区别

表8-4　癌与肉瘤的区别

	癌	肉瘤
组织来源	上皮组织	间叶组织
发病率	较常见，约为肉瘤的9倍，多见于40岁以上的人	较少见，大多见于青少年
大体特点	质地硬、色灰白、较干燥，无包膜	质地软色灰红、湿润，鱼肉状常有假包膜
组织学特点	癌细胞多形成于癌巢，实质与间质分界清楚，间质纤维组织常有增生	肉瘤细胞多弥漫分布，实质与间质分界不清，间质内血管丰富，纤维组织少
网状纤维	癌细胞间多无网状纤维组织	肉瘤细胞多有网状纤维
转移	癌多经淋巴道转移	肉瘤多经血道转移

1.骨肉瘤　起源于骨母细胞，是最常见的恶性肿瘤，多发于青少年，好发于四肢长骨，尤其是股骨下端和胫骨上端。肿瘤一般位于长骨骨干的干骺端，呈梭形膨大，切面呈灰白色，鱼肉状，常见出血坏死，侵犯破坏骨皮质，并可侵犯周围组织（图8-13）。肿瘤表面的骨外膜常被瘤组织掀起，上、下两端可见骨皮质和掀起的骨外膜之间形成三角形隆起，X线片上称为Codman三角。镜下见瘤组织由明显异型性的梭形或多边形肉瘤细胞组成（图8-12），瘤细胞可直接形成肿瘤性骨样组织或骨组织，是病理诊断骨肉瘤的最重要的组织依据。骨肉瘤是高度恶性肿瘤，生长迅速，常在发现时已经有血行转移至肺。

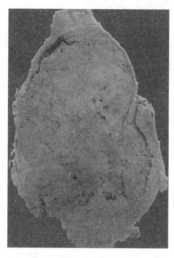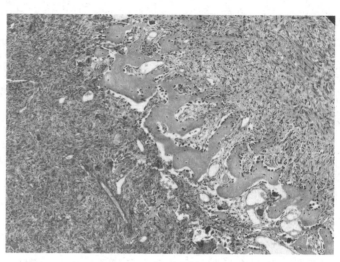

图 8-12 股骨骨肉瘤大体及镜下形态

2.横纹肌肉瘤 来源于横纹肌肉组织细胞，是较常见的软组织恶性肿瘤，由处于不同分化阶段的横纹肌母细胞组成，分化程度较高者细胞质内可见纵纹和横纹。根据瘤细胞的分化程度、排列结构和大体特点，可分为三种类型：胚胎性横纹肌肉瘤、腺泡状横纹肌肉瘤和多形性横纹肌肉瘤。横纹肌肉瘤恶性程度很高，生长迅速，易早期发现血道转移，如不及时治疗，预后极差，90% 以上的患者 5 年内可死亡。

三、淋巴造血组织肿瘤

淋巴造血系统由髓性组织和淋巴组织构成。髓性组织主要包括骨髓和血液，淋巴组织包括胸腺、脾脏、淋巴结及广泛分布于消化道和呼吸道的结外弥散淋巴组织。淋巴造血组织来源的肿瘤种类较多，主要介绍以下两种：

1.白血病 根据病程、细胞形态和临床表现等特点，分为四种类型：①急性髓细胞性白血病（AML），又称急性粒细胞白血病；②慢性髓细胞性白血病（CML）；③急性淋巴细胞性白血病（ALL）；④慢性淋巴细胞性白血病（CLL）。

病理变化：大量白血病细胞肿瘤性增生，并侵袭和破坏组织器官引起原发性和特异性病变。原发性病变表现在骨髓内肿瘤细胞弥漫性增生，取代原骨髓造血组织；周围血中有白细胞质和量的变化，可见大量原始幼稚白细胞；淋巴结呈不同程度的肿大，淋巴结结构破坏；脾脏可见轻到中度肿大，在慢性白血病最明显，可见原始及幼稚细胞侵及脾的红髓和白髓；肝脏不同程度肿大，可见肿瘤细胞沿着肝血窦弥漫浸润肝小叶；肿瘤细胞可侵袭中枢神经系统，约 80% 患者有大脑、小脑和脊髓的白质受累。

白血病患者常出现原因不明的皮肤、黏膜出血，表现为淤点或淤斑，也可出现贫血、乏力、发热、肝脾肿大及骨痛等临床症状。白血病患者多因多器官功能衰竭，继发感染及其他并发症而死亡。临床多用化学药物治疗，但目前最有效的根治白血病的方法是骨髓移植。

2. 淋巴瘤　是淋巴组织来源的恶性肿瘤，分霍奇金淋巴瘤（HL）和非霍奇金淋巴瘤（NHL）两类。淋巴瘤患者通常会出现无痛性淋巴结肿大，进一步发展可出现发热、乏力、消瘦、贫血和局部压迫症状，常伴有肝脾肿大。

（1）霍奇金淋巴瘤：是青年人中最常见的恶性肿瘤之一，男性多于女性。病初发生于一组淋巴结，以颈部淋巴结和锁骨上淋巴结常见，然后扩散到其他淋巴结，晚期可侵犯血管，累及脾、肝、骨髓和消化道等。90%患者以淋巴结肿大就诊，淋巴结常呈无痛性、进行性肿大，早期可推动，随着病程进展，相邻淋巴结融合，直径可达10cm以上，不易推动。肿大淋巴结切面灰白、实性，鱼肉状，可见灶状坏死。镜下见淋巴细胞为主的多种炎细胞混合浸润的背景下，有数量不等的R-S细胞及其变异细胞散布。典型R-S细胞为双核或多核巨细胞，核仁嗜酸性，大而明显，胞质丰富。若细胞表现对称的双核称"镜影细胞"（图8-13）。RS细胞及不典型（变异型）RS细胞被认为是霍奇金淋巴瘤真正的肿瘤细胞。

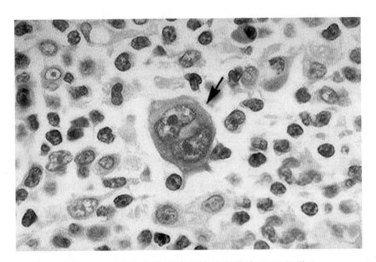

图 8-13　霍奇金淋巴瘤（箭头所指为 R-S 细胞）

（2）非霍奇金淋巴瘤：主要发生在淋巴结、脾脏、胸腺等淋巴器官，根据细胞来源可分为：B细胞、T细胞和NK/T细胞非霍奇金淋巴瘤三种类型。B细胞型最多见，占总数70%~85%。好发于40~60岁男性，淋巴结无痛性、渐进性增大是最常见、最经典的临床表现，常累及颈部、纵隔和腋窝等淋巴结。部分淋巴结在迅速增大时会出现局部的压迫症状，伴有肿胀与疼痛感，淋巴结质软或中等，活动或融合。不同类型非霍奇金淋巴瘤镜下表现不同，但瘤细胞通常形态单一，具有程度不等的异型性和病理性核分裂象；瘤细胞可呈弥漫性或滤泡性分布；淋巴结的正常结构部分或全部被瘤细胞破坏或取代，可见新生、分布均匀的薄壁毛细血管。不同类型淋巴瘤生物学行为、治疗方案和预后不同，准确分类，对指导个体化治疗用药和判断预后有益。

四、滋养层细胞肿瘤

1.葡萄胎　又称水泡状胎块，是胎盘绒毛的一种良性病变，多见于20岁以下和40岁以上女性。葡萄胎的病因尚不明确，可能与卵巢功能不足或衰退、无胚胎性妊娠、染色体异常等因素有关。肿瘤局限于子宫腔内，绒毛肿大呈大小不一、球状透明薄壁水泡，其间有细蒂相连，状如葡萄，故称葡萄胎。完全性葡萄胎：所有绒毛呈葡萄状。不完全性或部分葡萄胎：部分绒毛呈葡萄状，部分正常绒毛，伴或不伴有胎儿或其附属器官。镜下见：①绒毛间质高度水肿；②绒毛间质内的血管消失或明显减少；③绒毛滋养层细胞增生，内层为细胞滋养层细胞，多呈立方或多边形，胞质淡染；外层为合体滋养层细胞，体积大，形状不规则，胞质深红，多核且浓染。临床表现为子宫迅速增大，与妊娠月份不符，无胎心、胎动，血、尿中 HCG ↑，常以不规则子宫出血来就诊。一般彻底清宫后可痊愈。约10%可发展为侵蚀性葡萄胎，约2.5%发展为绒毛膜癌。

2.侵蚀性葡萄胎　指水泡状绒毛侵入子宫肌层，又称恶性葡萄胎。常在葡萄胎清除后发生。绒毛浸润到子宫壁肌层，形成蓝紫色出血性结节。镜下见：在子宫肌层可见完整的水泡状绒毛伴出血坏死，滋养层细胞增生及异型性比良性葡萄胎显著。恶性葡萄胎可局部浸润到阔韧带，可破坏局部子宫壁肌层，发生大出血及继发感染，可向阴道、肺、脑等远处转移。

3.绒毛膜癌　简称绒癌，是绒毛滋养层细胞发生的高度恶性肿瘤。以30岁左右青年女性多见，主要发生于葡萄胎后，也可发生于流产后、正常分娩后、异位妊娠后等。多位于子宫体胎盘附着处，状似血凝块，呈暗红色，质软而脆，伴出血坏死。镜下见：癌细胞由异常增生的细胞滋养层和合体滋养层细胞组成，排列成实性巢状或条索状，无绒毛，无血管，无间质，癌细胞靠侵袭宿主血管获取营养，由于癌组织侵蚀破坏血管能力强，患者有阴道持续不规则出血、贫血等症状，早期易经血道转移到肺、肝、脑、肾、脾等，以肺和阴道壁转移最常见。

▥▥ 病例分析

某男，58岁，乙肝病史20年，因乏力、肝区疼痛、厌食、消瘦半年入院，查体：消瘦、贫血、巩膜轻度黄染，肝增大，腹部膨隆，查肝功能、乙肝两对半及甲胎蛋白检验报告单如下，请分析该患者应首先考虑何种疾病，为什么？

肝功能、乙肝两对半及甲胎蛋白检验报告单

项目	结果		参考值	项目	结果		参考值
前白蛋白（PA）	169.61	↓	200.00~450.00 mg/L	乙肝病毒表面抗原	25.68	++	0.00~0.10I U/L
总蛋白 TP（双缩脲法）	50.3	↓	60.0~84.0 g/L				
白蛋白 ALB（溴甲酚绿法）	15.5	↓	35.0~55.0 g/L	乙肝病毒表面抗体	0.00		0.00~10.00mIU/mL
球蛋白 GLB（计算法）	34.8		20.0~35.0 g/L				
白球比（计算法）	0.445	↓	1.20~2.50	乙肝病毒e抗原	0.27		0.00~1.00S/CO
总胆红素 TB（化学氧化法）	23.12	↑	2.0~20.0 μmol/L				
直接胆红素 DB（化学氧化法）	8.12	↑	0.0~6.8μmol/L	乙肝病毒e抗体	1.60		>1.00 S/CO
间接胆红素（计算法）	15.0		1.7~17.0μmol/L				
谷丙转氨酶 ALT	38		1~40 U/L	乙肝病毒核心抗体	12.67	++	0.00~1.00 S/CO
谷草转氨酶 AST	40		2~42 U/L				
r-谷氨酰胺转移酶 GGT	190	↑	0~50 U/L	甲胎蛋白（酶联法）	100	↑	≤ 25μg/L
碱性磷酸酶 ALP（速率法）	180	↑	35~128 U/L				

本章小结

肿瘤	定义	致瘤因子刺激下组织细胞在基因水平上失去对其生长的调控，导致克隆性异常增生形成的新生物
	病因	化学性、物理性、生物性致癌因素等外界因素、遗传、免疫、种族、性别、年龄等内在致癌因素
	发病机制	原癌基因的激活，肿瘤抑制基因的失活
	形态结构	形态：大小、颜色、质地、硬度；结构：实质即肿瘤细胞决定肿瘤性质，间质为结缔组织、血管
	异型性	肿瘤在细胞形态和组织结构上与起源组织的差异性，异型性越大，分化程度越低，恶性程度越高
	生长	速度：取决分化程度及部位；方式：膨胀性、外生性、浸润性生长
	扩散	直接蔓延和转移。转移途径：血道转移、淋巴道和种植性转移
	分级	Ⅰ级为高分化，属低度恶性；Ⅱ级为中分化，属中度恶性；Ⅲ级为低分化，属高度恶性
	分期	TNM分期法，T指肿瘤原发灶，N指淋巴道转移，M指血道转移
	对机体影响	良性：压迫、阻塞、继发性病变、激素影响；恶性：侵袭破坏、继发改变、恶病质、副肿瘤综合征
	良恶性区别	区别点：分化程度、核分裂像、生长速度、生长方式、继发改变、转移、复发、对机体的影响
	命名	良性为部位+起源+瘤。恶性：上皮来源称癌，间叶组织来源称肉瘤；特殊命名：恶性、母细胞瘤等
	分类	上皮组织、间叶组织、淋巴造血组织、神经组织和其他来源肿瘤
	癌前病变	结肠多发性息肉、乳腺纤维囊性变、皮肤溃疡、慢性宫颈炎伴宫颈糜烂、慢性萎缩性胃炎、胃溃疡
	原位癌	癌细胞累及上皮全层，但未突破基膜向下浸润
	肿瘤举例	肺癌、肝癌、胃癌、子宫颈癌、滋养层细胞肿瘤

【复习思考】

一、单项选择题

1. 肿瘤的基本组织结构是

　　A. 血管　　　　B. 实质和间质　　　C. 瘤细胞　　　　D. 肿瘤间质　　　　E. 癌细胞巢

2. 下列哪项是恶性肿瘤

　　A. 脂肪瘤　　　B. 血管瘤　　　　　C. 软骨瘤　　　　D. 骨瘤　　　　　　E. 肾母细胞瘤

3. 瘤细胞分化程度高，表明

　　A. 核分裂象多　　　　　　　　　B. 细胞异型性大

　　C. 恶性程度越低　　　　　　　　D. 恶性程度越高

　　E. 与起源组织差异越明显

4. 下列哪一项不是恶性肿瘤的特征

　　A. 浸润性生长　　　　　　　　　B. 生长迅速

　　C. 可发生转移　　　　　　　　　D. 细胞异型性小

　　E. 术后常复发

二、思考题

1. 什么是肿瘤的异型性、分化程度？其与肿瘤良、恶性的关系如何？

2. 列表区别癌和肉瘤的不同。

扫一扫，知答案

扫一扫，看课件

第九章

呼吸系统疾病与呼吸衰竭

【学习目标】

1. 掌握：慢性支气管炎的病理变化；大叶性肺炎、小叶性肺炎的基本病理变化和临床病理联系；结核病的基本病理变化和转归；原发性肺结核与继发性肺结核的区别；呼吸衰竭的概念、原因和发病机制。

2. 熟悉：慢性阻塞性肺疾病、慢性肺源性心脏病、间质性肺炎的主要病理变化和临床病理联系；继发性肺结核的病理类型；肺外器官结核的主要病变特点。

3. 了解：肺气肿及慢性肺源性心脏病的发病机制；呼吸衰竭时机体的功能代谢变化。

呼吸系统由鼻、咽、喉、气管、支气管和肺组成，是机体与外界相通的门户，具有摄取氧和排出二氧化碳的功能。正常呼吸道黏膜的黏液 – 纤毛排送系统，使呼吸道具有自净和防御功能。其黏液中含有溶菌酶、分泌性免疫球蛋白等免疫活性物质，与肺巨噬细胞等共同构成强有力的防御系统。当机体抵抗力和免疫功能下降时，外界的有害物质则进入呼吸系统引起疾病的发生。

第一节　慢性阻塞性肺疾病

慢性阻塞性肺疾病是一组以小气道与肺实质受到损害，导致慢性不可逆性气道阻塞、肺功能不全为共同特征的肺疾病的总称。主要包括慢性支气管炎、肺气肿、支气管哮喘及支气管扩张等疾病。

一、慢性支气管炎

慢性支气管炎是指气管、支气管黏膜及其周围组织的慢性非特异性炎症。临床上以反

153

复发作的咳嗽、咳痰或伴有喘息为主要症状，且每年发作至少持续 3 个月，连续发生 2 年以上者。本病可发生于任何年龄，以老年人多见，常于冬、春季节发病。反复发作易导致慢性阻塞性肺气肿和肺源性心脏病。

【病因及机制】

1. 生物因素　呼吸道病毒或细菌感染是导致慢性支气管炎发生和发展的重要原因。病毒感染可引起支气管黏膜损伤和防御功能削弱，为细菌感染创造了有利的条件。常见的病毒有流感病毒、副流感病毒、鼻病毒、呼吸道合胞病毒等，呼吸道常驻寄生菌有肺炎球菌、流感嗜血杆菌、奈瑟球菌和甲型链球菌等。

2. 理化因素　主要有：①长期吸烟是慢性支气管炎发生的重要因素，烟雾中尼古丁、焦油等有害物质进入人体，并损伤支气管黏膜，通常吸烟者比不吸烟者的患病率高 2~8 倍；②空气污染已成为慢性支气管炎的重要病因，PM2.5 被吸入人体后可进入肺组织，不仅可引发哮喘、支气管炎等疾病，而且还是重要的致癌物质；③气候因素，气候骤变或寒冷空气可使支气管黏膜的血管收缩，黏液分泌增多、纤毛排送系统和巨噬细胞的防御功能减弱。

3. 过敏因素　部分患者对花粉、烟草、粉尘等物质过敏。特别是喘息型患者常有过敏史，且以脱敏为主的综合治疗效果较好。

4. 其他　机体抵抗力低下、自主神经功能紊乱和内分泌功能失调等均可致呼吸系统防御功能减弱，也与慢性支气管炎的发生有关。

【病理变化】

慢性支气管炎病变可累及各级支气管，主要病变有：

1. 黏膜上皮的病变　在各种致病因素作用下，由于炎性渗出和黏液分泌增加，使纤毛粘连、倒伏甚至脱失，纤毛柱状上皮细胞变性、坏死、脱落。上皮可再生修复。若反复损伤，则可发生鳞状上皮化生（图 9-1）。

2. 腺体病变　早期黏液腺泡增生肥大，浆液腺化生为黏液腺。后期支气管黏膜及腺体功能减退。

3. 管壁病变　管壁充血水肿，淋巴细

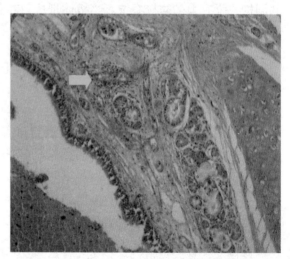

图 9-1　慢性支气管炎

胞、浆细胞浸润；后期平滑肌束、弹性纤维和软骨萎缩，管壁发生纤维化、钙化，甚至骨化。

【病理临床联系】

患者因支气管黏膜炎性渗出，杯状细胞增多、黏液腺增生和浆液腺黏液化而使分泌物增多，患者出现咳嗽、咳痰症状，痰液多呈白色黏液泡沫状，较黏稠而不易咳出；急性发作伴细菌感染时痰量增多，痰为黄色脓性；肺部可闻及干、湿性啰音。后期因黏液腺萎缩、消失，患者出现少痰或无痰的干咳。喘息型患者因支气管平滑肌痉挛，可出现明显哮喘症状，两肺布满哮鸣音，呼吸急促，不能平卧。

慢性支气管炎常反复发作，若治疗、护理不及时，病变可逐渐加重，常并发慢性阻塞性肺气肿，进而发展成慢性肺源性心脏病。

二、肺气肿

肺气肿是指呼吸性细支气管、肺泡管、肺泡囊和肺泡因过度充气而呈持久性扩张，并伴有肺泡间隔破坏、肺组织弹性减弱、肺体积膨大、功能降低的一种病理状态，是常见的慢性阻塞性肺疾病之一。

【病因及机制】

肺气肿常继发于慢性支气管炎及其他慢性阻塞性肺疾病。慢性支气管炎时由于纤维增生、炎性渗出物和黏液栓阻塞支气管，形成"活瓣"。吸气时，细支气管扩张，气道狭窄减轻，气体进入肺泡，呼气时，细支气管壁弹性回缩，合并黏液栓的阻塞，使气道狭窄加重，气体不能充分排出，久之导致末梢肺组织内残余气体过多而过度充气、膨胀，弹性减退甚至破裂。

【病理变化】

1.类型　一般按部位将肺气肿分为肺泡性肺气肿和间质性肺气肿，其中肺泡性肺气肿又分为腺泡中央型、腺泡周围型和全腺泡型三型。腺泡中央型最常见，位于中央区的呼吸性细支气管扩张成囊，肺泡管和肺泡囊变化不明显；腺泡周围型以肺泡管和肺泡囊扩张成囊而呼吸性细支气管变化不明显；全腺泡型则是整个腺泡受累。

2.病理变化　肺显著增大，边缘圆钝，灰白色，肺组织柔软而弹性差，切面见扩大的肺泡囊腔，部分形成直径大于2cm的肺大疱。镜下：肺泡扩张，间隔变窄或断裂，相邻肺泡可相互融合形成较大囊腔（图9-2），肺泡壁毛细血管床减少，肺小动脉内膜呈纤维性增厚，管腔狭窄。

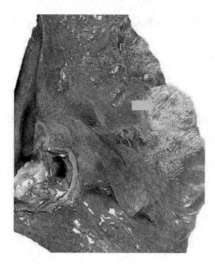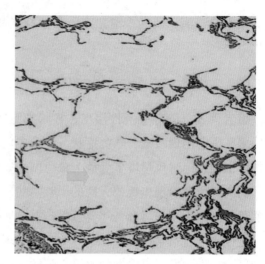

图 9-2　肺气肿大体及镜下形态

【病理临床联系】

本病进展缓慢，早期症状轻，随病情加重，因肺泡表面积及毛细血管减少，出现进行性加重的胸闷、气短、发绀、呼吸困难和呼吸性酸中毒等症状。晚期重度肺气肿患者，由于肺内残气量明显增多，肺过度膨胀，胸廓前后径加大，肋间隙增宽，膈下降，形成特征性体征"桶状胸"，叩诊呈过清音，心浊音界缩小或消失，肝浊音界下降，听诊呼吸音减弱，X 线检查示两肺透明度增加等临床表现。

随着病变的末梢肺组织增多，能进行气体交换的肺泡和毛细血管床越来越少，最终引起动脉血氧分压降低，肺循环阻力增加，肺动脉高压，导致慢性肺源性心脏病，甚至出现右心衰竭、呼吸衰竭、肺性脑病等多种并发症。

第二节　慢性肺源性心脏病

慢性肺源性心脏病是指因肺或肺血管等疾病引起肺循环阻力增加，导致以肺动脉压力升高和右心室肥厚、扩张为特征的心脏病，简称肺心病。我国的肺心病发病率较高，严重危害着人类健康。

【病因及机制】

本病发生的关键环节是肺动脉高压，使右心室的后负荷增加，导致右心室肥厚、扩张。

1.肺疾病　慢性阻塞性肺疾病、肺尘埃沉着症、慢性纤维空洞型肺结核、弥漫性肺间质纤维化等肺疾病是引起肺心病的主要原因。这些疾病一方面导致阻塞性通气障碍和换气功能障碍，使动脉血氧分压降低，缺氧引起肺小动脉反射性痉挛；另一方面因肺毛细血管床减少，肺动脉血流受阻，两者均引起肺循环阻力增加，肺动脉高压。

2.胸廓、胸膜疾病　胸廓疾病、脊柱畸形、胸膜纤维化等疾病限制肺的伸展或胸廓运动引起限制性通气障碍，同时又使支气管和肺血管受压、扭曲，导致肺循环阻力增加，引起肺动脉高压。

3.肺血管疾病　多见于原发性肺动脉高压症、慢性血栓栓塞性肺动脉高压。

【病理变化】

1.肺组织病变　肺心病多是各种慢性肺疾病的晚期并发症，这些肺疾病均以弥散性肺纤维化或肺气肿为共同结局，形成不可逆性肺部病变。

2.肺血管病变　主要表现为肺泡壁毛细血管数量显著减少；肺小动脉炎，肺小动脉中膜平滑肌增生使血管壁增厚、管腔狭窄，有时可见有动脉内血栓形成和机化。

3.心脏病变　右心室因肺动脉高压而发生代偿性肥厚，这是肺心病最主要的病理形态标志。心脏体积增大，肺动脉圆锥显著膨隆，心尖部钝圆。右心室肥厚，后期右心室扩张。通常以肺动脉瓣下 2cm 处右心室壁厚度超过 0.5cm（正常约为 0.3~0.4cm）作为病理诊断肺心病的标准。

【病理临床联系】

肺心病临床经过缓慢，可持续数年，患者除有肺疾病的症状以外，也可出现心悸、气急、颈静脉怒张、肝淤血、下肢水肿等右心衰竭的症状和体征。若伴有严重呼吸道感染，可并发呼吸衰竭、肺性脑病甚至死亡。因此，积极预防、控制病因是防治肺心病的关键。

第三节　肺　炎

肺炎是指发生在肺组织的急性渗出性炎症，是呼吸系统的常见病。通常根据病变累及的部位和范围将肺炎分为大叶性、小叶性和间质性肺炎。

一、大叶性肺炎

大叶性肺炎指以肺泡内纤维蛋白渗出为主要病变特征的急性炎症。临床表现为急骤起病、寒战、高热、咳嗽、咳铁锈色痰、胸痛和呼吸困难，同时伴有肺实变体征和白细胞增高等。典型病变病程约为 5~10 天，青壮年男性多见，好发于冬、春季节。

【病因及机制】

引起大叶性肺炎的细菌种类繁多，最常见的致病菌为肺炎球菌。正常情况下，肺炎球菌可少量存在于鼻咽部黏膜中，当机体在受寒、过度疲劳、醉酒、感冒、麻醉等诱因作用下，呼吸道防御功能减弱，抵抗力降低时，细菌经呼吸道侵入肺泡并迅速繁殖，引起肺组织的急性变态反应。细菌及炎性渗出物沿肺泡间孔或呼吸性细支气管迅速向周围肺组织蔓延，从而波及肺段或整个肺大叶。

【病理变化及临床联系】

病变多见于左肺下叶，典型的病变发展过程大致可分为以下四期：

1. 充血水肿期　发病第 1~2 天。病变肺组织肿大，暗红色，挤压切面可见淡红色浆液溢出。镜下见：肺泡壁毛细血管扩张充血，肺泡腔内大量浆液渗出，其中有少量红细胞、中性粒细胞和巨噬细胞。此期患者常出现寒战、发热、咳嗽、咳痰、外周血白细胞增高等毒血症表现。听诊可闻及湿性啰音，X 线检查见片状模糊阴影。渗出液中可检出细菌。

2. 红色肝样变期　发病第 3~4 天。病变肺叶继续肿大，因充血呈暗红色，质实如肝，故称红色肝样变期。镜下见：肺泡壁毛细血管仍扩张充血，肺泡腔内充满大量纤维蛋白，并交织成网，网中有大量红细胞、少量中性粒细胞和巨噬细胞（图 9-3）。临床因肺实变引起缺氧，患者出现发绀及呼吸困难等症状。由于红细胞被巨噬细胞吞噬、崩解形成含铁血黄素沉积于痰液中，患者咳铁锈色痰。病变波及胸膜可引起纤维蛋白性胸膜炎，并出现胸痛。X 线检查可见大片致密阴影。渗出液仍可检出大量细菌。

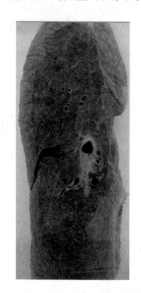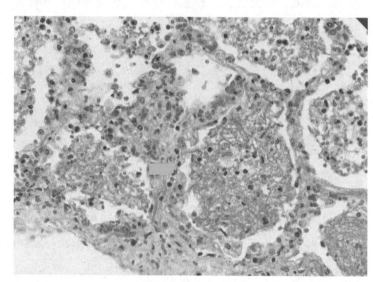

图 9-3　大叶性肺炎红色肝样变期大体及镜下形态

3. 灰色肝样变期　发病后第 5~6 天期。病变肺叶仍肿大，呈灰白色，质实如肝，故称灰色肝样变期（图9-4）。镜下肺泡腔内渗出的纤维蛋白网更加致密，肺泡腔内充满大量中性粒细胞，红细胞多已溶解消失，肺泡壁毛细血管受压闭塞。此时，患者由咳铁锈色痰逐渐转变成黏液脓性痰，缺氧症状有所缓解，呼吸困难反而较红色肝样变期轻。肺实变体征、X线检查与红色肝样变期基本相同。

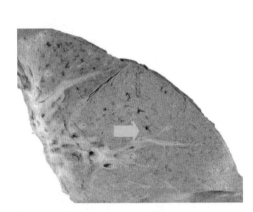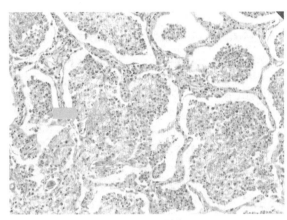

图9-4 大叶性肺炎灰色肝样变期大体及镜下形态

4. **溶解消散期** 发病后的第7天左右。病变肺组织质地变软，实变病灶逐渐消失。镜下见：肺泡腔内中性粒细胞已坏死溶解，纤维蛋白网也被白细胞释放的蛋白溶解酶溶解液化，巨噬细胞明显增多，溶解的渗出物被巨噬细胞吞噬清除，经淋巴管吸收或被咳出。肺泡通气逐渐恢复，肺泡壁毛细血管也恢复正常。临床表现体温降至正常，毒血症和肺实变体征逐渐消失。患者痰量增多，咯黏液脓性痰，听诊可闻及湿啰音。X线检查病变部位阴影密度降低，透亮度增加。

目前由于抗生素的早期应用，大叶性肺炎的病程缩短，上述四期典型病变已不多见。

【结局】

当机体免疫力低下时，由于中性粒细胞渗出过少，其释放的蛋白溶解酶不足，使肺泡内渗出的纤维蛋白不能完全溶解吸收，而被肉芽组织机化取代，使病变肺组织呈褐色肉样，称肺肉质变。若治疗不及时而病原菌毒力强、感染严重时也可发生肺脓肿、脓胸或脓气胸，甚至败血症或感染性休克。

📖 病例分析

患者杨某，男，20岁。酗酒后遭雨淋，于当天晚上突然起病，寒战、高热、呼吸困难、胸痛，继而咳嗽，咳铁锈色痰，其家属急送当地医院就诊。听诊：左肺下叶有大量湿性啰音；触诊语颤增强；X线检查：左肺下叶有大片致密阴影。血常规检查如下表：

试分析该患者发生了什么疾病？为何出现高热、寒战、咳铁锈色痰、白细胞计数增多？左肺下叶为什么会出现大片致密阴影？

血常规检验报告单

项目	结果		参考值	项目	结果		参考值
白细胞数目	19.25	↑	（4~10）x 10^9/L	巨未成熟细胞数目	0.98	↑	（0~0.2）x 10^9/L
中性粒细胞比率	90.00	↑	50%~70%	血红蛋白	102	↓	110~150g/L
淋巴细胞比率	2.00	↑	20%~40%	红细胞	3.05	↓	（3.5~5）x 10^{12}/L
单核细胞比率	1.90	↓	3%~8%	红细胞压积	31.70	↓	35%~49%
嗜酸性粒细胞比率	2.50		0.5%~5%	红细胞平均体积	76.20	↓	80~100fL
嗜碱性粒细胞比率	0.10		0~1%	平均血红蛋白量	26.10	↓	27~34pg
中性粒细胞数	16.4	↑	（2~7）x 10^9/L	平均血红蛋白浓度	304.00	↓	316~354g/L
淋巴细胞数	0.44	↓	（0.8~4）x 10^9/L	RBC 分布宽度标准差	51.90		0~56%
单核细胞	0.43		（0.12~0.8）x 10^9/L	RBC 分布宽度变异系数	13.4		0~14.4%
嗜酸性粒细胞	0.57	↑	（0.02~0.5）x 10^9/L	血小板	120		（100~350）x 10^9/L
嗜碱性粒细胞	0.030		（0~0.1）x 10^9/L	平均血小板体积	8.00		7~11 fL
异常淋巴细胞百分比	0.0		0~2%	血小板压积	0.118		0.108%~0.282%

二、小叶性肺炎

小叶性肺炎又称支气管肺炎，指以细支气管为中心，并向周围或末梢肺组织扩展，形成散在的以肺小叶为单位的急性化脓性炎。主要发生于小儿、老人、体弱多病或久病卧床者。患者有发热、咳嗽、咳痰、呼吸困难等症状，听诊肺部可闻及散在的湿性啰音。好发于冬春寒冷季节。

【病因及机制】

小叶性肺炎主要由致病力较弱的化脓菌引起，常由多种病菌混合感染。常见致病菌有葡萄球菌、链球菌、肺炎球菌、嗜血流感杆菌、绿脓杆菌、大肠杆菌和嗜肺军团杆菌等，这些细菌多为上呼吸道的常驻菌群。在呼吸道急性传染病、昏迷、营养不良、恶病质、醉酒、全身麻醉或手术后等诱因，使机体抵抗力及呼吸道防御功能降低的情况下，上述细菌经呼吸道或血道侵入细支气管及末梢肺组织，引起小叶性肺炎。因此，本病常是某些疾病的并发症，如坠积性肺炎、吸入性肺炎、麻疹后肺炎、百日咳继发性肺炎等。

【病理变化】

小叶性肺炎的病变特征是以细支气管为中心的急性化脓性炎症。两肺下叶及背侧的表面或切面散在分布着灰黄色实变病灶，病灶大小不等直径多在 0.5~1cm 左右，形状不规则，常可在病灶中央见到 1~2 个细支气管断面。严重时，病灶可相互融合，形成融合性支气管肺炎，但一般不累及胸膜。镜下见：细支气管黏膜充血、水肿，中性粒细胞弥漫浸润，黏膜上皮变性、坏死、脱落，管腔内充满中性粒细胞、脓细胞、坏死崩解的黏膜上皮和浆液（图 9-5）。其周围所属的肺组织充血、水肿，肺泡腔内充满中性粒细胞、脓细胞和脱落的肺泡上皮，有时可见少量红细胞和纤维蛋白，病灶周围的肺组织可伴有不同程度充血、水肿和代偿性肺气肿。

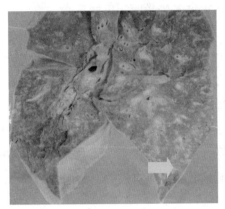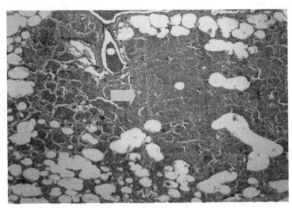

图 9-5　小叶性肺炎大体及镜下形态

【病理临床联系】

小叶性肺炎因多为其他疾病的合并症，且起病隐匿，临床症状容易被原发病所掩盖。由于炎性渗出物刺激支气管黏膜，患者常有咳嗽、咳黏液脓痰等症状。听诊可闻及两肺散在湿啰音。X 线检查可见散在不规则小片状或斑点状模糊阴影。严重病例，可出现呼吸困难、缺氧及紫绀，甚至惊厥、昏迷等严重症状。

【结局】

小叶性肺炎经及时的诊断和治疗，多数患者预后良好，肺内渗出物可完全吸收而痊愈。但幼儿、年老体弱者或继发于其他疾病的小叶性肺炎，预后较差。常见的并发症有呼吸衰竭、心力衰竭、脓毒血症、肺脓肿及脓胸等。病程长者，支气管损伤较重，可引起支气管扩张症。

三、间质性肺炎

间质性肺炎是指发生于肺间质即肺泡隔、细支气管周围及小叶间隔等处的渗出性炎症。主要由病毒或支原体引起。

1.病毒性肺炎　常因上呼吸道病毒感染向下蔓延所致。主要有流感病毒、呼吸道合胞病毒、腺病毒、麻疹病毒及巨细胞病毒等。多见于儿童，主要经呼吸道传播，一般为散发，偶见流行。

病毒性肺炎病变主要表现为支气管、细支气管壁及周围组织和小叶间隔等肺间质充血水肿，淋巴细胞、单核细胞浸润，肺泡间隔明显增宽，肺泡腔内一般无渗出物或仅有少量浆液。严重病例病变可波及肺泡腔，肺泡腔内可见多少不等的浆液、纤维蛋白、淋巴细胞、巨噬细胞渗出。患者除病毒血症引起发热和全身中毒症状外，主要表现为剧烈咳嗽、呼吸困难、紫绀等症状。严重病例合并多种细菌或病毒混合感染时，可导致心、肺功能不全等后果。

2.支原体性肺炎　指由肺炎支原体感染引起的间质性肺炎。肺炎支原体的生物学特性介于细菌与病毒之间，主要经飞沫传播，多发生于 20 岁以下的青少年，发病率随年龄增长而减少。常呈散发，偶可引起流行。

肺炎支原体可侵犯整个呼吸道黏膜和肺。病变多累及单侧肺叶，下叶多见。主要表现为非特异性间质性肺炎改变。病灶内肺间隔明显增宽，毛细血管扩张、充血，有大量淋巴细胞、巨噬细胞浸润，肺泡腔内通常无渗出。患者起病较急，可有发热、头痛、咽痛、乏力及剧烈咳嗽，初为干性呛咳，后期可咳少量黏液痰。

第四节　结核病

结核病是由结核杆菌引起的一种慢性传染病。全身各器官均可发病，以肺结核最为多见。特征性病变是结核结节形成伴不同程度的干酪样坏死。临床上患者常有低热、盗汗、食欲不振、消瘦等症状，中医称之为"痨病"。近年来由于结核耐药菌株出现等因素，结核病的发病率有增高趋势。

【病因及机制】

结核病的病原菌为结核杆菌，对人有致病作用的主要是人型，少数为牛型。主要经呼吸道传播，少数经消化道感染，偶可经皮肤伤口感染。

结核杆菌含有脂质、蛋白和多糖类三种成分。脂质能引起强烈的变态反应，损伤组织，使巨噬细胞转化为类上皮细胞，形成结核结节，并保护菌体不被巨噬细胞消化。蛋白具有抗原性，与蜡质 D 结合后使机体发生变态反应，导致组织坏死和全身中毒症状，参与结核结节形成。多糖类可引起局部中性粒细胞浸润，并作为半抗原参与免疫反应。

结核病的发生发展与感染的细菌数量、毒力强弱、机体免疫反应和变态反应有关。尤其是机体的免疫反应和变态反应起重要作用。一般认为，人体对结核杆菌的免疫反应是以细胞免疫为主，即 T 细胞起主要作用。结核杆菌对人体的致病作用是属于迟发性变态反应。

【病理变化】

1. 渗出性病变　主要表现为浆液性炎或浆液纤维蛋白性炎。常见于机体免疫力低下，菌量多、毒力强或变态反应较强时。好发于肺、浆膜、滑膜、脑膜等处。渗出物可完全吸收或转变为增生性病变，若变态反应剧烈，也可迅速转变为以变质为主的病变。

2. 增生性病变　形成具有诊断意义的结核结节，又称结核性肉芽肿。当感染结核杆菌数量少、毒力低、机体免疫力较强时，常发生以增生为主的病变。典型的结核结节中央为干酪样坏死，周围有大量上皮样细胞、朗格汉斯巨细胞、致敏的 T 淋巴细胞、增生的成纤维细胞包裹，形成境界清楚的结节状病灶（图 9-6）。上皮样细胞是巨噬细胞吞噬结核杆菌或干酪样坏死后演变而来，其胞质丰富，淡红色，境界不清，呈梭形或多角形，常伸出突起与相邻细胞连接成片，核圆形或卵圆形可见 1~2 个核仁，外形酷似鳞状上皮，故称为上皮样细胞（或称类上皮细胞）。朗格汉斯巨细胞即多核巨细胞，体积大，直径可达 300μm，胞质丰富，核由十几个到几十个不等，常排列在细胞质周围呈花环状、马蹄形或密集在胞体一端。

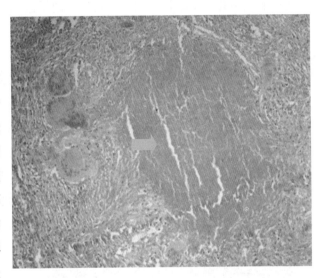

图 9-6　结核结节及干酪样坏死

3. 变质性病变　形成特征性的干酪样坏死。当感染的结核杆菌数量多、毒力强、机体免疫力低下而变态反应强烈时，上述以增生或渗出为主的病变均可发生变质，出现干酪样坏死。较大的干酪样坏死灶不易液化和机化，其内所含结核杆菌，可存活若干年，一旦液化播散，便成为结核病恶化进展的原因。

渗出、增生和变质三种病变往往同时存在而且可以互相转化，常以其中某一种病变为主。

【转归】

1. 好转痊愈

（1）吸收消散：渗出的浆液和纤维蛋白、较小的干酪样坏死可通过淋巴管吸收而使病灶缩小或消散。

（2）纤维化：增生性病变、较小的干酪样坏死灶以及未被完全吸收的渗出性病变，可逐渐被肉芽组织机化取代形成瘢痕。X线检查见边缘清楚、密度增高的条索状阴影。

（3）纤维包裹、钙化：较大干酪样坏死灶，不能完全被机化，则由周边纤维组织增生将其包裹，中心的干酪样坏死物逐渐干燥浓缩，并有钙盐沉着而发生钙化。

2. 恶化进展

（1）浸润进展：原有病灶的周围又出现渗出性病变，使病灶扩大并继发干酪样坏死。

（2）溶解播散：干酪样坏死溶解液化后经自然管道如支气管、输尿管等排出，使局部形成空洞，坏死物中结核杆菌可经自然管道播散到其他部位，引起新的结核病灶。

【类型】

1. 肺结核　结核杆菌大多通过呼吸道感染，故肺结核最为常见，结核病分原发性和继发性两大类。

（1）原发性肺结核：机体第一次感染结核杆菌引起的肺结核称原发性肺结核，多见于儿童，又称儿童型肺结核，偶见于青少年或成人。其病变特点是形成原发综合征。最初在肺的上叶下部或下叶上部近胸膜处形成灰白色渗出性病变和干酪样坏死，称肺的原发病灶，由于是初次感染，机体缺乏对结核杆菌的特异性免疫能力，结核杆菌很快侵入淋巴管引起结核性淋巴管炎和肺门淋巴结炎，造成淋巴结肿大和干酪样坏死。肺的原发病灶、结核性淋巴管炎和肺门淋巴结结核三者合称为原发综合征（图9-7）。X线呈哑铃状阴影。

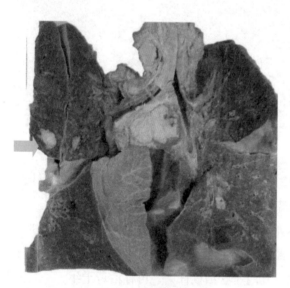

图9-7　肺原发综合征

绝大多数原发性肺结核因机体对结核杆菌的特异性免疫逐渐增强而自然痊愈，渗出和较小的坏死灶可被完全吸收或纤维化，较大的坏死灶可发生纤维包裹或钙化。少数患者因合并其他传染病或营养不良等因素使机体免疫力低下，导致病情恶化，病灶扩大，并可通过淋巴道、血道等途径播散。经淋巴道播散可引起支气管、纵隔、颈部等处淋巴结结核。经血道播散可引起全身粟粒性结核病或粟粒性肺结核。原发性肺结核一般较少经支气管播散，偶尔可经支气管播散形成干酪性肺炎。

（2）继发性肺结核：是机体再次感染结核杆菌而发生的肺结核病。多见于成年人，又称成人型肺结核病。患者对结核杆菌已有一定的免疫力，病变常有以下特点：①早期病变多位于右肺尖部；②病变以干酪样坏死和结核结节形成为主；③主要经支气管播散；④病程长，病变时好时坏，新旧病变混杂。常见以下类型：

1）局灶型肺结核：为继发性肺结核的早期病变。常位于右肺尖部，病变多以增生为主，可有渗出及干酪样坏死，后期多以纤维化、纤维包裹或钙化而愈合。患者常无明显症状，多在体检时发现，属非活动性结核病，X 线检查示肺尖部单个或多个境界清楚的结节状阴影。

2）浸润型肺结核：是临床最常见的活动性肺结核。多由局灶型肺结核发展而来。病变多位于右肺尖部或锁骨下区，又称锁骨下浸润。病灶早期以渗出为主，中央有干酪样坏死。患者常有低热、疲乏、盗汗、咳嗽和咯血等症状。X 线示锁骨下可见边缘模糊的云絮状阴影，痰液检查结核菌阳性。若及早发现并合理治疗，病变可通过纤维化、钙化而愈合。若继续发展，坏死物经支气管排出后局部可形成急性空洞，若经久不愈，可发展为慢性纤维空洞型肺结核。

3）慢性纤维空洞型肺结核：由浸润型肺结核形成的急性空洞经久不愈发展而来。常有以下特点：①肺内病灶多且新旧不一、大小不等，多由空洞内结核杆菌经支气管播散所致；②单个或数个厚壁空洞，镜下洞壁分三层：内层为干酪样坏死，中层为肉芽组织，外层为纤维结缔组织；③后期肺组织大量破坏，广泛纤维增生所致，使肺功能严重受损甚至丧失；因慢性空洞与支气管相通，不断向体外排菌，亦属开放性肺结核。

4）干酪样肺炎：由浸润型肺结核恶化进展而来，或由急、慢性空洞内的细菌经支气管播散所致。镜下见大片肺组织干酪样坏死，部分肺泡腔可有大量浆液和纤维蛋白渗出。本型临床中毒症状明显，病情危重病死率高，但目前较罕见。

5）结核球：指纤维组织包裹的干酪样坏死灶，直径在 2cm 以上且境界清楚的孤立球形病灶，又称结核瘤。

6）结核性胸膜炎：①渗出性结核性胸膜炎：多见于青年人，以浆液、纤维蛋白渗出为主，量多时可压迫肺组织，引起呼吸困难，若不易吸收，可被机化造成胸膜脏壁层粘连和增厚；②增生性结核性胸膜炎：常由胸膜下结核病灶直接蔓延到胸膜所致，好发于肺尖部，病变以增生为主，常在胸膜形成结核结节，一般经纤维化而愈合，可引起局部胸膜增厚粘连。

2. 肠结核　好发于回盲部，分两型：①溃疡型：较多见，结核杆菌侵入肠壁淋巴组织形成结核结节和干酪样坏死，由于肠壁淋巴管分布呈环形，干酪样坏死物脱落常形成环形溃疡，溃疡长径与肠纵轴垂直，边缘不整齐，底部为干酪样坏死和肉芽组织，可深达肌层，溃疡愈合后瘢痕收缩可导致肠狭窄，但出血、穿孔少见。局部浆膜常有纤维蛋白渗出，机化后可引起局部肠粘连。②增生型：较少见，回盲部结核性肉芽肿引起肠壁高度肥厚、肠腔狭窄。右下腹常可扪及包块，临床上易误诊为结肠癌。

3. 结核性腹膜炎　分干、湿两型，干型以大量纤维蛋白渗出为主，机化后引起腹腔脏器广泛粘连，患者常以肠梗阻和腹部包块来就诊；湿型以大量浆液渗出引起腹水为特征，而肠管粘连少见。

4. 结核性脑膜炎　多见于儿童，蛛网膜增厚，偶见粟粒大小的灰白色结核结节，蛛网膜下腔积聚大量灰白色、混浊的炎性渗出物，若压迫或损害颅底视神经或动眼神经时可引起相应症状，若渗出物机化可使蛛网膜粘连，影响脑脊液循环形成脑积水，出现脑膜刺激征和颅内高压等症状。

5. 肾及生殖系统结核　肾结核多为单侧，初为局灶性，继而病灶扩大并发生干酪样坏死，坏死物常随尿排出，形成肾空洞，并直接蔓延至输尿管、膀胱、附睾，引起多处结核病灶，甚至引起不育。女性输卵管结核可导致输卵管狭窄或阻塞，导致不孕，还可蔓延至子宫内膜或卵巢。

6. 骨与关节结核　常见于儿童和青少年。多侵犯椎骨、指骨及长骨骨骺等处，若骨质破坏形成干酪样坏死及死骨，可在骨周围形成"冷脓肿"；若脓肿穿破皮肤，则形成经久不愈的窦道。椎骨结核多发生于第十胸椎至第二腰椎，常破坏椎间盘和椎体，引起椎体塌陷造成驼背，甚至压迫脊髓引起瘫痪。骨结核累及关节和滑膜时，可引起关节结核。

第五节　呼吸衰竭

呼吸是机体摄取氧并排出二氧化碳的过程，包括外呼吸、气体运输和内呼吸三个环节。外呼吸包括肺通气和肺换气两个过程，肺通气是指肺泡内气体与外界气体交换，肺换气是指肺泡内气体与血液之间的气体交换。

呼吸衰竭是呼吸功能不全的严重阶段，指各种原因引起的外呼吸功能严重障碍，以致机体在海平面静息呼吸状态下，成人动脉血氧分压低于 60mmHg，伴有或不伴有二氧化碳分压高于 50mmHg，并出现一系列损害的临床综合征。

【类型】

呼吸衰竭按血气变化特点可分为低氧血症型（又称 I 型，$PaO_2<60mmHg$）和高碳酸血症型（又称 II 型，$PaO_2<60mmHg$ 伴有 $PaCO_2>50mmHg$）；按原发病所在部位分为中枢性和外周性呼吸衰竭；按病程发展快慢分为急性和慢性呼吸衰竭；按发病机制分为通气障碍型和换气障碍型呼吸衰竭。

【原因及机制】

凡能引起外呼吸功能障碍的病因，均可导致呼吸衰竭。外呼吸功能障碍通常包含有肺通气和肺换气功能障碍两个方面。

1.肺通气功能障碍　指肺泡内气体与外界气体交换障碍，包括限制性和阻塞性通气不足。

（1）限制性通气不足：指吸气时肺泡扩张受限引起肺泡通气不足。常见原因有：①呼吸肌活动障碍：呼吸中枢损伤、支配呼吸肌的周围神经损伤、呼吸肌疲劳或疾病均使呼吸肌活动障碍；②胸廓顺应性降低：胸廓或胸膜疾病可增加胸廓弹性阻力和肺通气阻力，限制胸廓和肺泡扩张；③肺顺应性降低：肺淤血、肺水肿、肺炎、肺纤维化、肺不张等肺部疾病均可降低肺顺应性。

（2）阻塞性通气不足：指气道狭窄或阻塞使气道阻力增大引起肺泡通气不足。根据呼吸道阻力产生的部位可分为：

1）中央性气道阻塞：指气管分叉处以上的气道阻塞。喉头水肿、喉癌、声带麻痹等可引起胸腔外气道阻塞，吸气时因气道内压低于外界大气压，气道狭窄加重；呼气时则相反，气道狭窄减轻，患者表现为吸气性呼吸困难（图9-8）。气管白喉、异物吸入等可引起胸腔内的中央气道阻塞，吸气时胸内压降低，气道内压高于胸内压，阻塞减轻；呼气时气道内压低于胸内压，气道狭窄加重，患者表现为呼气性呼吸困难（图9-8）。

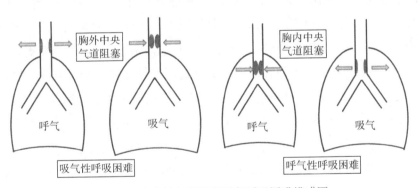

图9-8　中央性气道阻塞引起呼吸困难模式图

2）外周性气道阻塞：常发生于内径小于2mm的细小支气管阻塞，如慢性支气管炎、支气管哮喘等。引起气道阻力增加的主要机制是由于小气道炎性充血、水肿、分泌物增加以及支气管平滑肌痉挛使管壁增厚、管腔狭窄所致。

无论是限制性还是阻塞性通气不足，肺泡通气量均减少，导致肺泡内气体不能进行充分交换，PaO_2降低同时伴有$PaCO_2$升高，引起Ⅱ型呼吸衰竭。

2.肺换气功能障碍　指肺泡内气体与血液之间的气体交换障碍，包括弥散障碍、肺泡通气与血流比例失调以及解剖分流增加。

（1）弥散障碍：氧与二氧化碳通过呼吸膜进行交换的过程发生障碍称为弥散障碍，包括：

1）肺泡表面积减少：正常成人肺泡总表面积约为80m^2，储备量大，只有当肺泡表面积减少至一半以上时，才会发生换气功能障碍。肺叶切除、肺不张、肺实变等使肺泡表面积严重减少。

2）弥散距离增大：弥散距离是气体交换必须经过的路径，由呼吸膜即肺泡表面液体层、肺泡上皮细胞和基膜、毛细血管基膜和内皮以及血管内血浆、红细胞膜共同构成，总厚度1~4μm，故正常气体交换很快。肺水肿、肺泡透明膜形成、间质性肺炎、肺纤维化、肺泡毛细血管扩张等可使弥散距离增大。

3）血液流经肺泡隔毛细血管时间过短：正常静息时，血液流经肺泡隔毛细血管的时间约为0.75秒，而血液氧分压和肺泡气氧分压达到平衡的时间只需要0.25秒。当肺泡表面积减少或弥散距离增大时，虽然弥散速度减慢，但在静息时气体交换仍可在0.75秒内达到血气和肺泡气的平衡，而不至于发生弥散障碍。只有在体力活动、感染、发热时心输出量增加、肺血流加快、血液流经肺泡隔毛细血管时间过短的情况下，才会出现气体交换不充分而发生低氧血症。

由于CO_2在水中的溶解度比O_2大，其弥散速度也比O_2快，故单纯弥散障碍常引起 I 型呼吸衰竭，仅有低氧血症，$PaCO_2$一般正常。

（2）肺泡通气与血流比例失调：正常成人在静息状态下，肺泡每分通气量（VA）约为4L，每分钟肺血流量（Q）约为5L，两者的比例（VA/Q）约为0.8，此时肺换气效率最高，若肺泡通气量与血流量比例失调，则发生气体交换障碍，引起呼吸衰竭。

1）部分肺泡通气不足：各种肺部疾病如慢性阻塞性肺病、肺纤维化、肺水肿等引起阻塞性或限制性通气障碍使部分肺泡通气明显减少，而血流未相应减少，使VA/Q比值显著降低，以致流经这部分肺泡的静脉血未经充分氧合便掺入到动脉血内，导致PaO_2降低，这种情况类似于动-静脉短路，故称功能性分流，又称静脉血掺杂。

2）部分肺泡血流不足：如肺动脉栓塞、肺动脉炎、肺血管收缩等使部分肺泡血流不足而通气正常，VA/Q比值显著增高，病变肺泡内的气体不能充分与血液内气体进行交换，肺泡通气属于无效通气，故称死腔样通气，此时肺换气效率显著下降，导致PaO_2降低（图9-9）。

肺泡通气与血流比例失调引起的血气变化特点为PaO_2降低，而$PaCO_2$可正常、降低或升高，这取决于PaO_2降低时反射性引起肺组织代偿通气的程度，若肺代偿性通气正常，$PaCO_2$则正常；若肺代偿性通气过强，CO_2排出过多，$PaCO_2$则低于正常，此时均为 I 型呼吸衰竭；若肺组织病变广泛，肺代偿性通气严重不足，PaO_2降低的同时伴有$PaCO_2$升高，则为 II 型呼吸衰竭。

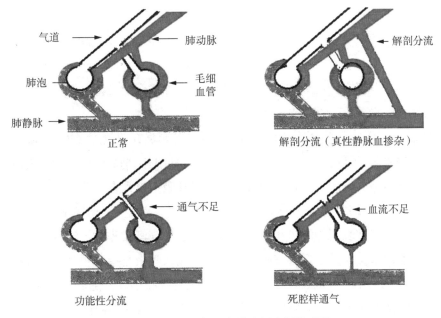

图 9-9 肺泡通气与血流比例失调模式图

（3）解剖分流增加：生理情况下，肺内有少量静脉血未经肺泡氧合而直接通过肺动 – 静脉吻合支或经支气管静脉 – 肺静脉交通支直接流入肺静脉，这种静脉血掺杂入动脉血，因确实有血管交通支的存在而称为解剖分流，又称真性分流，以此来区别上述因部分肺泡通气不足引起静脉血掺杂入动脉血之功能性分流。正常情况下解剖分流的血流量仅占心输出量的 2% ~3%，不至于对 PaO_2 产生影响。但严重创伤、休克、肺内 DIC、肺栓塞或肺细小动脉收缩等使肺内动 – 静脉短路开放，或者先天性肺动脉瘘，使解剖分流大量增加，导致 PaO_2 降低。

此外，肺叶严重病变，如大叶性肺炎红色肝样变、肺不张时，病变肺叶通气完全停止，但血液仍流经病变肺泡，静脉血未经氧合便掺杂入动脉血中，这种情况也类似于解剖分流增加。此类分流一般仅有 PaO_2 降低，属于 I 型呼吸衰竭。解剖分流时，吸入纯氧并不能显著提高 PaO_2，但功能性分流时，吸入纯氧可迅速提高 PaO_2，改善缺氧。

在呼吸衰竭的发病机制中，单纯的通气不足、单纯的弥散障碍或者单纯的通气血流比例失调均较少见，往往是多种机制同时或相继发生引起的综合结果。

【对机体的影响】

呼吸衰竭所致的低氧血症和高碳酸血症，早期机体可以通过改善组织供氧、调节酸碱平衡和改善组织器官代谢与功能来进行代偿，但病情严重时，机体代偿失调，则出现酸碱平衡及电解质紊乱，各系统功能代谢紊乱甚至危及生命。

1. 酸碱及电解质代谢紊乱　I 型和 II 型呼吸衰竭均有低氧血症，严重缺氧，糖无氧酵解增强，乳酸等酸性产物生成增多，若合并肾功能不全，大量酸性代谢产物堆积可引起代谢性酸中毒。Ⅱ型呼吸衰竭因高碳酸血症，血浆 H_2CO_3 浓度原发性增高，引起呼吸性酸中毒。此时若人工呼吸机使用不当，通气过度，CO_2 排出过多，使血浆 H_2CO_3 浓度减少，引起呼吸性碱中毒，并伴有低血钾和高血氯。原来代偿性增多的 HCO_3^- 又不能及时排出，还可合并代谢性碱中毒等混合性酸碱平衡紊乱。

2. 呼吸系统变化　氧分压在 30~60mmHg 时，可刺激颈动脉体和主动脉体化学感受器，使呼吸中枢兴奋，呼吸加深加快；若低于 30mmHg 时则抑制呼吸中枢，使呼吸减慢减弱。二氧化碳分压增高作用于中枢化学感受器，使呼吸中枢兴奋，若超过 80mmHg 则抑制呼吸中枢，此时吸氧浓度以 30% 的氧为宜，不可过高，以免完全纠正缺氧后出现呼吸抑制。中枢性呼吸衰竭常表现为呼吸频率浅而慢，甚至出现潮式呼吸、间歇呼吸、抽泣样或叹气样呼吸等节律紊乱，其中潮式呼吸最为常见。潮式呼吸是指因呼吸中枢兴奋过低引起呼吸暂停，二氧化碳分压升高使呼吸中枢兴奋，恢复呼吸运动，随着二氧化碳排出增多，二氧化碳分压降低到一定程度又可导致呼吸暂停，如此形成的周期性呼吸运动。

3. 循环系统变化　一定程度的缺氧和二氧化碳潴留可兴奋心血管运动中枢，使心率增快、心肌收缩力增强，外周血管收缩和呼吸运动增强使静脉回流增加，心输出量增加。严重的缺氧和二氧化碳潴留则可直接抑制心血管中枢，导致血压下降、心肌收缩力减弱和心律失常。肺部疾病引起的呼吸衰竭常因心肌损害和肺动脉高压而并发肺源性心脏病，甚至右心衰竭。

4. 中枢神经系统变化　呼吸衰竭引起中枢神经系统功能紊乱，出现一系列精神神经症状的病理过程称肺性脑病，主要由缺氧、CO_2 潴留和酸中毒等多种因素引起。PaO_2 在 60mmHg 左右时可出现智力和视力减退；PaO_2 在 40~50mmHg 以下时出现头痛、烦躁不安、定向障碍、嗜睡、抽搐甚至昏迷等一系列神经精神症状；PaO_2 低于 20mmHg 几分钟内，神经细胞不可逆性损伤。CO_2 潴留引起的中枢神经系统功能障碍又称二氧化碳麻醉，当 $PaCO_2$ 超过 80mmHg 时，可出现头痛、头晕、烦躁不安、言语不清、扑翼样震颤、精神错乱、昏迷、抽搐等严重表现。

5. 泌尿系统变化　呼吸衰竭时缺氧和 CO_2 潴留引起交感神经兴奋，肾血管收缩，肾血流量减少，肾小球滤过率降低。轻者可出现蛋白尿、血尿、管型尿等，严重者出现少尿、氮质血症甚至尿毒症等急性功能性肾衰竭的表现。

6. 消化系统变化　严重缺氧使胃肠血管收缩，胃肠黏膜上皮因缺血缺氧而变性坏死、黏膜糜烂、坏死、出血和溃疡形成，患者可出现恶心、呕吐、消化不良、食欲不振、腹痛、便血等消化道症状。

【防治原则】

呼吸衰竭的防治原则主要是积极防治原发病，预防和控制呼吸道感染和去除诱因；尽早吸氧纠正缺氧来提高氧分压，Ⅰ型呼吸衰竭患者宜吸入 50％ 左右浓度的氧；Ⅱ型宜吸入 30％ 左右浓度的氧，流速控制在 1~2L/min。同时及时清除气道异物、吸痰、解除支气管痉挛，畅通呼吸道以改善通气，降低二氧化碳分压，并合理使用呼吸中枢兴奋剂、呼吸机等增强呼吸动力；纠正酸碱、电解质紊乱，积极对症治疗，防治右心衰竭、肺性脑病等并发症发生。

本章小结

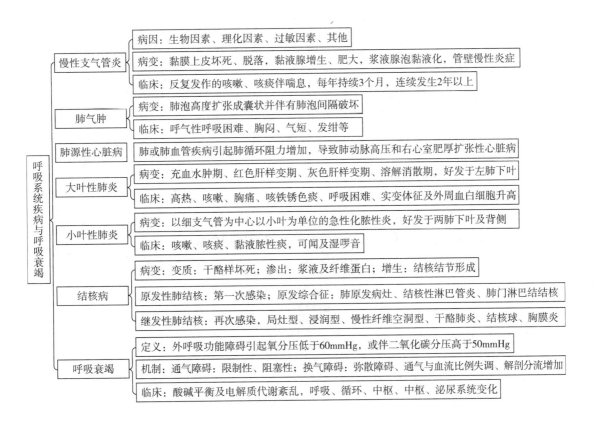

....

【复习思考】

一、单项选择题

1. 慢性支气管炎患者咳痰的病变基础是

　A. 支气管黏膜上皮细胞变性、坏死

　B. 支气管壁腺体肥大、增生、浆液腺的黏液化生

　C. 软骨萎缩、钙化或骨化

D. 支气管壁充血、水肿和以淋巴细胞为主的慢性炎症细胞浸润

E. 支气管壁瘢痕形成

2. 有关大叶性肺炎的描述，下列哪项是不正确的

　　A. 病变多累及一个大叶　　　　B. 纤维素性炎

　　C. 常由化脓性炎并发肺脓肿　　D. 可发生肺肉质变

　　E. 多由肺炎球菌引起

3. 关于小叶性肺炎的叙述，下列哪项是不正确的

　　A. 严重者形成融合性支气管肺炎　B. 细支气管和肺泡的化脓性炎

　　C. 两肺散在病灶，以上肺多见　　D. 病灶周围肺组织充血

　　E. 可并发肺脓肿及脑脓肿

4. 结核结节主要由什么细胞组成

　　A. 浆细胞　　　　　　　　　　B. 淋巴细胞

　　C. 成纤维细胞　　　　　　　　D. 巨噬细胞

　　E. 中性粒细胞

二、思考题

1. 大叶性肺炎各期病变特点，解释咯铁锈色痰的病理学基础。

2. 原发性肺结核与继发性肺结核的区别。

扫一扫，知答案

第 十 章

心血管系统疾病与心力衰竭

【学习目标】

1. 掌握：冠心病、心绞痛、心肌梗死、高血压病、向心性肥大、离心性肥大、风湿病、心瓣膜病、心力衰竭的概念；动脉粥样硬化的基本病变及主要脏器的动脉粥样硬化病变；冠心病的类型；心肌梗死的类型、病理变化与临床联系；良性高血压病的各期病变特点；风湿病的基本病变及风湿性心脏病的病变特点；二尖瓣狭窄的临床病理联系；心力衰竭的诱因及发生机制。

2. 熟悉：动脉粥样硬化、高血压病、风湿病、二尖瓣狭窄及关闭不全的病因及发病机制；风湿性关节炎、皮肤病变、风湿性动脉炎、恶性高血压的病变特点；心力衰竭的原因及临床病理联系。

3. 了解：心肌硬化及冠状动脉性猝死的概念；心力衰竭的常见分类。

心血管系统是由心脏、动脉、毛细血管和静脉组成的封闭管道系统，是维持血液循环，血液与组织间物质交换及传递体液信息的结构基础。因此，心脏或血管发生病变将对全身各系统、器官或组织造成严重影响，威胁着人类健康与生命。心血管系统疾病种类繁多，本章主要介绍最常见的动脉和心脏疾病。

第一节　动脉粥样硬化与冠心病

动脉硬化泛指动脉壁的增厚变硬。常包括：①动脉粥样硬化：是最常见且危害最大的动脉硬化；②动脉中膜钙化：即动脉中膜的钙盐沉积，较少见；③细动脉硬化：指细小动脉的玻璃样变，常见于高血压病和糖尿病。动脉粥样硬化是心血管系统疾病中最常见的疾病，多见于中、老年人，以 40~50 岁发展最快，主要累及大中动脉，其典型病变是动脉内膜粥样斑块形成。

一、动脉粥样硬化

【病因】

1. 高脂血症　指血浆总胆固醇和（或）甘油三酯异常增高。高脂血症是动脉粥样硬化发病的最主要危险因素。外源性摄入高胆固醇、高甘油三酯的食物是血脂升高的主要原因之一。流行病学调查证明，大多数患者血中胆固醇水平比正常人高，而且病变的严重程度与血浆胆固醇呈正相关。

血液中的脂质以脂蛋白的形式在血液循环中进行转运，脂蛋白根据密度不同分为乳糜微粒（CM）、高密度脂蛋白（HDL）、低密度脂蛋白（LDL）和极低密度脂蛋白（VLDL）四种。血浆低密度脂蛋白和极低密度脂蛋白升高是动脉粥样硬化的主要致病因素，低密度脂蛋白被动脉壁细胞氧化修饰后可以损伤血管内皮细胞及平滑肌细胞，同时被巨噬细胞的清道夫受体识别并摄取，巨噬细胞形成泡沫细胞，促进粥样斑块的形成。而高密度脂蛋白是拮抗动脉粥样硬化的重要因素，其可通过胆固醇逆向转运机制清除动脉壁的胆固醇，阻止动脉粥样硬化的发生。因此，低密度脂蛋白、极低密度脂蛋白及总胆固醇值的异常增高是判断动脉粥样硬化和冠心病的最佳指标。

2. 高血压　与同年龄、同性别无高血压者相比，高血压患者动脉粥样硬化发病较早且病变较重。研究证明，高血压时血流对血管壁的机械性压力和冲击作用，使血管内皮细胞损伤，通透性增高，脂蛋白易于进入血管内膜而沉积，从而引起单核细胞、中膜平滑肌细胞迁入内膜，促进动脉粥样硬化的发生。

3. 吸烟　可导致血液中的一氧化碳浓度升高，造成血管内皮细胞缺氧性损伤，同时大量吸烟使血中低密度脂蛋白易于氧化，从而促进动脉粥样硬化的发生。流行病学资料表明，吸烟是心肌梗死主要的、独立的危险性因素。

4. 遗传因素　冠心病的家族聚集现象提示遗传是动脉粥样硬化发生的危险因素之一。家族性高胆固醇血症患者，由于细胞的低密度脂蛋白受体基因突变以致其功能缺陷，使血浆低密度脂蛋白升高。

5. 其他因素　①年龄：流行病学调查显示，动脉粥样硬化的发生随年龄增长而增加；②性别：女性在绝经期前其发病率低于同年龄组男性，是由于雌激素可改善血管内皮细胞的功能，降低血浆胆固醇水平。但绝经期后两性的这种差异消失；③肥胖：肥胖人群易患高脂血症、高血压，从而间接促进动脉粥样硬化的发生；④引起高血脂的代谢性疾病：如糖尿病患者血液中的甘油三酯和极低密度脂蛋白水平显著升高；高胰岛素血症可促进动脉壁平滑肌增生，降低血中高密度脂蛋白水平；甲状腺功能减退和肾病综合征均可引起高胆固醇血症，使血浆低密度脂蛋白增高。

【发病机制】

动脉粥样硬化的本质是血管壁的慢性炎症，机械性、生物性、化学性等各种致炎因子使血管内皮损伤，是动脉粥样硬化发生的始动环节。血脂沉积是关键因素，低密度脂蛋白易穿透受损的血管内皮细胞沉积于血管内膜。同时 C- 反应蛋白等炎症介质的释放，吸引单核细胞聚集并迁入到内皮下摄取沉积于内膜的低密度脂蛋白，形成单核细胞源性泡沫细胞；同时激活动脉中膜平滑肌细胞迁入内膜，吞噬脂质形成肌源性泡沫细胞。此外，迁入内膜后的平滑肌细胞发生表型转变，由收缩型转变为合成型，合成大量胶原蛋白等细胞外基质，使内膜增厚、变硬，最终导致血管粥样斑块的形成和管壁硬化（图 10-1）。

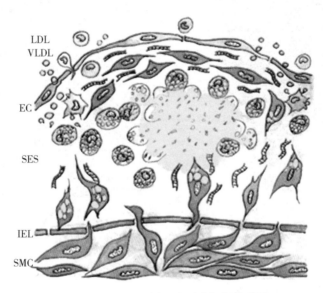

图 10-1　动脉粥样斑块形成机制模式图

【病理变化及分期】

1. 脂纹、脂斑期　是动脉粥样硬化的早期病变。动脉内膜散在不规则的淡黄色斑点或条纹，平坦或稍隆起。镜下见：病灶处可见大量泡沫细胞和脂类物质聚集，泡沫细胞呈圆形或椭圆形，胞浆中含有大量小空泡，苏丹Ⅲ染色呈橘红（黄）色，为脂质成分。泡沫细胞来源于巨噬细胞和平滑肌细胞（图 10-1）。

2. 纤维斑块期　随着病情进展，血管内膜面出现散在、不规则且表面隆起的灰黄色或瓷白色斑块。镜下见：斑块表面大量胶原纤维与散在的平滑肌细胞、蛋白多糖等细胞外基质共同形成纤维帽，胶原纤维可玻璃样变性，其下为泡沫细胞、脂质和炎细胞（图 10-1）。

3. 粥样斑块期　随着病情进一步加重，纤维斑块深层的细胞、组织发生变性、坏死，与病灶内的脂质混合成黄色粥糜样物质，共同构成粥样斑块，是动脉粥样硬化的特征性病变。典型粥样斑块呈灰白或灰黄色，既向内膜表面隆起又向深部压迫中膜，切面可见纤维帽下有大量黄色粥糜样物质。镜下见：典型的粥样斑块病灶表面是纤维结缔组织，其下是无定形的坏死崩解物质，其中含大量胆固醇结晶（HE 切片中呈针状裂隙），底部及周边是肉芽组织和少量的淋巴细胞、泡沫细胞；中膜平滑肌萎缩，弹力纤维破坏；外膜可见新生的毛细血管、结缔组织以及炎细胞浸润（图 10-2）。

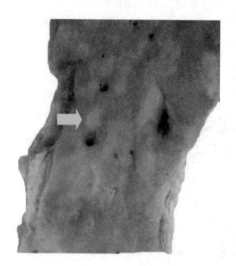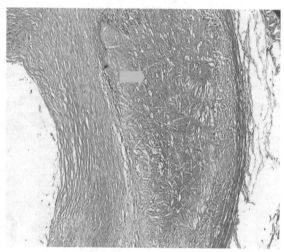

图 10-2　动脉粥样硬化的粥样斑块大体及镜下形态

4.继发性改变

（1）斑块内出血：斑块底部或边缘新生的血管破裂形成血肿，血肿使管腔进一步狭窄，甚至闭塞，导致急性供血中断。

（2）斑块破裂及栓塞：粥样斑块表层的纤维帽破裂，粥样物质脱落入血可形成栓塞，病灶表面还可形成溃疡。

（3）血栓形成：病灶处内皮细胞受损和粥瘤性溃疡，使动脉壁胶原纤维暴露，引起血小板黏附、聚集形成血栓，加重管腔阻塞，进而引起器官梗死。血栓若脱落也可形成血栓栓塞。

（4）动脉瘤或夹层动脉瘤形成：严重粥样斑块由于其底部中膜平滑肌萎缩变薄，弹性减弱，不能承受血流压力而向外局限性扩张，形成动脉瘤；若斑块内出血还可将动脉内膜与中膜分离形成夹层动脉瘤，两者破裂均可致大出血。

（5）钙化：在粥样斑块内可发生钙盐沉积，使动脉壁变硬变脆。

考点：动脉粥样硬化的病理变化

【临床病理联系】

1.主动脉粥样硬化　多见于主动脉后壁及其分支开口处，病变严重程度依次为腹主动脉、胸主动脉、主动脉弓和升主动脉。主动脉因管径大，即使有严重的粥样硬化也可以不引起明显的症状，但其继发性病变可导致严重的后果。如腹主动脉病变易形成动脉瘤，临床上腹部可触及波动性肿块，破裂可发生致命性大出血。

2. 脑动脉粥样硬化　常见于脑基底动脉、大脑中动脉和 Willis 环。由于脑动脉血管腔狭窄，脑组织因长期供血不足可发生脑萎缩，严重者常有智力减退甚至痴呆；急速供血中断则引起脑梗死；小动脉瘤破裂可致脑出血。

3. 肾动脉粥样硬化　好发于肾动脉开口处及主干近侧端，常因病变造成管腔狭窄而引起顽固性肾血管性高血压，或因动脉阻塞而致肾梗死，梗死灶机化后形成较大的瘢痕，多个瘢痕使肾脏体积变形、缩小，称动脉粥样硬化性固缩肾。患者可出现肾区疼痛、尿量减少、血压升高等临床表现。

4. 下肢动脉粥样硬化　常发生在髂动脉、股动脉及前后胫动脉。当较大的动脉管腔狭窄，活动时可因缺血缺氧而出现疼痛，休息后好转，即所谓间歇性跛行。当管腔完全阻塞而又无有效的侧支循环形成时，可引起坏疽。

二、冠心病

因冠状动脉硬化或狭窄导致心肌缺血缺氧而发生的心脏病称为冠状动脉性心脏病，简称冠心病，也称缺血性心脏病，是严重危害人类健康的常见病。

冠状动脉粥样硬化是引起冠心病的最主要原因。冠状动脉粥样硬化最常好发于左冠状动脉前降支，其次为右冠状动脉主干、左主干或左旋支、后降支。粥样斑块多发生于血管的心壁侧，呈半月形，管腔呈偏心性狭窄。按管腔狭窄程度可将冠状动脉粥样硬化分为 4 级：Ⅰ级 ≤ 25%，Ⅱ级 26%~50%，Ⅲ级 51%~75%，Ⅳ级 ≥ 76%。

冠心病时心肌缺血缺氧的原因有冠状动脉供血不足和心肌耗氧量剧增。前者是由于动脉粥样硬化斑块以及继发性病变、冠状动脉痉挛造成了管腔狭窄；后者可因过度劳累、情绪激动、血压骤升、心动过速等原因，使心肌负荷增加造成冠状动脉相对供血不足。冠心病临床上主要分为以下几种类型。

✎ 考点：冠心病类型

（一）心绞痛

因冠状动脉供血不足或心肌耗氧量骤增导致的心肌急性、短暂性缺血缺氧所引起的临床综合征。典型的临床表现为阵发性胸骨后压迫性或紧缩性疼痛，疼痛可向心前区、左肩部和左上肢放射，持续数分钟，经休息或服用硝酸酯类药物而缓解。心绞痛发生的机制是由于心肌缺血缺氧，酸性代谢产物和多肽类物质堆积，刺激心内交感神经，信号经 1~5 胸交感神经节和相应脊髓段传至大脑，产生痛觉。

心绞痛根据病因和疼痛的程度分为：①稳定性心绞痛：又称轻型心绞痛，病情可稳定数月，一般不发作，仅在体力劳动增加、心肌耗氧量增多时发作；②不稳定性心绞痛：临床上不稳定，在休息、负荷时均发病，是一种进行性加重的心绞痛；③变异性心绞痛：多无明显诱因，常在休息或梦醒时发作。患者冠状动脉明显狭窄，亦可因发作性痉挛所致。

（二）心肌梗死

心肌梗死是冠状动脉持续性供血中断引起的局部心肌缺血性坏死。多见于中老年人，是冠心病最为严重和常见的类型。多在冠状动脉粥样硬化基础上并发血栓形成、斑块内出血、冠状动脉持续性痉挛等使冠状动脉血流急剧减少或中断，过度劳累也可使心脏负荷加重，导致心肌耗氧量增大，最终引起心肌缺血性坏死。

【病理变化及类型】

约 40%~50% 的心肌梗死发生于左心室前壁、心尖部及室间隔前 2/3，相当于左冠状动脉前降支供血区；约 30%~40% 发生于左心室后壁、室间隔后 1/3 及右心室大部，相当于右冠状动脉供血区；15%~20% 见于左冠状动脉旋支供血的左室侧壁。心肌梗死极少累及心房。心肌梗死是贫血性梗死，属于凝固性坏死。心肌梗死的形态学改变呈动态演变过程，一般梗死 6 小时后肉眼方可辨认，梗死灶多不规则，苍白色；8~9 小时后呈土黄色。镜下梗死区呈凝固性坏死，间质水肿；4 天后梗死灶边缘出现充血、出血带，伴中性粒细胞浸润；7 天后边缘区出现肉芽组织；2~3 周后由于肉芽组织增生而呈红色。5 周后梗死灶逐渐被瘢痕组织取代，呈灰白色，又称陈旧性梗死灶（图 10-3）。

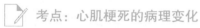 考点：心肌梗死的病理变化

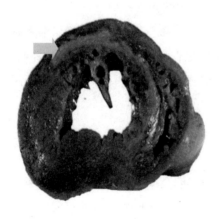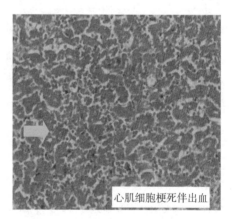

心肌细胞梗死伴出血

图 10-3　心肌梗死大体及镜下形态

1. 心内膜下心肌梗死　病变主要累及心室壁内侧 1/3 的心肌，可波及肉柱和乳头肌。表现为小灶性、多发性坏死，直径约 0.5~1.5cm，病变分布常不限于某支冠状动脉的供血范围，而是不规则地分布于心室壁四周，严重者可波及整个左心室内膜下心肌，形成环状

梗死。此型梗死多由于严重弥漫性冠状动脉狭窄，并存在某种诱因的情况下，加重冠状动脉末梢区域的缺氧而致。

2. 透壁性心肌梗死　是典型心肌梗死的类型，其梗死的部位同闭塞的冠状动脉支供血区相一致，病灶较大，累及心室壁全层或未累及全层而深达室壁 2/3。最常发生的部位是冠状动脉左前降支供血区，即左室前壁、心尖部、室间隔前 2/3 区域，约占全部心肌梗死的 50%；其次为右冠状动脉供血区，即左室后壁、室间隔后 1/3 和右心室。

【临床病理联系】

临床上多有剧烈而持久的胸骨后疼痛，休息及服用硝酸酯类药物后症状不能完全缓解，伴白细胞增高、发热、血沉加快，血清心肌酶活性增高及进行性心电图变化，可并发心律失常、休克或心力衰竭。心肌缺血 30 分钟内心肌细胞内糖原减少甚至消失。细胞坏死后，心肌细胞内的谷氨酸 – 草酰乙酸转氨酶、谷氨酸 – 丙酮酸转氨酶、肌酸磷酸激酶及乳酸脱氢酶透过细胞膜释放入血，致血清中这些酶浓度升高。此外，心肌坏死标志物肌钙蛋白升高，对临床诊断具有较大的参考价值。

心肌梗死常出现以下合并症：①心力衰竭：心肌梗死后心肌收缩力显著减弱，可引起左心、右心或全心衰竭，是导致患者死亡的主要原因之一；②心源性休克：当梗死面积大于左心室 40% 时，心排血量骤减而引起心源性休克，此种休克很难纠正；③心律失常：梗死累及传导组织可致心律失常；④室壁瘤：约 10%~30% 的心肌梗死病例在愈合期，由于梗死灶或瘢痕组织在心腔内压力作用下向外膨出而形成室壁瘤；⑤附壁血栓形成：由于梗死灶心内膜粗糙，或因室壁瘤形成处血流形成涡流等原因，易诱发附壁血栓形成；⑥心脏破裂：多发生于透壁性心肌梗死，约占心肌梗死致死病例的 3%~13%。在心肌梗死后 2 周常可发生，由于梗死灶周围中性粒细胞和单核细胞释放的大量蛋白水解酶的作用，使梗死灶溶解，在心腔压力下而破裂；⑦急性心包炎：约 15%~30% 患者在发病 2~4 天发生，透壁性心肌梗死累及到心外膜可引起急性纤维素性心包炎。

考点：心肌梗死的病理变化及临床联系

预后与梗死范围的大小、侧支循环建立的情况以及治疗是否及时有关。死亡多发生在第一周内，尤其在数小时内，发生严重心律失常、休克、心力衰竭者，病死率高。

（三）心肌硬化

由于冠状动脉狭窄引起心肌长期缓慢的缺血缺氧，所导致的心肌细胞萎缩或肥大、间质纤维组织增生、广泛多灶性的心肌纤维化。肉眼可见心脏体积增大，心腔扩张，但心室壁厚度可正常，并见多灶性白色纤维条块，心内膜增厚。临床表现为心律失常或心力衰竭，又称为缺血性心肌病。

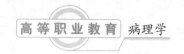

（四）冠状动脉性猝死

由冠状动脉病变引起的突发性意外死亡。常因心室颤动等严重心律失常所致。多见于40~50岁患者，常在某种诱因下发作，如劳累、饮酒、吸烟及运动等。患者可突然昏倒、四肢抽搐、小便失禁，或突发呼吸困难、口吐白沫、迅速昏迷。于发病一至数小时内死亡，有的可在夜间睡眠时死亡。

案例导入

男性，53岁，心前区持续性疼痛2小时。患者于2小时前搬重物时突然感到心前区剧烈疼痛，休息与口含硝酸甘油均不能缓解，伴大汗、恶心，呕吐两次，为胃内容物。既往高血压病史8年，吸烟20余年（20支/日）。查体：急性痛苦病容，口唇发绀，呼吸24次/分，血压100/60mmHg，心率110次/分，期前收缩8~10次/分。查血脂及心肌酶谱检验报告单如下。心电图示：室性早搏，Ⅱ、Ⅲ、aVF导联ST段抬高。请分析该患者是何种疾病？依据是什么？

血脂及心肌酶谱检验报告单

项目	结果	参考值	单位	项目	结果	参考值	单位
甘油三酯	5.95 ↑	0.28~1.70	mmol/L	同型半胱氨酸	25.6 ↑	0~20	μmol/L
胆固醇	12.87 ↑	2.30~5.18	mmol/L	肌酸激酶	78.7	<190	U/L
高密度脂蛋白胆固醇	0.7	0.78~1.81	mmol/L	肌酸酶同工酶	9.6	<24.0	U/L
低密度脂蛋白胆固醇	5.85 ↑	1.80~3.37	mmol/L	随机血糖	8.54 ↑	3.9~7.8	mmol/L
极低密度脂蛋白胆固醇	1.990 ↑	0.264~1.362	mmol/L	肌红蛋白	60.7	1.5~70.0	μg/L
游离脂肪酸	0.79	0.10~0.90	mmol/L	心肌钙蛋白Ⅰ	0.07 ↑	<0.04	μg/L

第二节　高血压病

高血压是指体循环动脉血压持续升高（成人收缩压 ≥ 140mmHg和/或舒张压 ≥ 90mmHg），是导致心、脑、肾和血管改变的最常见的临床综合征。高血压可分为原发性高血压和继发性高血压两种。原发性高血压又称高血压病（占90%~95%），是一种原因未明的以体循环动脉血压升高为主要表现的独立性、全身性疾病。多见于中老年人，病程漫长，是我国最常见的心血管疾病。

考点：高血压病的概念

继发性高血压较少见，是继发于其他疾病（如慢性肾小球肾炎、肾动脉狭窄、肾上腺肿瘤等），其血压升高只是某种疾病的一个症状或体征，原发病治愈后血压可恢复正常。

【病因】

1. 遗传因素　高血压患者有明显的家族集聚性，约75%的高血压患者有家族遗传史，双亲有高血压病史的患者，高血压患病率比无高血压家族史者高2~3倍。

2. 膳食因素　摄钠过多可使钠水潴留，血容量增加，外周阻力增加，引起高血压。日均摄盐量高的人群，高血压患病率高于日均摄盐量少的人群，减少钠盐摄入或用药物增加Na^+的排泄可降低高血压。WHO建议每人每日摄盐量应控制在5g以下。

3. 职业和社会心理因素　精神长期过度紧张的职业，高血压病患患率比对照组高。长期精神不良刺激，导致大脑皮质兴奋和抑制失调，皮层下血管中枢收缩冲动占优势，通过交感神经收缩血管，节后纤维分泌去甲肾上腺素，作用于细小动脉平滑肌α受体，引起细小动脉收缩，致血压升高。临床护理中应针对患者性格特征及有关社会心理因素，帮助患者调节负性情绪，避免紧张焦虑及不良刺激。

4. 其他因素　超重或肥胖、吸烟、年龄增长和缺乏体力活动等，也是血压升高的重要危险因素。高血压患者中，约1/3有不同程度肥胖。

【发病机制】

1. 功能性血管收缩　凡能使细小动脉广泛收缩的物质，如儿茶酚胺类、肾素等物质增多，均可致外周阻力增高引起高血压病。

2. 水、钠潴留　各种导致水、钠潴留的因素，均可造成循环血容量增加，进而心输出量增加而引发高血压。

3. 结构性血管壁肥厚　指外周细小血管壁增厚，主要由于血管平滑肌增生、胶原纤维增多和细动脉壁玻璃样变等病变，使管壁增厚变硬、管腔缩小，血压升高。

【病变及类型】

1. 缓进型高血压　又称良性高血压，约占高血压病的95%以上。多见于中老年人，病程长，进展慢，可达十余年或数十年。按其发展过程可分为三期。

（1）功能紊乱期：高血压病的早期，表现为全身细小动脉间歇性痉挛，无血管的器质性病变。血压呈波动性升高，无明显症状或伴有头昏、头痛、失眠等症状。经适当休息或治疗可恢复正常，一般不需服用降压药。

（2）动脉病变期：此期血压持续性升高，需服降压药物才能缓解临床症状。动脉硬化表现为：①细动脉玻璃样变性：是高血压病的基本病变，由于细动脉持续痉挛，内皮细胞缺氧受损，血浆蛋白渗入到内皮下沉积，使血管壁增厚呈均质红染状，管腔缩小甚至闭塞。最易累及肾入球动脉、视网膜动脉。②小动脉硬化：内膜及中膜胶原纤维和弹力纤维增生，中膜平滑肌细胞增生、肥大，使管壁增厚、变硬，管腔狭窄。③大动脉粥样硬化：粥样斑块形成。

（3）内脏病变期：高血压病后期，常有多脏器受累，其中最重要的是心、脑、肾等器官的病理改变。

1）高血压性心脏病：早期左心室肥大，是持续性血压升高，心肌后负荷增加的适应性反应。心脏重量增加，可达400g以上，左心室壁增厚，可达1.5~2cm，乳头肌和肉柱增粗变圆，但心腔不扩张，称为向心性肥大。病变继续发展，肥大的心肌细胞自身供血相对不足，心肌收缩无力而发生失代偿，心腔逐渐扩张，称离心性肥大，进而出现心力衰竭。

2）原发性颗粒性固缩肾：肾脏体积缩小，重量减轻，质地变硬，表面呈细小颗粒状，切面皮质变薄，皮髓质界限不清。由于入球细动脉玻璃样变性、叶间动脉硬化，使所属肾单位缺血，肾小球玻璃样变性、纤维化，相应的肾小管萎缩或消失，间质纤维化和淋巴细胞浸润。残存的肾小管和肾小球发生代偿性肥大及扩张（图10-4）。早期无肾功能障碍，晚期可出现水肿、蛋白尿和肾病综合征，严重者可出现尿毒症。

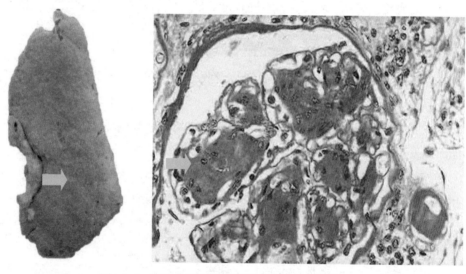

图10-4 原发性颗粒性固缩肾大体及镜下形态

3）高血压脑损害：由于脑细小动脉的硬化，可引起脑实质的病变。①脑出血：是高血压病最严重、往往是致命的并发症。出血多发生于基底节、内囊处，其次为大脑白质、脑桥和小脑。出血区脑组织完全被破坏，形成囊腔，囊腔内充满坏死的脑组织和凝血块，如坏死范围很大，可破入侧脑室。原因是脑内细小动脉硬化使血管壁变脆，当血压升高时引起破裂性出血；亦可由于血管壁弹性下降，局部膨出形成微小动脉瘤，当血压升高和剧烈波动时破裂出血。基底节、内囊区域的供血血管是豆纹动脉，该动脉从大脑中动脉呈直角分出，直接受压力较大的大脑中动脉的血流冲击，易使有病变的管壁破裂出血。临床表现常因部位不同、出血量多少而异。一般为突然昏迷、呼吸加深、脉搏加快、各种神经反射消失、肢体瘫痪等。②脑水肿：脑内细小动脉的病变使局部缺血，毛细血管通透性增高，引起脑水肿。临床可有头晕、头痛、呕吐等颅内压升高的表现。如血压急剧升高，脑水肿进一步加重，出现以中枢神经功能障碍为主要表现的症候群，称为高血压脑病；如病变进一步加重，出现抽搐、意识障碍等症状，称为高血压危象。③脑软化：由于细小动脉的病变，可致局部脑组织缺血缺氧而发生液化性坏死，通常为多个小软化灶，最终由胶质瘢痕修复。

4）视网膜病变：视网膜中央动脉常发生硬化。眼底检查可见血管迂曲，反光增强，动、静脉交叉处出现压痕，严重者视乳头水肿、视网膜出血，视力减退。

考点：良性高血压的各期病变特点

2. 急进型高血压　又称恶性高血压，约占高血压病的 5%。好发于青少年，多数发病即是恶性高血压，少数继发于缓进型高血压。病情严重，发展迅速，血压常超过 230/130mmHg，临床上常较早出现肾衰竭、视网膜出血等，预后极差。

特征性病变是坏死性细动脉炎和增生性小动脉硬化，主要累及肾脏，肾入球动脉内膜和中膜发生纤维素样坏死，管壁周围炎细胞浸润；肾叶间动脉内膜增厚，胶原纤维和弹力纤维增生，平滑肌细胞增生肥大，管壁呈同心圆状增厚，状如洋葱切面，管腔狭窄。严重时也可累及脑和视网膜动脉。

第三节　风　湿　病

风湿病是与 A 组乙型溶血性链球菌感染有关，以全身结缔组织受累为主的变态反应性疾病。病变最常累及心脏、关节和血管，以心脏病变最严重，常反复发作，急性期称风湿热。临床上除有心脏和关节等组织器官的症状外，常伴有发热、白细胞增多、血沉加快、抗链球菌溶血素 "O" 抗体滴度增高等表现。急性期过后，常遗留心脏瓣膜病变，形成风湿性心瓣膜病。

考点：风湿病的概念。

风湿病多发于冬春阴雨季节，寒冷和潮湿是重要诱因。好发年龄为 5~15 岁，6~9 岁为高峰期。性别与发病率无明显的相关性。

【病因与机制】

风湿病的发生与 A 组乙型溶血性链球菌感染有关。患者在发病前 2~3 周，有扁桃体炎、咽峡炎等链球菌感染史，抗生素广泛使用后，不仅能预防和治疗扁桃体炎、咽峡炎，且明显减少风湿病的发病率。此外机体的抵抗力与反应性在发病过程中是不可忽视的内因，链球菌性咽喉炎患者仅 1%~3% 发生风湿病，现已证明风湿病患者 B 淋巴细胞表面有遗传性标记物。

风湿病发病机制主要是抗原抗体交叉反应，即链球菌细胞壁的 C 抗原（糖蛋白）或 M 抗原（蛋白质）刺激机体产生相应的抗体，该抗体可分别与结缔组织（如心瓣膜、关节）的糖蛋白、血管平滑肌及心肌的某些成分发生变态反应，导致组织损伤。遗传易感性可能对这种变态反应起调节作用。

【病理变化】

风湿病主要发生于全身结缔组织，其特征性病理变化是风湿小体形成，病程较长，按病变发展常分三期。

1. 变质渗出期　表现为结缔组织基质发生黏液样变性和胶原纤维素样坏死，同时有浆液、纤维素渗出和少量以淋巴细胞为主的炎细胞浸润。此期持续约一个月左右。

2. 增生期　又称肉芽肿期，此期的特点性病变是形成具有诊断意义的风湿小体，又称阿少夫小体。典型风湿小体中央是纤维蛋白样坏死、成团的风湿细胞、成纤维细胞及外周的淋巴细胞、浆细胞、胶原纤维、纤维细胞等共同形成的圆形或梭形的结节（图 10-5）。主要分布于心肌间质、心内膜下和皮下结缔组织。风湿细胞是由增生的巨噬细胞吞噬纤维蛋白样坏死物质转变而来，其特点是体积较大，圆形、卵圆形，胞浆丰富，略嗜碱性，核大圆形或卵圆形，核膜清晰，核染色质集中于中央，横切面呈枭眼状，纵切面呈毛虫状。此期病变持续约 2~3 个月。

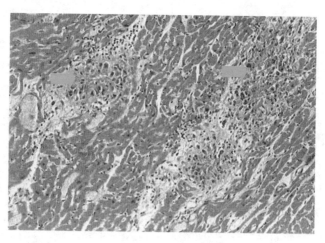

图 10-5　风湿小体

3. 纤维化期　又称愈合期，风湿小体中的纤维素样坏死物逐渐被吸收，炎细胞减少，风湿细胞转变为成纤维细胞，使风湿小体逐渐纤维化，最终形成瘢痕。此期持续约 2~3 个月。

上述病变进程持续约 4~6 个月。由于风湿病反复发作，所以病变处三期变化可同时并存。

✎ 考点：风湿病的病理变化及特征性病变

【临床病理联系】

1.风湿性心脏病　在急性期主要表现为风湿性心内膜炎、风湿性心肌炎和风湿性心外膜炎。如病变侵及心脏各层则称为风湿性全心炎。儿童风湿病患者中，60%~80% 有心脏炎的临床表现。

（1）风湿性心内膜炎：病变主要侵犯心瓣膜，以二尖瓣最常见，其次是二尖瓣与主动脉瓣同时受累，其他瓣膜极少受累。早期，瓣膜肿胀、浆液渗出，间质有黏液样变性和纤维素样坏死。瓣膜表面，尤其在闭索缘处形成粟粒大小（1~2mm）、灰白色、半透明、单行排列的疣状赘生物（图 10-6），该赘生物与瓣膜结合紧密不易脱落。镜下见：赘生物由血小板和纤维蛋白构成，周围可有少量的阿少夫细胞。病变后期，赘生物机化、瓣膜纤维化及瘢痕形成。类似病变反复发生终致瓣膜增厚、变硬、卷曲、短缩，瓣叶间发生粘连，腱索增粗、缩短而形成心瓣膜病。临床上急性期患者可有发热、贫血、心脏杂音等表现，后期因心瓣膜病可出现心房、心室肥大扩张，肺循环、体循环淤血等表现。

　　考点：风湿性心内膜炎的病变特点

（2）风湿性心肌炎：主要累及心肌间质结缔组织，多见于左心室、室间隔及左心房等处。表现为心肌间质水肿、间质小血管附近风湿小体形成和少量淋巴细胞浸润。病变反复发作，风湿小体机化形成小瘢痕。临床上可出现窦性心动过速，第一心音减弱，如累及传导系统，可出现传导阻滞等心律失常。儿童患者可发生急性充血性心力衰竭。

（3）风湿性心外膜炎：主要累及心外膜脏层，以渗出性病变为主。大量纤维蛋白渗出而无法被重吸收，纤维蛋白随心脏搏动成绒毛状，称绒毛心（图 10-7），后期发生机化粘连，形成缩窄性心包炎，严重影响心脏的舒缩功能。

　　考点：风湿性心内膜炎的病变特点

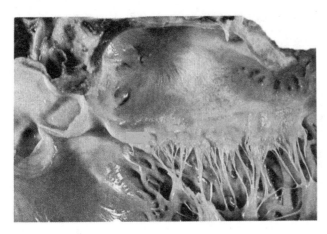

图 10-6　风湿性心内膜炎

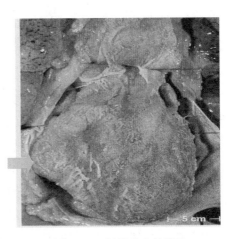

图 10-7　风湿性心外膜炎

2. 风湿性关节炎　约75%的风湿病患者出现风湿性关节炎。主要累及膝、肩、肘、腕等大关节，呈游走性，反复发作。病变处滑膜充血肿胀，关节腔内有浆液和纤维素渗出，周围软组织可见不典型的风湿小体形成。出现红、肿、热、痛和功能障碍等表现，急性期后，渗出物易被完全吸收，关节无器质性改变。

3. 皮肤病变　风湿病急性期，皮肤出现的环行红斑和皮下结节具有诊断意义。环形红斑为渗出性病变，多见于躯干和四肢，为淡红色环状红晕，微隆起。光镜下可见红斑处真皮浅层血管充血，周围水肿及淋巴细胞、单核细胞浸润。

皮下结节为增生性病变。多见于大关节附近的伸侧面，圆形或椭圆形，直径0.5~2cm，质地较硬，活动，无痛。光镜下可见结节中央为大片纤维素样坏死物质，周围呈放射状排列的风湿细胞和成纤维细胞，伴有淋巴细胞浸润。风湿活动停止后可自行消退，遗留下小的瘢痕灶。

4. 风湿性动脉炎　可累及各级动脉，以中、小动脉更为常见，如冠状动脉、肾动脉、肠系膜动脉等。主要为血管壁发生纤维素样坏死，伴有淋巴细胞浸润，可有风湿小体形成；后期血管壁纤维化而增厚，管腔狭窄甚至闭塞。

5. 风湿性脑病　以5~12岁的女孩多发。病变主要为脑内风湿性动脉炎和皮质下脑炎，后者表现为皮质下神经细胞变性及胶质细胞增生，形成胶质结节。当病变累及锥体外系统时，患儿出现不自主的肢体运动，称为小舞蹈病。

第四节　心瓣膜病

心瓣膜病是指心瓣膜受各种原因损伤后或先天性发育异常所造成的器质性病变，表现为瓣膜口狭窄和（或）关闭不全，从而引起血流动力学的变化。瓣膜口狭窄是指瓣膜开放时不能完全张开，血流通过障碍。瓣膜关闭不全是指瓣膜关闭时瓣膜口不能完全闭合，部分血液发生反流。心瓣膜病主要为二尖瓣受累，约占70%，二尖瓣合并主动脉瓣病变者为20%~30%，其他瓣膜极少受累。

✎ 考点：心瓣膜病的概念

1. 二尖瓣狭窄　最常见病因为风湿病，少数为感染性心内膜炎。2/3的患者为女性。正常二尖瓣口面积为5cm²，可通过两个手指，因瓣膜病变，瓣膜口狭窄可缩小到1.0~2.0cm²，严重时可达0.5cm²，致使二尖瓣开放时不能完全张开，血流通过障碍，引起血流动力学的变化。病变早期瓣叶间粘连，瓣膜轻度增厚成隔膜状；后期瓣叶增厚、硬化、腱索缩短，使瓣膜呈鱼口状，腱索及乳头肌明显粘连短缩。

早期由于二尖瓣口狭窄，心脏舒张期左心房血液流入左心室受阻，左心房代偿性肥大，使血液在加压情况下快速通过狭窄瓣口，并引起旋涡与震动，产生心尖区舒张期隆隆样杂音。后期左心房代偿失调，造成左心房淤血，肺静脉回流受阻，引起肺淤血、肺水肿或漏出性出血。临床上出现呼吸困难、发绀、咳嗽和咳出带血的泡沫状痰等左心衰竭症状。

　　长期肺淤血水肿，通过神经反射引起肺内小动脉收缩或痉挛，造成肺动脉高压，导致右心室代偿性肥大，继而失代偿，右心室扩张，三尖瓣因相对关闭不全引起右心房及体循环静脉淤血。临床表现为颈静脉怒张，肝淤血肿大，下肢水肿等右心衰竭的表现。X线显示，左心房增大，晚期左心室缩小，呈"梨形心"。

　　考点：二尖瓣狭窄的临床病理联系

　　2.二尖瓣关闭不全　病因与二尖瓣狭窄基本相同。在心脏收缩期，左心室部分血液通过未完全关闭的二尖瓣口反流到左心房，引起旋涡与震动，产生心尖区收缩期吹风样杂音。左心房既接受肺静脉的血液又接受左心室反流的血液，血容量增加，压力升高，引起代偿性肥大，失代偿后引起左心房扩张。心脏舒张期时，左心房大量血液流入左心室，同样使左心室代偿性肥大，失代偿后扩张。当左心失代偿后，依次出现肺淤血、肺动脉高压、右心室代偿性肥大，最终出现右心衰竭和全身静脉淤血。X线显示四个心腔均肥大扩张，呈"球形心"。

　　3.主动脉瓣狭窄　多由风湿性主动脉炎引起，少数是先天性发育异常或动脉粥样硬化引起瓣膜钙化所致。主动脉瓣狭窄后，左心室血液排出受阻，左心室发生代偿性肥大，血液在通过狭窄的瓣口时产生漩涡与震动，引起主动脉瓣听诊区收缩期喷射性杂音。后期左心室代偿性失调，相继出现左心衰竭、肺淤血、肺动脉高压及右心衰竭。X线显示左心室明显突出，心脏呈"靴形"。患者出现心绞痛，脉压减小等症状。

　　4.主动脉瓣关闭不全　多由风湿性主动脉炎引起，还可见于感染性心内膜炎、梅毒性主动脉炎等。心脏舒张时，由于主动脉瓣关闭不全，主动脉部分血液反流至左心室，使左心室血容量增加，发生代偿性肥大，主动脉瓣区听诊可闻及舒张期吹风样杂音。久之，同样相继发生左心衰竭、肺淤血、肺动脉高压、右心衰竭。临床上可出现脉压增大及周围血管征，如水冲脉、股动脉枪击音等。

第五节　心力衰竭

　　在各种致病因素作用下，心脏收缩和（或）舒张功能障碍，心输出量下降，不能满足机体代谢需求的病理过程，称为心力衰竭，是心功能不全的失代偿阶段，可出现明显的临床症状和体征。

　　考点：心力衰竭的概念

【病因】

　　1.心肌舒缩障碍　常见于：①心肌结构损伤：缺血、缺氧、感染、中毒、心肌炎、心肌梗死、心肌病等引起心肌细胞变性或坏死；②心肌能量代谢障碍：贫血、维生素 B_1 或硒等微量元素缺乏，使心肌能量代谢障碍。这些因素均引起心肌舒张或收缩功能障碍。

2. **心脏负荷过重**　常见于：①容量负荷过重：心脏在舒张时承受的负荷，又称前负荷。左心室容量负荷过重主要见于二尖瓣或主动脉瓣关闭不全；右心室容量负荷过重主要见于三尖瓣或肺动脉瓣关闭不全、室间隔缺损等。②压力负荷过重：心脏在收缩时所承受的负荷，又称后负荷。左心室压力负荷过重主要见于高血压、主动脉瓣狭窄等；右心室压力负荷过重主要见于肺动脉高压、阻塞性肺病及肺动脉瓣狭窄等。

📝 考点：心力衰竭的病因

【诱因】

1. **感染**　各种感染尤其是呼吸道感染是心力衰竭最常见的诱因。感染可致发热、心率加快、耗氧量增加以及内毒素直接损伤心肌。

2. **心律失常**　尤其是快速性心律失常时，心肌耗氧量增加，同时舒张期缩短影响冠状动脉血液灌流，诱发心力衰竭。

3. **其他诱因**　如电解质和酸碱平衡紊乱、妊娠与分娩、情绪激动、过度劳累、输液过多过快、手术等均可诱发心力衰竭。

【分类】

心力衰竭按发生部位可分为：①左心衰竭：最常见。常见于冠心病、高血压病、风湿性心脏病等。②右心衰竭：常见于阻塞性肺病、肺动脉高压、肺动脉瓣狭窄等病变。③全心衰竭：指左、右心功能都衰竭。按心输出量多少可分为低输出量性和高输出量性心力衰竭；按心肌舒缩功能障碍可分为收缩性和舒张性心力衰竭；按起病急缓可分为急性心力衰竭和慢性心力衰竭。

【发病机制】

心力衰竭发生机制较复杂，常是多种机制共同作用的结果。心肌的舒缩功能障碍是导致心力衰竭的中心环节，而心肌肥大、扩张、结构重塑是心力衰竭发生发展的分子基础。

1. **心肌收缩功能降低**　是造成心脏泵血功能障碍的主要原因，包括：①心肌结构破坏：严重的缺血缺氧、感染、中毒等使心肌细胞变性、坏死甚至凋亡，或心肌肥厚、扩张改变心肌细胞内蛋白质的结构、种类等均可破坏心肌结构使心肌收缩功能降低；②心肌能量代谢障碍：心肌缺血、缺氧使物质氧化障碍，维生素 B_1 缺乏引起丙酮酸氧化脱羧障碍，均使能量生成障碍；磷酸肌酸激酶活性下降，使磷酸肌酸生成减少，能量储存减少；肌球蛋白头部的 Ca^{2+} –Mg^{2+} –ATP 水解酶活性降低或数量减少可使能量利用障碍；③心肌兴奋–

收缩耦联障碍：心肌缺血缺氧、酸中毒或心肌肥大等使肌浆网摄取、储存和释放 Ca^{2+} 障碍，或细胞外 Ca^{2+} 内流障碍，或 Ca^{2+} 与肌钙蛋白结合障碍等均可使心肌收缩功能降低。

2. 心肌舒张功能障碍　心肌舒张是保证心腔有足够血液充盈的基本因素。引起心肌舒张障碍的原因有：①钙离子复位延缓：心肌缺血、严重贫血等 ATP 供应不足或肌浆网上 Ca^{2+}–ATP 酶活性降低，使 Ca^{2+} 外流或被肌浆网摄取储存延缓，胞质中 Ca^{2+} 浓度不能迅速降至正常水平，以致 Ca^{2+} 难以与肌钙蛋白解离，导致心肌舒张延缓；②肌球 – 肌动蛋白复合体解离障碍：心肌能量代谢障碍使能量减少，肌球 – 肌动蛋白复合体解离困难，引起心肌舒张功能障碍；③心室舒张势能减少：心肌肥大、冠状动脉狭窄或血栓形成、高血压或心肌病使室壁张力过大等使心室舒张势能减少；④心室顺应性降低：心肌肥大引起的室壁增厚、心肌炎症、水肿、纤维化和间质增生等使心室顺应性降低，心肌舒张功能障碍。

3. 舒缩活动不协调　各种类型的心律失常、冠心病、心肌梗死、心肌炎、甲状腺功能亢进等均可引起心脏各部分舒缩活动不协调，导致心力衰竭。

【对机体的影响】

心功能受损对机体的影响分代偿和失代偿两个阶段。通常起病缓慢的慢性心功能受损，机体迅速启动神经 – 体液等多种代偿机制进行调节，可出现代偿期的各种表现，且代偿期可持续数月或数年，最终若调节机制失衡，才出现失代偿的临床表现。但起病急、损伤重的心功能受损，机体来不及代偿，常在短时间内即转化为失代偿，临床症状出现早。

1. 代偿期

（1）神经 – 体液调节机制激活：表现为：①交感 – 肾上腺髓质系统激活：早期心输出量减少可刺激颈动脉窦和主动脉弓压力感受器，使交感神经兴奋，血中儿茶酚胺浓度升高，使心肌收缩力增强、心率加快和心输出量增加。同时使皮肤及内脏器官的阻力血管收缩，维持动脉血压，保证重要器官的血流灌注。②肾素 – 血管紧张素 – 醛固酮系统激活：血管紧张素Ⅱ具有强大的缩血管作用，可维持血压和血流动力学稳定；升高肾灌注压维持肾小球滤过率；促进心肌肥大和非心肌细胞增殖，加快心室重塑；醛固酮可促进远曲小管和集合管对钠水重吸收，引起钠水潴留，还可作用于心肌间成纤维细胞，促进胶原合成及心室重塑。③其他体液因子释放：心房肌可合成和分泌心房钠尿肽，心室肌可合成和分泌 B 型钠尿肽，这些钠尿肽类激素具有利钠排尿、扩张血管、抑制肾素及醛固酮的作用。此外，机体肿瘤坏死因子等炎性介质的激活和释放，以及内皮素和一氧化氮等血管活性物质增加，这些体液因子都不同程度地参与了心脏的代偿和失代偿过程。

（2）心脏代偿：①心率加快：心率加快是一种快速代偿反应，一定范围内的心率加快，可提高心输出量，对维持动脉血压和保证心、脑的血液灌流有积极意义。主要机制是颈动脉窦和主动脉弓压力感受器、右心房和腔静脉容量感受器受刺激引起交感神经兴奋使心率加快，或主动脉体和颈动脉体化学感受器受刺激，反射性地引起心率加快。但成人心率若超过180次/分，不仅失去代偿作用，还会促进或加重心力衰竭的发生发展。②心脏紧张源性扩张：指伴心肌收缩力增强的心腔扩张，是心脏对容量负荷增加启动的重要代偿方式。肌节长度在1.7~2.2μm范围内，心肌收缩力与心肌纤维初长度成正比。当肌节长度达到2.2μm时，产生的心肌收缩力最大。若心腔过度扩张，心肌过度被拉长，肌节长度超过2.2μm时，心肌的收缩力反而降低，这种不伴有心肌收缩力增强的心脏扩张称为肌源性扩张，是心脏失代偿的表现。③心肌肥大：心脏在长期过度的后负荷作用下，收缩期室壁张力增加引起肌节并联性增生，心肌细胞增粗，使心室壁增厚，心腔无明显扩大，称向心性肥大，常见于高血压病或主动脉狭窄；心脏在长期过度的前负荷作用下，舒张期室壁张力持续增加引起肌节串联性增生，心肌细胞长度增加，心腔明显扩大称离心性肥大，常见于二尖瓣或主动脉瓣关闭不全。过度肥大的心肌耗血耗氧量也增加，若心肌细胞内线粒体、酶、周边血管及神经纤维等不相应增加，可导致心肌缺血缺氧、能量代谢障碍、舒缩功能减弱而失代偿。④心肌收缩力增强：交感-肾上腺髓质系统兴奋，儿茶酚胺增加，可激活β-肾上腺素受体，增加心肌胞质内cAMP浓度，激活蛋白激酶A，促进肌膜钙通道蛋白磷酸化，导致心肌兴奋后胞质Ca^{2+}的浓度升高使心肌收缩力增强。

（3）其他代偿：①血容量增加：肾血流量减少使肾小球滤过率降低，醛固酮大量激活使远曲小管和集合管对钠、水重吸收增加，导致尿量减少、钠水潴留来增加血容量和回心血量。②血流重新分布：交感-肾上腺髓质系统激活，儿茶酚胺释放，使皮肤及内脏器官的外周阻力血管收缩，心、脑血管扩张，全身血流重新分布，有利于维持动脉血压，保证心、脑血液供应，具有重要代偿作用。③红细胞增多：肾缺血缺氧刺激肾间质细胞分泌促红细胞生成素增多，促进骨髓造血，使血液中红细胞及血红蛋白增多，提高了血液携氧能力。但红细胞过多可引起血液黏稠度增大，加重了心脏后负荷。④组织用氧能力增强：心输出量减少引起的持续缺氧，可刺激组织细胞通过增加线粒体数量、增强呼吸酶活性等方式来增强组织细胞对氧的储存和利用。

2. 失代偿期　心力衰竭失代偿的临床表现有两个方面：一是心脏泵血功能降低使心输出量减少导致组织器官缺血；二是静脉回流受阻引起体循环和肺循环静脉淤血。

（1）心脏泵血功能降低：①心悸：心力衰竭最早且最明显的症状；②心输出量减少：心力衰竭患者，心输出量常低于3.5L/min，即使是高输出量性心力衰竭，其心输出量也显著低于发病前；③其他心功能评价指标降低：如心脏指数降低，低于2.2L/min·m²；射血分数降低，可低于50%以下；射血后心室剩余血量增多，心室容量负荷增大，心室充盈受限；④动脉血压下降：急性心力衰竭因心输出量急剧减少使血压迅速下降，甚至发生心源性休克，慢性心力衰竭失代偿时血压也下降；⑤组织器官缺血：心力衰竭时心输出量减少以及血液重新分布，可引起多器官缺血，如肾缺血使尿量减少，皮肤黏膜因缺血而肤色苍白、皮温降低、功能减退甚至出现紫绀，骨骼肌缺血使全身疲乏，甚至萎缩、纤维化，脑缺血而头晕、头痛、失眠、记忆力减退、烦躁不安，甚至发生心源性晕厥。

（2）静脉淤血

1）肺淤血：多由左心衰竭引起，常表现为三种形式的呼吸困难和肺水肿：①劳力性呼吸困难：指患者在进行体力活动后发生呼吸困难，休息后可减轻或消失，为左心衰竭的最早表现。其机制是活动时血液加速使回心血量增加、机体耗氧量增加、心率加快时舒张期缩短，肺静脉回流受阻，这些因素均加重肺淤血和机体缺氧，刺激呼吸加深加快，出现呼吸困难。②端坐呼吸：心力衰竭患者平卧时，因呼吸困难加重而被迫采取端坐位或半卧位以减轻呼吸困难的状态称为端坐呼吸。其机制为：端坐时，部分血液因重力作用转移到身体的下部，并同时减少下肢水肿液的吸收，从而缓解肺淤血；端坐时，膈肌位置下移，增加胸腔容积和肺活量而改善通气。③夜间阵发性呼吸困难：患者在熟睡后突然感觉胸闷气急而被迫坐起，同时伴有咳嗽、喘息及哮鸣音，也称为心源性哮喘，是左心衰竭的典型表现。机制是：卧位时胸腔容积减少，不利于通气；入睡后迷走神经兴奋，支气管收缩，气道阻力增大；入睡后中枢神经系统处于抑制状态，神经反射敏感性降低，故只有在缺氧严重时才能刺激呼吸中枢，使患者突感呼吸困难而惊醒。

2）体循环淤血：常见于右心衰竭或全心衰竭时右心泵血障碍，使上、下腔静脉回流受阻，静脉淤血伴静脉压升高，相应器官淤血、水肿和功能损害。表现为：①静脉淤血和静脉压升高：右心衰竭致静脉回流受阻，水钠潴留，体循环静脉系统有大量血液淤积，静脉压升高，引起颈静脉怒张、肝颈静脉反流征阳性等；②肝淤血肿大和肝功能异常：右心衰竭时下腔静脉回流受阻使肝静脉淤血，导致肝淤血肿大又称槟榔肝，肝细胞变性、坏死，肝功能受损，严重时发生淤血性肝硬化；③心源性水肿：全身性水肿是全心衰竭，尤其是右心衰竭的主要表现，其发生机制是血管内外液体交换失衡使组织间液的生成大于回流、体内外液体交换失衡而使钠水潴留；④胃肠功能障碍：下腔静脉回流受阻还可导致胃肠道静脉淤血水肿，出现消化系统功能障碍，表现为消化不良、食欲不振、恶心、呕吐、腹泻等症状。

【防治原则】

心力衰竭的防治原则首先应采取有效措施防治原发病，消除各种诱因，其次改善心脏舒缩功能，减轻前后负荷，如选用正性肌力药物如洋地黄类制剂来增强心肌收缩力，选用钙拮抗剂、β 受体阻断剂等改善心肌舒张功能，用静脉扩张剂如硝酸甘油减少回心血量，改善心脏前负荷，用动脉扩张剂如血管紧张素转换酶抑制剂等降低心脏后负荷，并抑制肾素－血管紧张素系统的功能，干预心肌结构重塑，用利尿药控制水肿并纠正水、电解质和酸碱紊乱，同时给予吸氧、能量合剂、葡萄糖、肌苷来改善心肌代谢等多方面综合治疗，降低心力衰竭的死亡率和住院率，提高患者的生活质量和延长寿命。

📖 病例分析

男性，68 岁，因反复呼吸困难 2 年，加重两周入院。患者冠心病病史二十余年，2 年前逐渐出现活动耐量下降，伴有胸闷气短，双下肢水肿，未予重视。两周前上呼吸道感染后，呼吸困难加重，不能平卧，尿少，食欲不振，恶心。查体：呼吸 25 次 / 分，脉搏 120 次 / 分，口唇紫绀，颈静脉怒张，双肺闻及湿啰音，肝大，于肋下三横指处可及，叩痛（＋），肝颈静脉回流征（＋），双下肢水肿（＋）。请分析患者最可能是什么疾病，主要依据有哪些？

本章小结

心血管系统疾病与心力衰竭

动脉粥样硬化
- 病因：高脂血症、高血压、吸烟、遗传因素、其他因素
- 机制：血管壁慢性炎症使血管内皮损伤伴血脂沉积
- 病变：脂纹脂斑期、纤维斑块期、粥样斑块期；继发改变有：出血、破裂、血栓形成、动脉瘤、钙化

冠心病
- 心绞痛：冠状动脉供血不足引起心肌急性、暂时性缺血缺氧性疼痛。分型：稳定性、不稳定性、变异性
- 心肌梗死：冠状动脉持续供血中断引起心肌缺血性坏死，心梗好发左心室前壁、心尖部及室间隔前2/3
- 心肌梗死分心内膜下和透壁心梗，并发：心力衰竭、休克、心律失常、附壁血栓、室壁瘤、心脏破裂、心包炎

高血压病
- 缓进型：中老年，细动脉玻璃样变性；分功能紊乱期、动脉病变期、内脏病变期，有心、肾、脑、视网膜病变
- 急进型：多见于青壮年，特点是：坏死性细动脉炎和增生性小动脉硬化，血管壁纤维素样坏死

风湿病
- 分期：变质渗出期、增生期、纤维化期。特征：风湿小体
- 风湿性心脏病：包括心内膜炎–二尖瓣形成赘生物、心肌炎–心肌间质形成风湿小体、心外膜炎–绒毛心

心瓣膜病
- 二尖瓣狭窄：左心房、右心室、右心房依次肥大、扩张、衰竭；梨形心；舒张期隆隆样杂音
- 二尖瓣关闭不全：左心房、左心室、右心室、右心房依次肥大扩张、衰竭；球形心；收缩期吹风样杂音

心力衰竭
- 病因：心肌舒缩障碍、心脏负荷过重；诱因：感染、心律失常、电解质和酸碱平衡紊乱等
- 机制：心肌收缩功能降低、舒张功能障碍、舒缩活动不协调
- 代偿：神经体液调节，心率增快、紧张源性扩张、心肌肥大；血容量增加、血液重新分布、红细胞增多
- 失代偿：心悸、心输出量减少、血压下降、器官缺血、肺淤血伴呼吸困难、体循环淤血伴水肿及肝淤血

【复习思考】

一、单项选择题

1. 动脉粥样硬化主要累及的血管是
　　A. 细小动脉　　　　　　　B. 毛细血管
　　C. 大、中动脉　　　　　　D. 细小静脉
　　E. 大、中静脉

2. 风湿病最具特征的病理变化是
　　A. 黏液样变性　　　　　　B. 纤维蛋白样坏死
　　C. 心瓣膜纤维组织增生　　D. 风湿小体
　　E. 心外膜纤维蛋白渗出

3. 高血压病时细动脉的特征病理变化
　　A. 内膜弹力纤维增生　　　B. 内膜胶原纤维增生
　　C. 内膜胆固醇沉着　　　　D. 血管壁玻璃样变性
　　E. 内膜钙盐沉着

4. 左心衰竭时患者呼吸困难，其主要机制是
　　A. 肺不张　　　　　　　　B. 肺淤血和肺水肿
　　C. 肺纤维化　　　　　　　D. 肺通气障碍
　　E. 肺内血栓形成

二、思考题

1. 冠心病的类型及各自临床特点。
2. 良性高血压病的各期病变特点。

扫一扫，知答案

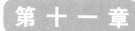

扫一扫，看课件

第 十 一 章

消化系统疾病与肝性脑病

【学习目标】

1. 掌握：慢性萎缩性胃炎的病理变化；消化性溃疡的病理变化、并发症及临床病理联系；病毒性肝炎的病理变化、类型、病变特点及临床病理联系；门脉性肝硬化的病理变化及临床病理联系；坏死后性肝硬化的病变特点。掌握肝性脑病的概念及诱因。

2. 熟悉：消化性溃疡、病毒性肝炎的病因及发病机制；熟悉肝性脑病的原因和发病机制。

3. 了解：慢性浅表性胃炎、慢性肥厚性胃炎的病理变化；肝性脑病的类型。

消化系统包括消化管和消化腺，主要功能是对食物进行消化、吸收，并排出食物残渣。胃、十二指肠、肝等器官是机体易于发生疾病的部位。本章主要介绍胃炎、消化性溃疡、病毒性肝炎和肝硬化等临床常见病和多发病。

第一节　慢性胃炎

慢性胃炎是胃黏膜的慢性非特异性炎症，其发病率居胃病之首。病程迁延，大多数患者可有食欲不振、上腹不适或钝痛等。胃镜检查及活检是诊断慢性胃炎的主要方法。

【病因】

慢性胃炎的发病与以下因素有关：①幽门螺杆菌（HP）感染；②自身免疫性损伤：部分患者血中抗壁细胞抗体和抗内因子抗体阳性；③长期慢性刺激：如长期吸烟、酗酒和喜食辛辣、热烫及刺激性食物，滥用水杨酸类药物等；④十二指肠液反流对胃黏膜的破坏。

【类型及病变】

1. **慢性浅表性胃炎** 又称慢性单纯性胃炎，是最常见的胃黏膜疾病，胃窦部最常受累。胃镜检查：病变胃黏膜充血、水肿，呈淡红色，可伴有点状出血或糜烂，表面覆盖灰黄色或灰白色黏液性渗出物。镜下见：病变主要位于黏膜浅层即黏膜层上 1/3，有充血、水肿、点状出血，浅表上皮坏死脱落，并见淋巴细胞、浆细胞浸润。胃腺体无明显异常。

2. **慢性萎缩性胃炎** 以胃黏膜固有腺体萎缩伴肠上皮化生为特点。根据发病是否与自身免疫有关以及是否伴有恶性贫血，将慢性萎缩性胃炎分为 A、B 两型，两者的区别见表 11-1，我国以 B 型多见。

✎ 考点：慢性萎缩性胃炎的病变特点

表 11-1 A、B 型慢性萎缩性胃炎的区别

区别点	A 型萎缩性胃炎	B 型萎缩性胃炎
好发部位	胃底、胃体部	胃窦部
病因及发病机制	自身免疫性疾病	HP 感染、吸烟、酗酒、滥用药物等
血清抗壁细胞抗体	+	—
血清抗内因子抗体	+	—
恶性贫血	有	无
维生素 B_{12} 吸收障碍	有	无
与癌变关系	不明显	易癌变

胃镜检查：病变部胃黏膜失去正常的橘红色而呈灰色，黏膜变薄，皱襞变浅甚至消失，黏膜下血管清晰可见。镜下见：①黏膜固有腺体萎缩：腺体数目不同程度地减少，可呈囊性扩张，胃小凹变浅；②固有膜内"慢性炎细胞"浸润，病程长者可有淋巴细胞聚集或淋巴滤泡形成；③肠上皮化生：胃窦部增生的黏膜上皮中出现杯状细胞、潘氏细胞和肠吸收细胞，形态结构与肠黏膜相似（图 11-1）。另外，胃体和胃底部壁细胞和主细胞消失，被类似幽门腺的黏液细胞所取代，称为假幽门腺化生。

肠上皮化生伴固有膜淋巴滤泡形成

3. **慢性肥厚性胃炎** 好发于胃底和胃体部。胃镜检查：黏膜皱襞肥厚，加深，加宽，不规则，呈脑回状，黏膜隆起，顶部可见糜烂或溃疡。镜下见：黏膜层肥厚，腺体增生，

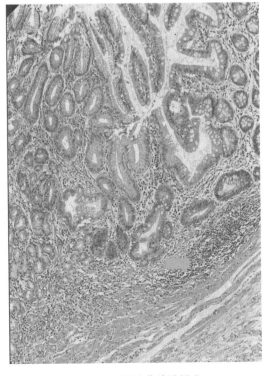

图 11-1 慢性萎缩性胃炎

腺管延长，有时增生的腺体可穿过黏膜肌层。黏膜表层黏液分泌细胞增多，固有膜充血、水肿，但炎细胞浸润不明显。

第二节　消化性溃疡

消化性溃疡又称溃疡病，是以胃或十二指肠黏膜形成慢性溃疡为特征的常见病。本病呈慢性经过，易反复发作，多发生在 20~50 岁，男性多于女性。十二指肠溃疡较胃溃疡多见，前者约占 70%，后者约占 25%，胃和十二指肠同时发生的复合性溃疡约占 5%。

【病因及机制】

1. 黏膜防御能力减弱　当吸烟、酗酒及胆汁反流时，可造成胃黏液分泌不足或黏膜上皮受损，黏膜的屏障功能被破坏，抗胃液消化能力被削弱。胃液中的氢离子便可以逆向弥散入胃黏膜，氢离子由胃腔进入胃黏膜的弥散能力因部位不同而异，胃窦部为胃底部的 15 倍，而十二指肠又为胃窦的 2~3 倍，溃疡病好发于十二指肠和胃窦部可能与此有关。服用某些药物（如水杨酸类药物及肾上腺皮质激素）等，除直接刺激胃黏膜外，还可抑制胃黏膜前列腺素的合成，影响血液循环。各种因素造成上述黏膜防御屏障的破坏，均可诱发消化性溃疡。

2. 幽门螺杆菌感染　近年发现，幽门螺杆菌感染与溃疡病发生的关系十分密切。在 70%~100% 的溃疡病患者胃黏膜中可检出 HP。HP 能降低黏膜的防御功能，引起炎症，促使黏膜毛细血管内血栓形成，导致胃和十二指肠黏膜缺血、坏死等，从而促进溃疡形成。

3. 胃液的自我消化作用　长期以来，一直认为溃疡病的形成是胃或十二指肠黏膜被胃酸和胃蛋白酶自我消化的结果。十二指肠溃疡时可见分泌胃酸的壁细胞数目明显增多，造成胃酸分泌增加。空肠与回肠内为碱性环境，极少发生溃疡病。但胃－空肠吻合术后，吻合处的空肠因胃液的消化作用可形成溃疡。这说明胃液对胃壁组织的自我消化过程是溃疡病形成的重要原因。

4. 神经－内分泌功能失调　长期过度的精神紧张或忧虑，可引起大脑皮质及皮质下中枢功能紊乱，迷走神经兴奋性异常，诱发胃酸分泌增多，造成溃疡形成。当迷走神经兴奋性降低时，胃蠕动减弱，食物潴留在胃内刺激胃窦部，胃泌素分泌增加，进而促使胃酸分泌旺盛，与胃溃疡的形成有关；当迷走神经兴奋性增高时，可促使胃酸分泌增多，增强胃液的消化作用，与十二指肠溃疡发生有关。各种原因引起的肾上腺皮质激素释放增加，也可使胃酸分泌增加，黏液分泌减少，从而诱发溃疡病。

5. 遗传因素　溃疡病在某些家庭中有高发趋势，说明本病的发生可能与遗传因素有关。

【病理变化】

胃溃疡多位于胃小弯近幽门处，尤其是胃窦部，在胃底或大弯侧极为少见。溃疡通常只有一个，少数可有 2~3 个；溃疡呈圆形或椭圆形，直径多在 2cm 以内；溃疡边缘整齐，状如刀切；底部平坦、洁净，可深达肌层甚至浆膜层；溃疡周围的黏膜皱襞呈放射状向溃疡集中。切面呈漏斗状或阶梯状，一般溃疡的贲门侧较深，其边缘耸立，而幽门侧较浅。镜下：溃疡底部由内向外大致分四层：①渗出层：表面渗出的少量纤维素及中性粒细胞；②坏死层：由红染、无结构的坏死组织构成；③肉芽组织层：为新生的毛细血管及成纤维细胞构成；④瘢痕组织层：由肉芽组织成熟形成的大量胶原纤维、少量纤维细胞，还可见细小动脉炎性增生（图 11-2）。

✐ 考点：胃溃疡的病理变化特点

十二指肠溃疡多发生在球部的前壁或后壁，溃疡较小，直径多在 1cm 以内，溃疡较浅，易于愈合。其镜下特点与胃溃疡相似。

✐ 考点：十二指肠溃疡好发部位

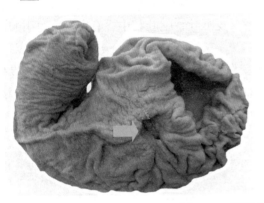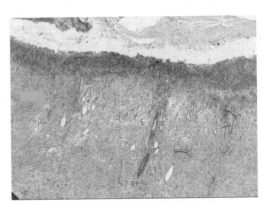

图 11-2　胃溃疡大体及镜下形态

【临床病理联系】

1. 节律性上腹部疼痛　溃疡病患者的疼痛常与进食有明显关系，并且胃溃疡与十二指肠溃疡的疼痛规律不同。胃溃疡患者的疼痛多出现在餐后 0.5~1h，可能是由于进食后胃泌素分泌增多，使胃酸分泌增加，刺激溃疡周边神经末梢，以及胃壁平滑肌痉挛。十二指肠溃疡疼痛多发生在饥饿时或夜间，进食后减轻或消失，这与迷走神经兴奋性增高，刺激胃酸分泌增多有关。

2. 反酸、嗳气、上腹部饱胀感　由于胃幽门括约肌痉挛及胃逆蠕动，使酸性胃内容物向上反流引起反酸、呕吐。胃内容物排空受阻，滞留在胃内的食物发酵产气，则出现嗳气和上腹部饱胀感。

✐ 考点：消化性溃疡的临床病理联系。

【转归】

1.愈合　如果溃疡不再发展，底部渗出物及坏死组织逐渐被吸收、排出，已被破坏的肌层不能再生，由底部的肉芽组织增生、进而老化形成瘢痕组织填补修复。同时，周围黏膜上皮再生覆盖溃疡面而愈合，整个过程需 4~5 周。

2.并发症

（1）出血：是溃疡病最常见的并发症，发生率约为 35%。溃疡底部毛细血管破裂，便潜血阳性。若溃疡底部较大血管被侵蚀破裂，发生上消化道大出血，患者出现黑便及呕血，严重者可发生失血性休克。

（2）穿孔：由于溃疡底部组织不断被侵蚀，使溃疡穿透胃或十二指肠壁而发生穿孔，是最危险的并发症，约占患者的 5%。十二指肠溃疡因肠壁较薄，易发生穿孔。如果胃或十二指肠内容物经穿孔处进入腹腔，引起急性弥漫性腹膜炎，称为急性穿孔。除腹部压痛尤其是反跳痛外，气腹征是胃肠道穿孔的最直接证据。当溃疡波及浆膜层并与邻近器官（脾、肝、胰、大小网膜）粘连后发生的穿孔为慢性穿孔，常形成局限性腹膜炎或脓肿。

（3）幽门狭窄：约占患者的 3%。持续时间较长的溃疡易形成大量瘢痕，瘢痕组织收缩可引起幽门狭窄，使胃内容物通过受阻，患者反复呕吐，呕吐物中含有宿食。可引起脱水、电解质及酸碱平衡紊乱。

（4）癌变：经久不愈的胃溃疡可癌变，癌变率不超过 1%。十二指肠溃疡几乎不发生癌变。溃疡边缘的黏膜上皮或腺体不断受到破坏、反复再生，在某种致癌因素作用下细胞可发生癌变。

考点：消化性溃疡的并发症

病例分析

患者，男，30 岁，营销业务员，因上腹部疼痛 3 个月，饮酒后剧烈疼痛 1h 入院。患者自述疼痛于饭前较重，反酸，进食后缓解。查体：体温 38.5℃，脉搏 98 次 / 分，血压 145/95mmHg，心律齐，腹部弥漫性压痛、反跳痛。立即行剖腹探查术，术中见十二指肠球部有一溃疡穿孔，遂切除。术后病理检查，十二指肠球部前壁圆形溃疡，直径 0.8cm，边缘整齐，溃疡穿透浆膜层。结合临床表现和病理改变，应对该患者做何诊断？其诊断依据是什么？

第三节　病毒性肝炎

病毒性肝炎是由肝炎病毒引起的以肝细胞变性、坏死为主要病变的常见传染病。已知的肝炎病毒类型有甲型（HAV）、乙型（HBV）、丙型（HCV）、丁型（HDV）、戊型（HEV）和庚型（HGV）六种。我国乙型病毒性肝炎最多见，其次是丙型和甲型。其中，乙型、丙型病毒性肝炎与肝硬化、肝癌的发生有密切关系，甲型病毒性肝炎均为急性。病毒性肝炎是一种严重危害人类健康的传染病，患病不分年龄和性别。我国属于乙肝高流行区，人群中乙肝表面抗原（HbsAg）阳性率平均达10%左右，地区间差异较大。临床表现有乏力、食欲减退、恶心、肝区疼痛、肝肿大和肝功能障碍。

【病因及机制】

病毒性肝炎的发病机制至今尚未完全被阐明，不同类型的病毒引起肝细胞损伤的机制也有所不同（表11-2）。

表11-2 各型肝炎病毒的特点

病毒类型	病毒性质	传播途径	潜伏期（周）	转成慢性肝炎	重型肝炎	肝细胞癌
HAV	单链RNA	消化道	2~6	无	0.1%~0.4%	无
HBV	DNA	血液、垂直、性接触	4~26	5%~10%	>1%	有
HCV	单链RNA	血液、密切接触	2~26	>70%	极少	有
HDV	缺陷性RNA	血液、密切接触	4~7	共同感染<5%	共同感染3%~4% 重叠感染80%	与HBV相似
HEV	单链RNA	消化道	2~8	无	合并妊娠20%	不详
HGV	单链RNA	输血、注射	不详	无	不详	无

一般认为甲肝和丁肝是在肝细胞内繁殖直接引起肝细胞损伤。乙肝是通过细胞免疫反应引起损伤。乙肝病毒侵入人体，在肝细胞内复制后释放入血，在肝细胞表面留下病毒抗原成分，并与肝细胞膜结合，使肝细胞表面的抗原性发生改变。进入血液中的病毒刺激机体免疫系统，致敏的淋巴细胞释放淋巴毒素或经抗体依赖性细胞毒作用杀伤病毒，同时亦损伤了含有病毒抗原信息的肝细胞。

由于个体的免疫反应和感染的乙肝病毒数量与毒力不同，引起肝细胞损伤的程度也不相同，从而表现出不同的临床病理类型：①免疫功能正常，感染病毒数量较少、毒力较弱时，引起急性（普通型）肝炎；②免疫功能过强，感染病毒数量多、毒力强时，则发生重型肝炎；③免疫功能不足，部分病毒未被杀灭，在肝细胞内反复复制，则造成慢性肝炎；④免疫功能缺陷或耐受时，病毒与宿主共存，受感染的肝细胞不受损伤，宿主成为无症状病毒携带者。

【病理变化】

各型病毒性肝炎均属于变质性炎症，以肝细胞变性、坏死为主，伴不同程度的炎细胞浸润、肝细胞再生和纤维组织增生。

1.肝细胞变质

（1）肝细胞变性：最常见是肝细胞水肿变性，镜下见肝细胞肿大，胞质呈疏松、半透明的网状，称为胞质疏松化（图11-3）；病变进一步发展，肝细胞高度肿胀，由多角形变为圆球形，胞质几乎完全透明，称为气球样变。其次嗜酸性变，一般仅累及单个或数个肝细胞，散在于肝小叶内。镜下见病变的肝细胞体积缩小，胞质浓缩，嗜酸性增强，呈红色，细胞核染色亦较深。

（2）肝细胞坏死：①溶解性坏死：由严重的细胞水肿发展而来，肝细胞崩解、消失。按坏死的范围和程度不同，可分四种：点状坏死：肝小叶内散在的单个或数个肝细胞的坏死，常见于急性普通型肝炎；碎片状坏死：肝小叶周边界板肝细胞的灶性坏死和崩解，常见于慢性普通型肝炎；桥接坏死：在中央静脉与汇管区之间、两个中央静脉之间或两个汇管区之间出现的互相连接的肝细胞坏死带；大片坏死：波及肝小叶较大范围或几乎累及整个肝小叶的大范围坏死，常见于重型肝炎。②嗜酸性坏死：嗜酸性变继续发展，胞质进一步浓缩，核浓缩消失，最后形成深红色浓染的球形小体，称为嗜酸性小体（凋亡小体），为单个肝细胞的死亡。

2.炎细胞渗出　在肝小叶内和汇管区有灶状或散在的炎细胞浸润，主要为淋巴细胞和巨噬细胞，也可见少量中性粒细胞和浆细胞。

3.肝细胞再生和间质反应性增生　①肝细胞再生：在坏死周围常出现肝细胞再生。再生的肝细胞体积较大，胞质略呈嗜碱性，核大深染，可见双核（图11-3）。再生的肝细胞可沿原有的网状支架排列，或呈团块状排列称结节状再生。②肝枯否细胞增生：呈梭形或多角形，胞质丰富，突出于窦壁或窦内。③间质成纤维细胞增生，使纤维增多。④小胆管增生：汇管区或坏死灶内可见胆管上皮增生。

考点：病毒性肝炎的病变特点

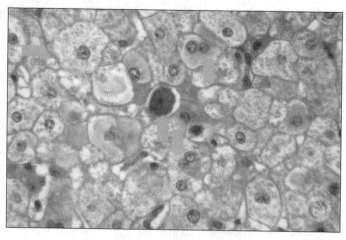

图11-3　肝细胞胞质疏松化、嗜酸性变及再生

【常见类型及特点】

1. 急性普通型肝炎 临床最常见,各型肝炎病毒均可引起。根据患者是否出现黄疸,分为黄疸型和无黄疸型两种。我国以无黄疸型肝炎多见,且主要为乙型肝炎,部分为丙型肝炎。黄疸型肝炎病变略重,多见于甲型、丁型和戊型肝炎。

病变特点:肝脏肿大,表面光滑,质地较软。镜下肝细胞广泛变性,主要为胞质疏松化和气球样变,肝窦受压变窄,肝细胞内可有淤胆现象;肝细胞坏死轻微,可见散在点状坏死和嗜酸性小体;坏死灶和汇管区有轻度炎细胞浸润(图11-4)。黄疸型坏死略重,毛细胆管内常有淤胆和胆栓形成。

✏ 考点:急性普通型肝炎的病变特点。

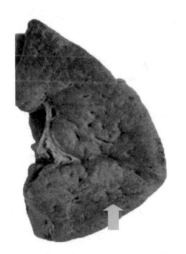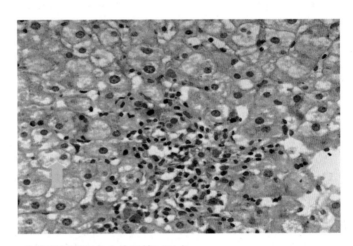

图11-4 急性普通型肝炎大体及镜下形态

临床病理联系:由于肝细胞广泛变性,肝脏肿大并可触及,包膜紧张牵拉神经末梢,引起肝区疼痛和压痛。肝细胞坏死细胞内酶释放入血,血清谷丙转氨酶(SGPT)升高,肝功能异常。病变较重者,胆红素代谢障碍,可出现肝细胞性黄疸。病毒血症引起畏寒、发热、乏力。由于胆汁形成障碍,患者出现食欲减退、厌油腻食物以及恶心、呕吐等症状。

点状坏死的肝细胞可以完全再生修复,故多数患者在6个月内可治愈,特别是甲型肝炎预后较好。但乙型、丙型肝炎往往恢复较慢,其中乙型肝炎约5%~10%、丙型肝炎约70%可迁延为慢性肝炎。

2. 慢性普通型肝炎 病毒性肝炎病程持续半年以上即为慢性肝炎。致使肝炎慢性化的因素有感染病毒的类型、免疫因素、治疗不当、营养不良、伴有其他传染病、长期饮酒或服用肝毒性药物等。

病变特点:镜下见不同程度的肝细胞变性、坏死及炎症反应,在坏死区及汇管区有不同程度的纤维组织增生,增生的纤维组织分割肝小叶,健存的肝细胞结节状再生。病变根据肝细胞坏死、炎症、纤维化程度，将慢性肝炎分为轻度、中度、重度三种类型（表11-3）。

表11-3　三种慢性（普通型）肝炎病变比较

区别点	轻度慢性肝炎	中度慢性肝炎	重度慢性肝炎
肝细胞坏死	点状坏死，偶见轻度碎片状坏死	中度碎片状坏死，有桥接坏死	重度碎片状坏死，有明显桥接坏死
炎细胞浸润	有	明显	明显
纤维化程度	轻度	中度，有纤维间隔形成	重度，纤维间隔分割肝小叶
肝小叶结构	保存	大部分保存	大部分破坏

临床病理联系：常见的临床表现为肝大及肝区疼痛，重度者还可伴有脾大。实验室检查结果是诊断的重要依据，如患者血清 SGPT、胆红素可有不同程度升高，白蛋白降低或白蛋白与球蛋白比值下降，凝血酶原活性下降等。

轻度慢性肝炎可以痊愈或病变相对静止。重度慢性肝炎晚期，肝小叶结构紊乱，假小叶形成趋势明显，逐渐发展为肝硬化。

3. 重型肝炎　是最严重的一种病毒性肝炎，较少见。根据其起病急缓和病变程度不同，可分为急性重型肝炎和亚急性重型肝炎。

（1）急性重型肝炎：起病急，病变进展迅速，病情严重，病程短，大多为10天左右，死亡率高。临床上又称之为暴发型、电击型或恶性肝炎。

病变特点：肝脏体积明显缩小，重量可减轻至 600~800g，以左叶为甚，质地柔软，被膜皱缩，切面呈黄色或红褐色，部分区域红黄相间，又称急性黄色肝萎缩或急性红色肝萎缩。镜下观：肝细胞弥漫性大片坏死，肝细胞索解离、细胞溶解。坏死多从肝小叶中央开始迅速向四周扩展，仅在小叶周边部残存少许变性的肝细胞，残留的肝细胞无明显再生现象。肝窦明显扩张、充血甚至出血。枯否细胞增生、肥大，吞噬活跃。坏死区及汇管区可见大量炎细胞浸润，其中以淋巴细胞、巨噬细胞浸润为主（图11-5）。

临床病理联系：由于大量肝细胞溶解性坏死，可导致胆红素大量入血引起重度黄疸；凝血因子合成障碍导致机体产生明显的出血倾向；肝功能衰竭，解毒功能出现障碍，导致肝性脑病。此外，由于毒血症和出血等因素，使肾脏血管强烈持续收缩，肾血液供应严重不足，肾小管因缺血而发生变性坏死，导致急性肾功能衰竭，称为肝肾综合征。

本型肝炎预后极差，大多数患者在短期内死于肝性脑病、消化道大出血、肝肾综合征和 DIC 等。少数可迁延为亚急性重型肝炎。

（2）亚急性重型肝炎：多数由急性重型肝炎迁延而来，少数由急性普通型肝炎恶化进展而来。起病较急性重型肝炎缓和，病程较长，一般可达数周至数月。

肝脏体积缩小，包膜皱缩，重量减轻，质地软硬程度不一，表面可见大小不一的结节。切面可见坏死区呈土黄色或红褐色，再生结节因胆汁淤积而呈黄绿色。镜下见肝细胞大片坏死，坏死区网状纤维支架塌陷并胶原化，再生的肝细胞不能沿原有支架排列而呈不规则结节状。肝小叶内外可见炎细胞浸润，主要为淋巴细胞和巨噬细胞。陈旧的病变区可见结缔组织增生明显。若治疗及时得当，病变有停止进展的可能，但多数发展为坏死后性肝硬化。

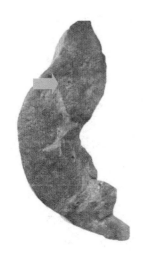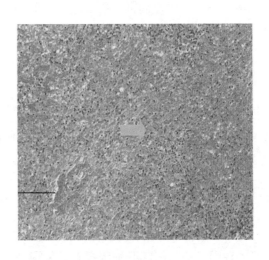

图 11-5　急性重型肝炎大体及镜下形态

第四节　肝 硬 化

肝硬化指多种原因引起的肝细胞弥漫性变性坏死、纤维组织增生和肝细胞结节状再生，这三种病变反复交替进行，造成肝小叶正常结构被分割破坏而形成假小叶、肝内血液循环被改建，导致肝脏变形、变硬的一种常见的慢性肝脏疾病。发病年龄大多在 20~50 岁，男女发病率无明显差异。由于引起肝硬化的病因及其发病机制较为复杂，所以至今尚无统一的分类方法。国际形态分类将肝硬化分为大结节型、小结节型、大小结节混合型及不全分割型四种类型。我国目前仍采用的是病因、病变特点和临床表现相结合的综合分类方法，分为门脉性、坏死后性、胆汁性、淤血性、寄生虫性和色素性肝硬化等类型。其中以门脉性肝硬化最常见，其次为坏死后性肝硬化。

考点：肝硬化的概念

一、门脉性肝硬化

门脉性肝硬化是最常见的一种肝硬化类型，相当于国际形态分类中的小结节型肝

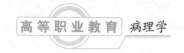

硬化。

【病因及机制】

门脉性肝硬化的发病机制尚未完全清楚，多种因素均可引起肝细胞的损害进而发展为肝硬化。

1.病毒性肝炎　慢性病毒性肝炎是我国肝硬化最常见的病因，尤其是乙型和丙型与肝硬化关系密切，可称为肝炎后肝硬化。据统计，我国肝硬化患者 HBsAg 阳性率高达 75%。

✎ 考点：我国门脉性肝硬化最常见的病因。

2.慢性酒精中毒　长期酗酒是我国门脉性肝硬化的另一个常见病因。在欧美一些国家由此引起的肝硬化高达 70%，居肝硬化病因之首。研究发现，酒精在体内代谢过程中产生的乙醛对肝细胞有直接损伤作用，使肝细胞发生脂肪变性，进而逐渐进展为肝硬化。

3.营养缺乏　若食物中长期缺乏胆碱类或蛋氨酸等物质时，可使肝脏合成磷脂障碍，引起脂肪肝并逐渐发展为肝硬化。

4.肝毒性物质　许多化学物质如黄曲霉毒素、四氯化碳、辛可芬等对肝脏有较大的毒性损害，若长期作用可导致肝硬化。

上述各种因素均可引起肝细胞损害，长期、反复作用可导致肝细胞变性、坏死及炎症反应，继发肝内广泛纤维化和肝细胞结节状再生。肝纤维化的胶原纤维来源：①网状纤维胶原化；②贮脂细胞分泌胶原纤维；③汇管区成纤维细胞增生并分泌胶原纤维。肝细胞结节状再生是由于肝小叶网状支架塌陷，再生的肝细胞未能规则排列，形成结构紊乱的再生性肝细胞团。增生的胶原纤维形成纤维间隔，不断分割正常肝小叶和再生性肝细胞团，形成假小叶，使肝脏结构破坏和血液循环途径被改建，形成肝硬化。

【病理变化】

早期肝脏体积正常或略增大，重量增加，质地正常或稍硬。晚期肝脏体积明显缩小，被膜增厚，重量可减轻至 1000g 以下，硬度增加。表面呈结节状，结节大小相仿，直径多在 0.1~0.5cm 之间，一般不超过 1cm，弥漫分布。切面布满圆形或类圆形岛屿状结节，其大小与表面结节一致，结节间被灰白色纤维组织包绕，形成窄而均匀的纤维间隔（图 11-6）。

镜下见肝小叶正常结构被破坏，形成假小叶。假小叶是肝硬化重要的形态学标志，是由广泛增生的纤维组织分割包绕肝小叶及再生性肝细胞结节，所形成的大小不等、圆形或类圆形的肝细胞团（图 11-6）。假小叶具有以下特点：①肝细胞排列紊乱，可有变性、坏死及再生的肝细胞；②中央静脉偏位、缺如或有两个以上，有时可见汇管区也被包绕在假小叶内；③再生的肝细胞结节中，肝细胞体积较大，核大深染，可见双核；④包绕假小叶的纤维间隔比较窄而且较一致，内有少量淋巴细胞和单核细胞浸润，并可见小胆管增生和无管腔的假胆管形成。

✎ 考点：门脉性肝硬化的病理变化特点、假小叶的概念

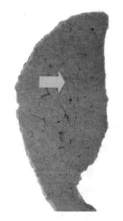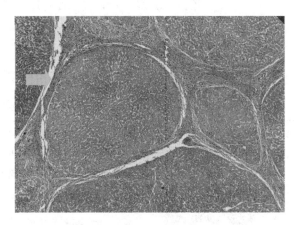

图 11-6　门脉性肝硬化大体及镜下形态

【临床病理联系】

门脉性肝硬化早期由于肝功能代偿，患者可无或仅有较轻的临床症状，表现为乏力、食欲减退以及轻度肝大。随着病变发展，由于肝脏正常结构遭破坏和肝内血液循环途径被改建，肝脏代偿功能逐渐丧失，患者出现门脉高压症和肝功能障碍。

1. 门脉高压症　门脉性肝硬化时，患者门静脉压力可升高至 25.5cmH$_2$O 以上（正常为 8~12cmH$_2$O）。其机制有：①肝动脉与门静脉的小分支在汇入肝窦前形成异常吻合，压力高的肝动脉血进入门静脉，使门静脉压力增高，此为窦前性阻塞；②肝小叶中央静脉及肝窦周围纤维组织增生，使门静脉血进入肝窦受阻，此为窦性阻塞；③假小叶压迫小叶下静脉，使肝窦内血液流出受阻，进而妨碍门静脉血入肝，此为窦后性阻塞。

由于门静脉高压，使其所属器官的静脉血液回流受阻，发生脾大、胃肠道淤血水肿、腹水和侧支循环形成等临床表现，称为门脉高压症。

（1）脾肿大：肝硬化患者中有 70%~85% 可出现脾肿大。由于脾静脉回流受阻，引起脾慢性淤血和结缔组织增生而肿大。脾脏重量可增加到 400~500g（正常 140~180g），甚至可达 1000g。脾大患者可伴有脾功能亢进，出现贫血、血小板减少和白细胞减少等。

（2）胃肠道淤血水肿：由于门静脉高压，胃肠静脉回流受阻，导致胃肠壁淤血、水肿，因而引起消化吸收功能障碍，患者出现食欲减退、腹胀、腹泻、消化不良等症状。

（3）腹水：腹腔积液多出现在肝硬化晚期，腹水量达 500mL 以上，腹部叩诊呈移动性浊音，通常腹水量都很大，以致腹部明显膨隆。腹水为淡黄色、清亮透明的漏出液。其

形成的机制为：①门静脉高压，门静脉系统淤血，毛细血管流体静压升高，液体漏入腹腔；②肝合成白蛋白的功能降低，致使血浆胶体渗透压下降；③窦性或窦后性阻塞，使肝窦内压升高，液体经肝被膜漏入腹腔；④肝脏对醛固酮和抗利尿激素的灭活功能降低，使其在血中水平升高，导致钠水潴留。同时腹水使肾血流量减少，RAAS被激活，醛固酮分泌增多。

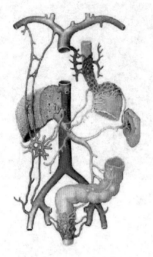

图 11-7　肝硬化侧支循环形成示意图

（4）侧支循环形成：门静脉压升高后，门静脉和腔静脉吻合支开放，形成侧支循环（图11-7），使部分门静脉血经由侧支循环绕过肝脏直接回到右心。其侧支循环的途径、失代偿的表现及其引起的并发症有：

1）食管下段静脉丛曲张：是门静脉高压最直接的证据，门静脉血经由胃冠状静脉、食管下段静脉丛、奇静脉进入上腔静脉回右心，曲张的食管下段静脉丛在胸腹压升高或粗糙食物磨损时，极易破裂，引起致命性上消化道大出血并发症，是肝硬化患者常见死因之一。

2）直肠静脉丛曲张：门静脉血经由肠系膜下静脉、直肠静脉丛、髂内静脉进入下腔静脉回右心，引起直肠静脉丛曲张，形成痔，破裂可出现便血。

3）脐周静脉丛曲张：门静脉血经由附脐静脉、脐周静脉网，分别流向上、下腔静脉，引起脐周静脉丛曲张，形成"海蛇头"现象。

2.肝功能障碍　肝细胞长期反复受损后，不能完全再生代偿损伤肝细胞的功能时，可出现肝功能不全的症状和体征。

（1）蛋白质合成障碍：因肝脏合成白蛋白减少，血浆白蛋白与球蛋白比值下降甚至倒置。

（2）出血倾向：肝脏合成凝血因子减少，以及脾功能亢进使血小板破坏过多，患者常出现牙龈、鼻及皮下出血。

（3）黄疸：由于肝细胞损伤和胆汁淤积等，使肝细胞对胆红素的摄取和排泄障碍，患者可出现肝细胞性黄疸。

（4）雌激素灭活障碍：肝功能不全时对雌激素灭活障碍致体内雌激素水平升高，造成小动脉末梢扩张，患者常在面、颈、胸、前壁及手背等处出现"蜘蛛痣"；男性患者还可出现乳腺发育、睾丸萎缩；女性可表现为月经紊乱、不孕等；部分患者还可出现"肝掌"，即两手掌的大、小鱼际呈潮红色。

（5）肝性脑病：是肝硬化最严重的后果，也是患者死亡的又一重要原因。由于肝功能极度衰竭，患者出现以意识障碍为主的神经精神综合征。

✎ 考点：门脉性肝硬化的临床病理联系。

早期如能消除病因和积极正确治疗，病情可相对稳定或有所减轻，肝功能得到改善。若病变继续发展，晚期患者常死于肝性脑病、上消化道大出血，或合并感染以及发生肝癌而死亡。

📖 病例分析

患者，男，45岁，因水肿、腹胀2个月，黑便2天入院。患者5年前曾因患急性乙型病毒性肝炎住院治疗。查体：消瘦、贫血、巩膜轻度黄染，上胸部可见蜘蛛痣，双侧乳腺轻度肿大，腹部膨隆，脐周围静脉及腹壁静脉曲张，下肢呈凹陷性水肿。查肝功能检验报告如下，请分析该患者为哪种类型肝炎，是否伴有肝硬化，为什么？请解释临床表现及检验报告单的变化。

肝功能及乙肝两对半检验报告单

项目	结果		参考值	项目	结果		参考值
前白蛋白（PA）	172.61	↓	200.00~450.00 mg/L	乙肝病毒表面抗原	34.46	++	0.00~0.10I U/L
总蛋白TP（双缩脲法）	55.3	↓	60.0~84.0 g/L				
白蛋白ALB（溴甲酚绿法）	17.5	↓	35.0~55.0 g/L	乙肝病毒表面抗体	0.00		0.00~10.00mIU/mL
球蛋白GLB（计算法）	37.8	↑	20.0~35.0 g/L				
白球比（计算法）	0.463	↓	1.20~2.50	乙肝病毒e抗原	0.27		0.00~1.00S/CO
总胆红素TB（化学氧化法）	27.67	↑	2.0~20.0 μmol/L				
直接胆红素DB（化学氧化法）	19.23	↑	0.0~6.8μmol/L	乙肝病毒e抗体	0.01	++	>1.00 S/CO
间接胆红素（计算法）	8.44		1.7~17.0μmol/L				
谷丙转氨酶ALT	80	↑	1~40 U/L	乙肝病毒核心抗体	10.26	++	0.00~1.00 S/CO
谷草转氨酶AST	45	↑	2~42 U/L				
r-谷氨酰胺转移酶GGT	60	↑	0~50 U/L				
碱性磷酸酶ALP（速率法）	130	↑	35~128 U/L				

二、坏死后性肝硬化

坏死后性肝硬化是在肝细胞发生大片坏死的基础上形成的，相当于国际形态分类中的大结节型和大小结节混合型肝硬化。

【病因及机制】

1.病毒性肝炎 多由亚急性重型肝炎迁延而来。慢性肝炎反复发作坏死严重时，也可发展为坏死后性肝硬化。

2.药物及化学物质中毒 抗真菌、抗寄生虫、抗结核、抗癌药等许多药物及某些化学物质可引起肝细胞广泛坏死，继而肝细胞结节状再生和纤维组织增生而发展为坏死后性肝硬化。

【病理变化】

肝脏体积缩小，重量减轻，质地变硬，以左叶为甚。表面结节大小不一，大者可达

5~6cm。切面呈黄绿色或黄褐色，纤维结缔组织间隔宽，且厚薄不一。镜下：假小叶大小不一、形态不规则；小叶内的肝细胞坏死较重，有不同程度的胆色素沉积；纤维间隔较宽且薄厚不均，其内有显著炎细胞浸润和小胆管增生。

【临床病理联系】

坏死后性肝硬化因肝细胞坏死较重，肝功能障碍明显并且出现较早，而门静脉高压较轻且出现晚。坏死后性肝硬化的病程较门脉性肝硬化短，癌变率也较门脉性肝硬化高，预后不良。

第五节　肝性脑病

各种病因严重损害肝细胞，使其代谢、分泌、合成、解毒、免疫等功能严重障碍，机体出现黄疸、出血、感染、肾功能障碍及肝性脑病等临床综合征，称肝功能不全。肝功能不全的晚期，主要表现为肝肾综合征和肝性脑病，称为肝衰竭。肝衰竭的患者，在临床上常会出现一系列神经精神症状，最后进入昏迷状态，这种由肝病继发的神经精神综合征，称肝性脑病。本节重点介绍肝性脑病。

考点：肝功能不全、肝功能衰竭和肝性脑病的概念

【病因与诱因】

1.病因　引起肝性脑病的因素很多，可分为内源性因素和外源性因素两大类。内源性因素见于重型病毒性肝炎或严重急性肝中毒如四氯化碳中毒等，伴有广泛肝细胞坏死的严重肝脏疾病，因肝脏解毒功能下降引起神经精神症状。外源性因素多见于各种类型的晚期肝硬化和门－体静脉分流术后，因侧支循环建立，使肠道吸收的毒性物质不能被肝脏解毒而直接进入体循环血液，导致神经精神症状出现。

2.诱因　某些能够增加血液中毒性物质来源，提高脑对毒性物质的敏感性及使血－脑脊液屏障通透性增高的因素，均为肝性脑病的诱因。

（1）氮负荷增加：是肝性脑病最常见的诱因。肝硬化患者上消化道出血、过量蛋白饮食、输血等外源性负荷过度，可促进血氨增高而诱发肝性脑病。由于肝肾综合征等所致的氮质血症、低钾性碱中毒或呼吸性碱中毒、便秘、感染等内源性氮负荷过重等，常诱发肝性脑病。

（2）血脑屏障通透性增强：正常时一些神经毒质不能通过血脑屏障，TNF-α、IL-6能改变血脑屏障的通透性，增强氨的弥散效果，诱发肝性脑病发生。此外，严重肝病患者合并的高碳酸血症、脂肪酸以及饮酒等也使血脑屏障通透性增高。

（3）脑敏感性增高：严重肝病患者，体内各种神经毒质增多，使脑对药物或氨等毒性物质的敏感性增高，因此，当使用止痛、镇静、麻醉以及氯化铵等药物时，易诱发肝性脑病。

【发病机制】

肝性脑病的发病机制是多种因素综合作用的结果，氨中毒是关键因素，假性神经和血浆氨基酸失衡则是对氨中毒机制的补充。

1. 氨中毒　临床约 80% 的肝性脑病患者血及脑脊液中氨水平升高，肝硬化患者摄入过多蛋白质或口服较多含氮药物时，血氨水平升高，可诱发肝性脑病，限制蛋白摄入或降血氨治疗后，病情好转，提示血氨升高与肝性脑病的发生有明显关系。

（1）血氨升高的原因

1）氨清除不足：肝功能衰竭时，由于代谢障碍，ATP 供给不足以及肝内酶系统受损害，导致鸟氨酸循环障碍，尿素合成能力降低，氨清除不足使血氨升高。

2）氨来源增多：血氨主要来源于肠道产氨，正常时，每天肠道约产氨 4g，经门静脉入肝，转变为尿素而被解毒。肝功能障碍时肠道产氨增多的原因有：①门脉高压时，可因胃肠道黏膜淤血水肿或胆汁分泌减少，而使消化吸收功能减弱，胃肠运动迟缓，肠内蛋白质及其含氮的分解产物，受细菌作用（腐败），产氨增多；②肝硬化时，由于门静脉高压，门腔静脉侧支循环形成，由肠道吸收门静脉血的氨，经侧支循环绕过肝脏，直接流入体循环，血氨增多；③上消化道出血、大量放腹水、利尿等情况导致的休克可导致肾前性氮质血症，使血氨增高；便秘使含氨、胺类和其他有毒衍生物与结肠黏膜接触的时间延长，有利于毒物吸收；此外，肠道 pH 值的变化，会影响肠道对氨的吸收。

（2）氨对脑的毒性作用　正常时血氨含量很少，血氨增多时，通过血脑屏障进入脑组织的氨增多，对脑的毒性主要表现在以下几个方面：

1）改变脑内神经递质：脑内氨升高可直接影响脑内神经递质的平衡及神经传递。①干扰脑内兴奋性递质谷氨酸的浓度及谷氨酸能神经传递，肝性脑病早期，氨可使脑内谷氨酸生成增多，患者表现为兴奋性增强，后期脑内氨进一步增加，一方面抑制丙酮酸脱氢酶系和 α- 酮戊二酸脱氢酶的活性，使三羧酸循环受抑制，另一方面使谷氨酸与氨结合生成谷氨酰胺增多，两者均使脑内兴奋性递质谷氨酸减少，神经传递障碍；②使丙酮酸氧化脱羧障碍，乙酰辅酶 A 生成减少，中枢兴奋性递质乙酰胆碱生成减少；③使抑制性递质如 γ- 氨基丁酸、谷氨酰胺等增加，导致抑制性神经元活动增强（图 11-8）。

2）干扰脑细胞能量代谢：脑内能量主要来源于葡萄糖的生物氧化。脑细胞的正常代谢功能是保持意识清醒和精神正常的基本条件。氨入脑增多可干扰葡萄糖的生物氧化过程，影响能量代谢，使 ATP 生成减少，消耗过多，表现为：①氨与三羧酸循环中的 α- 酮戊二酸结合生成谷氨酸，消耗大量 α- 酮戊二酸，使三羧酸循环速度减慢，ATP 生成减少；②消耗大量还原型辅酶Ⅰ妨碍呼吸链递氢过程，使 ATP 生成不足；③氨抑制丙酮酸脱氢酶系及 α-酮戊二酸脱氢酶系的活性，影响三羧酸循环过程，使谷氨酸和 ATP 均生成减少；④氨与谷氨酸结合生成谷氨酰胺增多，ATP 大量消耗。最终进入脑内的氨使脑细胞完成各种功能所需的 ATP 严重不足，不能维持中枢神经系统的兴奋活动，从而发生功能紊乱引起昏迷（图 11-8）。

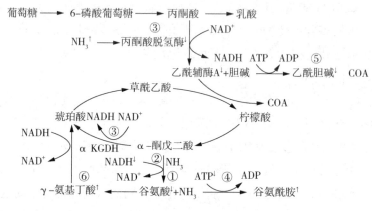

图 11-8　氨对脑内神经递质及能量代谢的影响

3）氨对神经细胞膜的抑制作用：细胞膜对铵离子的选择性通透强于钾离子，血氨升高时，铵离子可与钾离子竞争入胞，导致细胞外钾离子浓度升高。细胞内外钠、钾离子分布不同直接影响膜电位、细胞的兴奋及传导等活动。

2.假性神经递质　部分肝性脑病患者经治疗后血氨虽已下降，甚至并没有血氨增多，但其精神神经症状并未得到改善，因此有人认为肝性脑病的发生可能还与中枢神经系统正常的神经递质被假性神经递质取代有关。

经典传导通路的二级神经元纤维通过脑干时，发出侧支与脑干网状结构中神经元发生突触联系，经多次换元组成脑干网状结构上行激动系统，该系统的上行纤维抵达非特异性核群，换元后弥散性地投射到大脑皮层的广泛区域。该系统的功能是维持和改变大脑皮层的兴奋状态，损毁该系统后动物处于昏睡状态。在脑干网状结构上行激动系统的唤醒功能中，以去甲肾上腺素和多巴胺为主的神经递质起到重要作用。当这些正常神经递质被结构相似但生理效应极弱的假神经递质取代时，上行激动系统的功能减弱，大脑皮质从兴奋转入抑制状态，产生昏睡等状况。

食物蛋白中的芳香族氨基酸，如苯丙氨酸及酪氨酸，经肠内细菌脱羧酶的作用，形成苯乙胺及酪胺。这些胺类物质从肠道吸收，经门静脉到达肝脏，经肝脏单胺氧化酶的作用氧化分解，而被清除。当肝功能不全时，其解毒功能降低，或经侧支循环，绕过肝脏直接进入体循环，由于肠道淤血，消化功能降低，使肠内蛋白腐败分解过程增强，大量苯乙胺和酪胺入血。

血中苯乙胺和酪胺进入脑内的增多，在神经细胞内非特异性的 β-羟化酶的作用下，形成苯乙醇胺和羟苯乙醇胺。这两种物质在结构上与正常递质去甲肾上腺素和多巴胺很相似，于是发生竞争，而被儿茶酚胺能神经元所摄取、贮存，并作为神经递质释放出来。由于苯乙醇胺和羟苯乙醇胺的作用远不如正常递质强，因而不能产生正常的效应，故称为假性神经递质。假性神经递质使脑干网状结构上行激动系统的唤醒功能不能维持，从而发生昏迷。

✎ 考点：假性神经递质有哪些

3. 血浆氨基酸失衡 正常血浆及脑内芳香族氨基酸有苯丙氨酸、酪氨酸、色氨酸等，支链氨基酸有缬氨酸、亮氨酸、异亮氨酸等，支链氨基酸与芳香族氨基酸的比例正常值是3~3.5，肝性脑病时可下降至0.6~1.2。

肝功能障碍对胰高血糖素和胰岛素的灭活功能降低，血中胰高血糖素与胰岛素比值升高，体内分解代谢增强。①胰高血糖素的增多，使组织的蛋白分解代谢增强，大量芳香族氨基酸由肝和肌肉释放入血；肝功能严重障碍，芳香族氨基酸在肝脏降解减少，同时肝脏利用芳香族氨基酸糖异生的能力降低，芳香族氨基酸大量增加。②胰岛素水平升高，支链氨基酸更多地进入骨骼肌组织被利用，从而血中含量降低。此外，血氨升高可直接加强支链氨基酸代谢，这一过程主要发生在骨骼肌和脑组织。

芳香族氨基酸与支链氨基酸通过血脑屏障是由同一载体转运的，因此，它们之间有竞争作用。肝功能障碍患者，血中支链氨基酸/芳香族氨基酸下降，芳香族氨基酸进入脑增多。主要是苯丙氨酸和酪氨酸。正常时，脑神经细胞内的苯丙氨酸在苯丙氨酸羟化酶的作用下，生成酪氨酸；酪氨酸在酪氨酸羟化酶的作用下，生成多巴；多巴在多巴脱羧酶作用下，生成多巴胺；多巴胺在多巴胺 β–羟化酶的作用下，生成去甲肾上腺素，这是正常神经递质的生成过程。

但进入脑内的苯丙氨酸和酪氨酸增多时，增多的苯丙氨酸可抑制酪氨酸羟化酶的活性，从而使正常神经递质生成减少。增多的苯丙氨酸可在芳香族氨基脱羧酶的作用下，生成苯乙胺，进一步在 β–羟化酶作用下生成羟苯乙醇胺。因此，苯丙氨酸和酪氨酸进入脑内增多的结果可使脑内产生大量的假性神经递质，而产生的假性神经递质又可进一步抑制正常神经递质的产生过程。

由此可见，血中氨基酸的失平衡可使脑内产生大量假性神经递质，并使正常神经递质的产生受到抑制。氨基酸失衡机制只是假性神经递质机制的补充。

【对机体的影响】

肝性脑病时，由于血氨增多、假性神经递质的形成及血浆氨基酸失衡等因素，患者可出现神经精神症状，最后进入昏迷状态。根据意识障碍程度、神经系统表现和脑电图改变，将肝性脑病自轻微的精神改变到深昏迷分为四期。一期（前驱期）：轻微的神经精神症状，轻度性格改变和行为失常，如欣快激动或淡漠少言，衣冠不整或随地便溺，应答准确，但吐词不清且较缓慢，可有轻度扑翼样震颤；二期（昏迷前期）：前一期的症状加重，以意识错乱、睡眠障碍、行为失常为主，可出现定向理解力减退等，有明显扑翼样震颤；三期（昏睡期）：以昏睡和精神错乱为主，可以唤醒，醒时尚可应答问话，但常有神志不清和幻觉，扑翼样震颤仍可引出；四期（昏迷期）：神志丧失，不能唤醒，扑翼样震颤无法引出。

【防治原则】

对肝性脑病患者，积极治疗原发病，防止诱因，降低血氨（口服新霉素抑制肠道菌群、口服乳果糖降低肠道 pH 值和应用谷氨酸和精氨酸等），促使神经递质恢复正常（补充左旋多巴和支链氨基酸等）可促进患者意识清醒。

本章小结

消化系统疾病与肝功能衰竭

慢性胃炎
- 病因：幽门螺杆菌感染、自身免疫损伤、长期慢性刺激
- 类型：慢性浅表性胃炎，慢性萎缩性胃炎（分A型、B型，伴肠上皮化生或假幽门腺化生），慢性肥厚性胃炎

消化性溃疡
- 病因及机制：黏膜防御能力减弱、幽门螺杆菌感染、胃液自我消化作用、神经-内分泌功能失调、遗传
- 胃溃疡好发于胃小弯幽门处，圆形或椭圆形，边缘整齐，底部平坦
- 十二指肠溃疡好发于十二指肠球部的前或后壁，较小，较浅，易于愈合
- 镜下：溃疡底部由内向外分渗出层、坏死层、肉芽组织层、瘢痕组织层
- 临床：周期性节律性上腹部疼痛、反酸、嗳气、上腹部饱胀感
- 并发症：出血最常见、穿孔、幽门狭窄，癌变仅见于胃溃疡

病毒性肝炎
- 病因：肝炎病毒有甲、乙、丙、丁、戊、庚等
- 病变：肝细胞水肿或溶解坏死，嗜酸性变性坏死，炎细胞浸润，肝细胞及枯否细胞和胆管上皮细胞增生
- 急性普通型肝炎：肝细胞广泛变性伴点状坏死
- 慢性普通型肝炎：轻度为点状坏死，中度为碎片状和桥接状坏死，重度为重度碎片状和典型桥接状坏死
- 急性重型肝炎：肝细胞广泛坏死而无明显再生
- 亚急性重型肝炎：肝细胞广泛坏死伴结节状再生

门脉性肝硬化
- 病因：慢性乙型肝炎（最常见）、慢性酒精中毒、营养缺乏、肝毒性物质
- 病变：肝脏体积缩小，质硬，结节较小且大小相仿，假小叶形成
- 临床：门脉高压症：脾肿大、胃肠道淤血水肿、腹水、侧支循环形成；肝功能障碍：出血、黄疸等

肝功能衰竭
- 病因：内源性和外源性因素；诱因：氮负荷增加（最常见）、血脑屏障通透性增加、脑敏感性增高
- 机制：氨中毒（关键因素）、假性神经递质、血浆氨基酸失衡
- 临床：患者可出现神经精神症状，最后进入昏迷状态

【复习思考】

一、单项选择题

1. 胃溃疡最常见的部位是

　　A. 贲门部　　　　　　　　B. 幽门部

　　C. 胃体部　　　　　　　　D. 幽门部小弯侧

　　E. 胃底部

2. 病毒性肝炎的病变性质属于

　　A. 变质性炎　　B. 渗出性炎　　C. 增生性炎　　D. 化脓性炎　　E. 出血性炎

3. 我国肝硬化最常见的病因为

　　A. 病毒性肝炎　　　　　　B. 酒精中毒

　　C. 营养缺乏　　　　　　　D. 幽门螺杆菌感染

　　E. 胆汁淤积

4. 下列哪项符合门脉性肝硬化的病变

　　A. 结节大小不等　　　　　B. 结节大小相仿

　　C. 炎细胞浸润明显　　　　D. 纤维间隔较宽

　　E. 肝内散在多个大结节

5. 肝性脑病发生机制中的假性神经递质主要是

　　A. 苯乙胺和酪胺　　　　　B. 苯乙胺和苯乙醇胺

　　C. 酪胺和羟苯乙醇胺　　　D. 多巴胺和苯乙醇胺

　　E. 苯乙醇胺和羟苯乙醇胺

二、思考题

1. 假小叶是怎样形成的？其结构特点如何？

2. 门脉性肝硬化时引起门脉高压症的原因有哪些？其机制如何？

3. 肝性脑病的诱因有哪些？

扫一扫，知答案

扫一扫，看课件

第十二章

泌尿系统疾病与肾衰竭

【学习目标】

1. 掌握：肾小球肾炎的基本病变、病理类型和临床病理联系；肾盂肾炎的病因、感染途径及病理变化特点。急性肾功能衰竭的病因、少尿期及多尿期机体功能和代谢变化；慢性肾功能衰竭的功能和代谢变化。

2. 熟悉：肾小球肾炎的发病机制，急、慢性肾功能衰竭的定义；尿毒症的概念及功能代谢变化。

3. 了解：肾盂肾炎的发病机制；尿毒症的治疗原则。

泌尿系统包括肾、输尿管、膀胱和尿道，肾是人体重要的器官,其基本结构是肾单位，由肾小球和肾小管组成，肾小球包括血管球和肾小囊，血管球是一团蟠曲的有孔毛细血管网，可对血液中的物质进行选择性滤过功能，肾小囊由球囊壁层和脏层上皮共同构成，脏层上皮又称足细胞。有孔毛细血管的内皮、基膜和足细胞裂孔膜共同构成肾小球滤过膜。滤过膜的结构和功能改变是肾小球疾病发生的重要机制。肾具有多种功能：①排泄：排出体内代谢废物和有毒物质；②调节：调节体内水、电解质和酸碱平衡，以维持机体内环境的稳定；③内分泌：肾能分泌肾素、前列腺素、促红细胞生成素、1,25- 二羟维生素 D_3 等激素；同时，肾脏也能灭活某些激素，调节机体代谢。

泌尿系统疾病有炎症、肿瘤、代谢性疾病、尿路梗阻、血管性疾病等类型。肾疾病根据病变累及部位分肾小球疾病、肾小管疾病、肾间质和肾血管疾病。本章主要介绍肾小球肾炎、肾盂肾炎和肾功能衰竭。

第一节　肾小球肾炎

肾小球肾炎简称肾炎，是以肾小球损害为主的变态反应性炎症。分为原发性和继发性,原发性肾小球肾炎指原发于肾的独立性疾病,通俗所称肾小球肾炎常指原发性肾小球肾炎。继发性肾小球肾炎是其他疾病引起的,如红斑狼疮性肾炎、高血压、糖尿病和某些遗传病等引起的肾脏病变。本节主要介绍原发性肾小球肾炎的常见类型及病变特点。

【原因及机制】

目前认为肾小球肾炎是抗原抗体反应引起的免疫性疾病,免疫复合物在肾小球沉积或形成是引起肾小球肾炎的主要机制,此外,细胞免疫可能对某些肾炎的发病也有一定作用。

1.病因　引起肾炎的抗原分两类:①内源性抗原:由肾小球的固有成分转化为抗原称肾小球性抗原,如肾小球基底膜、系膜基质、足细胞、抗内皮细胞等均可受刺激转化为肾小球性抗原;由 DNA、免疫球蛋白、肿瘤抗原等进入机体,与肾小球某些成分结合成植入性抗原,则称非肾小球性抗原;②外源性抗原:机体外的病原生物体如细菌、病毒和寄生虫等感染,药物、外源性凝集素、异种血清等进入机体成为外源性抗原。

2.发病机制

(1)原位免疫复合物形成:肾小球固有成分或植入性抗原均可刺激机体产生相应抗体,抗体在肾小球内与抗原结合形成免疫复合物,引起肾小球肾炎,称原位免疫复合物形成。

(2)循环免疫复合物沉积:由外源性抗原或非肾小球性内源性抗原与相应的抗体结合为免疫复合物,随血流经肾小球时沉积于局部,导致肾小球损害(图 12-1)。循环免疫复合物在肾小球内的沉积部位和程度受免疫复合物分子大小和携带的电荷等多种因素影响,含阳离子的复合物可穿过基底膜,沉积于上皮侧;含阴离子复合物不易通过基底膜,沉积于内皮侧;电荷中性的复合物易沉积于系膜区。大分子免疫复合物易被单核巨噬细胞吞噬,不易沉积。

无论是原位免疫复合物形成还是循环免疫复合物沉积,均可通过各种途径激活多种炎症介质的合成和释放而引起肾小球发生变质、渗出和增生的炎症改变。①激活补体系统:免疫复合物可激活补体成分 C3a、C5a 等,引起血管通透性增加、中性粒细胞和巨噬细胞浸润,并释放溶酶体酶损伤肾小球毛细血管内皮和基底膜,细胞性抗原溶解产生的细胞毒作用损伤肾小球;②激活激肽和凝血系统:肾小球毛细血管内皮和基底膜的损伤激活内、外凝血系统和激肽系统,促使微血栓形成,渗出的纤维蛋白还可刺激肾小囊上皮增生;③释放细胞因子:渗出的中性粒细胞、巨噬细胞、淋巴细胞可释放多种细胞因子和生长因子促进肾小球的炎症改变,并刺激血管内皮细胞、系膜细胞的增生,引起肾小球硬化。

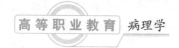

【基本病理变化】

肾小球肾炎属于增生性炎，以细胞增生为主，且伴有渗出、变质等炎症变化，其病理变化为：

1.增生　肾小球内细胞增生，如系膜细胞、系膜基质、血管内皮细胞、球囊壁层上皮细胞均可增生，晚期毛细血管基膜增厚、血管祥塌陷和闭塞，肾小球纤维化，肾间质纤维结缔组织大量增生。

2.渗出　常有白细胞渗出，主要是中性粒细胞和巨噬细胞。渗出的中性粒细胞释放蛋白水解酶，破坏内皮细胞、上皮细胞以及基膜，使血管通透性增高，红细胞漏出，血浆蛋白和纤维蛋白亦可渗出。渗出物可浸润于肾小球和肾间质内，也可渗入肾球囊腔随尿排出，形成蛋白尿、管型尿等。

3.变质　各种蛋白溶解酶和细胞因子的作用，使肾小球毛细血管壁发生纤维蛋白样坏死，后期肾小球逐渐纤维化和玻璃样变性；肾小管上皮可出现细胞水肿或脂肪变性。

✐ 考点：肾小球肾炎的基本病变及炎症性质

肾小球肾炎按病变分布特点可分弥漫性与局灶性、球性与节段性肾炎。病变累及50%以上的肾小球称弥漫性肾炎；病变仅累及少部分肾小球称局灶性肾炎；病变累及整个或几乎整个肾小球称球性肾炎；病变仅累及肾小球的一小部分，称节段性肾炎。

【常见类型及特点】

肾小球肾炎的病理分类对临床治疗和判断预后有很大帮助，但原发性肾小球肾炎病变复杂，类型繁多，临床表现也不尽相同。本节重点介绍几种常见的肾小球肾炎。

（一）急性弥漫性毛细血管内增生性肾小球肾炎

简称急性肾小球肾炎，是最常见的肾小球肾炎类型。以儿童发病率较高，成人少见，起病急。大多数病例与A族乙型溶血性链球菌感染有关，又称为链球菌感染后肾小球肾炎，少数与其他细菌或病毒感染有关。该疾病的发病机制为细菌或病毒等外源性抗原刺激机体产生抗体形成循环免疫复合物沉积在肾小球，引起免疫损害所致。

1.病变特点　两侧肾脏对称性肿大，包膜紧张，表面光滑，鲜红色，称"大红肾"。有时肾脏表面和切面可见散在的出血点，又称"蚤咬肾"。切面皮质增厚，纹理模糊（图12-1）。镜下见：①肾小球弥漫受累，肾小球毛细血管内皮细胞和系膜细胞显著增生，中性粒细胞和少量巨噬细胞渗出使细胞显著增多，毛细血管受压狭窄甚至闭塞，严重者，毛细血管可发生纤维蛋白样坏死及微血栓形成，血管通透性增加还可引起出血，肾小囊内可出现红细胞、白细胞、纤维蛋白等渗出物；②肾小管上皮细胞水肿和细胞内玻璃样变性，管腔内可见滤过的蛋白、红细胞、白细胞和脱落的上皮细胞等凝集成各种管型，如红细胞、白细胞或上皮细胞管型，细胞崩解形成颗粒管型，蛋白凝集形成透明管型；③肾间质：血管显著扩张、充血水肿，少量中性粒细胞浸润（图 12-1）。

考点：简述急性肾炎的病理变化

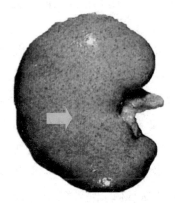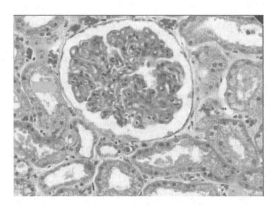

图 12-1　急性肾小球肾炎大体及镜下形态

电镜可见肾小球基底膜外侧上皮细胞下有驼峰状或小丘状的电子致密物沉积，邻近上皮细胞足突融合。免疫荧光法检查可见基底膜外侧有大小不等的颗粒状荧光，主要为散在的 IgG 和补体 C3 沉积所致。

2. 临床病理联系　　起病急，表现为尿量减少、血尿、蛋白尿、水肿和高血压，临床称急性肾炎综合征。

（1）尿的变化：①血尿、蛋白尿、管型尿：因肾小球毛细血管通透性增加使红细胞漏出，轻者镜下血尿，重者肉眼血尿，尿呈洗肉水色。蛋白质漏出可形成蛋白尿。当肾小管上皮水肿时，各种异常漏出的成分还可在肾小管管腔内凝集成管型尿，如细胞管型、蛋白管型、颗粒管型。②少尿、无尿：24 小时尿量少于 400mL 称少尿，少于 100mL 称无尿，肾小球毛细血管内皮细胞和系膜细胞增生使毛细血管受压甚至闭塞，肾小球血流减少，滤过率降低，肾小管重吸收未相应减少，引起少尿甚至无尿，严重者出现氮质血症、尿毒症。

（2）水肿：由于毛细血管受压，肾小球血流减少引起滤过率降低，尿液生成减少使体内外液体交换失衡 - 钠水潴留，同时组织胺的释放引起全身毛细血管通透性增高，血管内外液体交换失衡 - 组织间液生成增多所致，水肿常先发生于眼睑部，后期也可蔓延整个面部甚至全身。

（3）高血压：由于尿少引起体内钠水潴留使血容量增多，血压多轻度或中度增高。

考点：用病变解释急性肾炎的临床表现

3. 预后　　绝大多数患者，尤其是儿童链球菌感染后肾小球肾炎，可在数周或数月内痊愈。少数成年人病变迁延不愈，逐渐发展为慢性硬化性肾小球肾炎。极少数患者病变严重，可发展为新月体性肾小球肾炎，甚至病变迅速进展，短期内发生肾功能不全、心力衰竭及高血压脑病。

（二）快速进行性肾小球肾炎

又称弥漫性毛细血管外增生性肾小球肾炎或新月体性肾小球肾炎，多见于成年人，较少见，起病急，病情重，进展快，预后差。其发病机制与肾性或非肾性内源性抗原刺激机体产生特异性抗体，在肾小球原位形成免疫复合物有关。

1. 病变特点　两肾弥漫性肿大，颜色苍白，肾皮质增厚，纹理模糊，称大白肾（图12-2）。镜下特征性病变是在肾小球内形成新月体或环状体。由于肾小球基底膜严重受损通透性增高使纤维蛋白大量渗出，刺激球囊壁层上皮细胞显著增生，与渗出的巨噬细胞、中性粒细胞、纤维蛋白等成分层层堆积，在毛细血管丛周围形成新月形小体称新月体（图12-2），若增生的上皮细胞在毛细血管丛周围包绕成环状，则称环状体。早期新月体或环状体主要由增生的壁层上皮细胞和渗出的炎细胞构成，称细胞性新月体，后期随着渗出的纤维蛋白增多，细胞成分逐渐由纤维组织取代称纤维性新月体。肾小管上皮轻度细胞水肿，严重者可因蛋白质的重吸收而出现细胞内玻璃样变性。肾间质水肿伴炎细胞浸润。当过度增生的新月体和环状体压迫肾小球毛细血管丛时，可使肾小囊闭塞，肾小球毛细血管丛萎缩、纤维化及玻璃样变，所属肾小管萎缩消失，间质纤维增生，整个肾单位被破坏。严重者肾小球毛细血管壁还可发生纤维蛋白样坏死和出血。

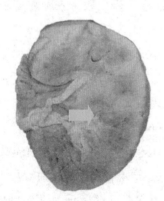 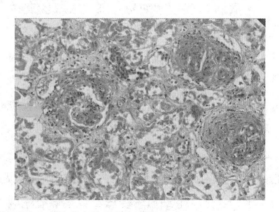

图 12-2　新月体性肾小球肾炎大体及镜下形态

电镜下肾小球基底膜不规则增厚，常有裂孔、缺损或断裂，部分区域变薄。免疫荧光法检查显示部分患者肾小球内可见颗粒状荧光或线形荧光，但少数患者未见荧光阳性反应。

2. 临床病理联系　起病急，进展快，表现为迅速发展的血尿、少尿、无尿、氮质血症，数周至数月进展为急性肾功能衰竭，临床称快速进行性肾炎综合征。

（1）血尿、蛋白尿、少尿、无尿：因肾小球毛细血管基底膜缺损或纤维蛋白样坏死导致血管通透性增加，红细胞和蛋白质大量漏出，形成明显血尿和蛋白尿。随着肾小囊内的新月体和环状体的迅速形成，使球囊腔受压闭塞，肾小球滤过率严重下降，可导致患者迅速出现少尿、无尿、氮质血症。随病情进展，残存肾单位不足以维持机体的代谢需要，出现肾功能衰竭、尿毒症甚至死亡。

（2）高血压：由于新月体压迫球囊腔和后期肾小球纤维化、玻璃样变使肾小球血流量减少，激活了肾素－血管紧张素－醛固酮系统，使小血管收缩，外周阻力增加；同时尿少引起的钠水潴留，使血容量增多，最终导致血压增高。

（3）水肿：后期由于尿少引起的水钠潴留可导致机体出现程度不同的水肿。

✐ 考点：快速进行性肾炎的病理变化及临床病理联系

3. 预后　此型肾炎大多数预后差，与新月体或环层体的数量有关，若 80% 以上肾小球有新月体形成，其预后极差，多死于尿毒症。若肾小球受累数量低于 80% 者，病变进展相对较慢，预后相对前者稍好。

（三）肾病综合征

肾病综合征临床上常表现为"三高一低"，即：高度蛋白尿、高度水肿、高脂血症和低蛋白血症，可由多种不同病理类型的原发性肾小球肾炎引起，现介绍几种常见类型。

1. 病变特点

（1）膜性肾小球肾炎：又称膜性肾病，是成人肾病综合征最常见的病理类型之一。其发病机制可能由内源性或植入性抗原刺激机体产生抗体，在肾小球原位形成免疫复合物，也可由循环免疫复合物沉积在毛细血管基底膜所致。免疫复合物激活补体引起基底膜损害，导致毛细血管通透性增加。病变肾肿大，颜色苍白，称"大白肾"。镜下早期肾小球病变不明显，随病情加重，肾小球毛细血管基膜弥漫性增厚，晚期毛细血管管腔由狭窄到完全阻塞，肾小球纤维化和玻璃样变，所属肾小管萎缩消失。电镜下见肾小球脏层上皮细胞肿胀，足突消失，上皮细胞下有许多电子致密沉积物，在沉积物之间基底膜增厚形成钉状突起与沉积物垂直排列，状如梳齿。后期基膜显著增厚将沉积物完全包埋，包埋的沉积物逐渐被溶解，使基底膜呈虫蚀状缺损，虫蚀状缺损又可逐渐被基膜样物质充填，使基底膜更进一步增厚。免疫荧光检查见肾小球毛细血管基底膜外侧与脏层上皮细胞间有 IgG 和补体 C3 沉积，呈不连续的颗粒状荧光。

（2）膜性增生性肾小球肾炎：肾小球基膜增厚、系膜细胞和系膜基质增生，多发生于儿童和青年。镜下观：镀银染色或 PAS 染色基底膜呈双层改变，即双轨征，肾小球呈分叶状。免疫荧光显示 IgG 和补体 C3 呈颗粒状和团块状沉积于毛细血管壁和系膜区。临床表现为肾病综合征，常伴有血尿，也可仅表现为蛋白尿。预后较差，常为慢性进展型，50% 的患者十年内出现慢性肾衰竭。

（3）系膜增生性肾小球肾炎：因循环免疫复合物沉积在系膜区所致，镜下见弥漫性肾小球系膜细胞增生和基质增多，系膜区增宽，毛细血管壁无明显变化。免疫荧光显示 IgG 和补体 C3 沉积于系膜区。临床表现有多样性，多为肾病综合征。好发于青少年，男性多于女性。起病前常有上呼吸道感染等前驱症状。病变轻者疗效好，重者可出现肾功能不全，预后较差。

（4）轻微病变性肾小球肾炎：又称脂性肾病或足突病，是引起儿童肾病综合征最常见的原因。肾脏肿胀，皮质增厚，呈黄白色条纹状。镜下肾小球结构基本正常，近曲小管上皮细胞脂肪变性。电镜下肾小球脏层上皮细胞足突融合、消失，肾小球基膜正常，无沉淀物。水肿常是最早出现的症状，蛋白尿为高度选择性，一般无血尿和高血压，肾功能也不受影响。经治疗患儿预后良好，部分患儿可复发。

2.临床病理联系　以上病理类型临床表现为"三高一低"即高度蛋白尿、高度水肿、高脂血症和低蛋白血症，临床称肾病综合征。

（1）高度蛋白尿：由于肾小球毛细血管基底膜受损严重，血管通透性明显增高，滤过屏障受损，小分子和大分子蛋白均可经肾小球滤过，形成重度非选择性蛋白尿。部分患者还可出现镜下血尿。

（2）低蛋白血症：长期蛋白尿，使血液中大量蛋白质随尿液丢失，血浆蛋白数量显著减少称低蛋白血症。

（3）高度水肿：低蛋白血症使血浆胶体渗透压显著降低，血管内液体大量进入组织间隙，引起全身水肿。同时由于组织间液生成增多使循环血量减少，血容量降低，肾小球滤过率降低激活醛固酮和抗利尿激素的分泌增加，使钠水潴留，加重全身水肿，甚至出现胸水、腹水。

（4）高脂血症：高脂血症的发生机制尚未明确，一般认为低蛋白血症可刺激肝脏合成脂蛋白增多，来代偿血浆白蛋白的不足；也可能与血液循环中脂质颗粒运送和外周脂蛋白的分解障碍有关。

考点：何谓肾病综合征的三高一低

（四）弥漫性硬化性肾小球肾炎

简称慢性肾炎，是以上不同类型肾小球肾炎发展的终末阶段。部分患者起病隐匿，没有明确的急性或其他类型肾炎的病史，发现时已为慢性。

1.病变特点　双肾体积缩小，颜色苍白，质地变硬，表面呈弥漫性细颗粒状，故称颗粒性固缩肾。切面皮质变薄，皮髓质分界不清。镜下：大量肾小球纤维化及玻璃样变，肾小管萎缩、消失，肾间质大量纤维增生，淋巴细胞和浆细胞浸润，纤维化或玻璃样变的肾小球相互靠近集中，残存的肾单位代偿性肥大，肾小球体积增大，肾小管扩张，腔内可出现各种管型（图 12-3）。

考点：颗粒性固缩肾的概念

2.临床病理联系　常为各项肾炎的终末阶段，表现为多尿、夜尿、低比重尿、高血压、贫血、氮质血症等称慢性肾炎综合征，后期出现慢性肾功能衰竭甚至尿毒症。

（1）多尿、夜尿和低比重尿：24 小时尿量超过 2500mL 称多尿，因大量肾单位受损，血液流经残存肾单位时流速加快，肾小球滤过率增加，但肾小管重吸收功能有限，尿浓缩功能降低。

（2）高血压：大量肾单位硬化，肾组织严重缺血，肾素分泌增加，血压升高，高血压又可促进动脉硬化，加重肾缺血，使血压进一步升高。长期高血压可引起左心室肥大，严重时甚至可导致心力衰竭。

（3）贫血：肾组织大量破坏，促红细胞生成素分泌减少，同时体内代谢产物蓄积对骨髓造血功能具有抑制作用，引起贫血。

（4）氮质血症：残存肾单位逐渐减少，造成体内代谢废物不能及时排出，血中含氮废物增多而出现氮质血症和肾衰竭、尿毒症。

慢性肾炎病程进展的速度差异很大，但预后均较差，晚期患者可死于尿毒症或高血压引起的心力衰竭、脑出血和继发感染等。

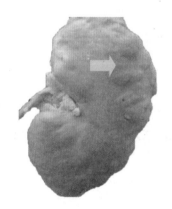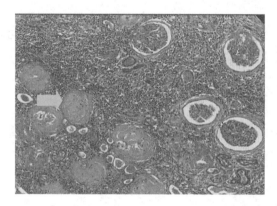

图 12-3　慢性肾小球肾炎大体及镜下形态

病例分析

王某，女，8岁，因眼睑水肿，尿少4天入院。7天前曾发生过上呼吸道感染，体格检查显示：眼睑浮肿，咽红肿，心肺（－），血压 147/92mmHg。尿常规检验报告单如下，B超显示双肾体积对称性增大。试分析该患者最可能是哪种肾炎？为什么？

尿常规检验报告单

项目	结果	参考值	项目	结果	参考值
酸碱度（pH）	8.0	5~8	颜色（COL）	淡黄色	
比重（SG）	1.008	1.002~1.03	外观（CLA）	清亮	
亚硝酸盐（NIT）	－	－	红细胞总数	1529.44	0~5.28 个 /uL

续表

项目	结果	参考值	项目	结果	参考值
蛋白（PRO）	+	–	透明管型（GX）	–	–/±
潜血（BLD）	+++	–	蛋白管型	–	–
白细胞总数	34.32	0~8.8 个 /uL	结晶	–	–
胆红素（BIL）	–	–	非鳞状上皮细胞	–	0~5 个 /uL
尿胆原（URO）	–	–	鳞状上皮细胞	–	0~5 个 /uL
细菌	–	0~150 个 /uL	黏液丝（NYS）	–	–/±
酮体（KET）	–	–	霉菌	+	–/±
葡萄糖	–	–	复检红细胞计数	1531000	<8000 个 /ul

第二节　肾盂肾炎

肾盂肾炎多是细菌直接感染引起的肾盂、肾间质和肾小管的炎症，临床上按其病程可分为急性和慢性两种。

一、急性肾盂肾炎

急性肾盂肾炎是以肾小管、肾盂和肾间质的急性化脓性炎症。可发生于任何年龄，以女性多见，发病率为男性的 9~10 倍。

【原因及机制】

1.原因　细菌感染是引起肾盂肾炎的直接病因，引起肾盂肾炎的细菌种类很多，最常见为大肠杆菌，其次为副大肠杆菌、葡萄球菌、产气杆菌、变形杆菌和肠球菌等，绿脓杆菌、霉菌、真菌亦可引起。

2.感染途径　①上行性感染：又称逆行性感染，是本病最常见的感染途径。细菌自尿道或膀胱经输尿管或淋巴管上行引起一侧或两侧肾盂、肾盏黏膜和肾间质发生炎症，病原菌多为大肠杆菌。②血源性感染：又称下行性感染，较少见，常见于败血症或脓毒血症的患者，细菌侵入血液循环，随肾血流先引起肾皮质炎症，后经髓质、肾乳头蔓延到肾盏和肾盂黏膜，两肾多同时发生病变，病原菌多为葡萄球菌。

考点：肾盂肾炎的感染途径

3.诱因　①尿路阻塞：泌尿道结石、前列腺肥大、肿瘤或妊娠子宫压迫、先天发育畸形等造成的尿路狭窄，一方面降低了泌尿道局部的防御功能，另一方面尿液潴留不能及时冲洗黏膜且利于细菌生长繁殖引起感染；②泌尿道黏膜损伤：多为医源性，如导尿、膀胱

222

镜检查、泌尿道手术等可造成对泌尿道黏膜的损伤，成为细菌入侵并生长繁殖的场所；无菌操作不严密使细菌随器械带入膀胱或泌尿道长期留置导尿管易诱发肾盂肾炎；③尿液反流：膀胱三角区发育不良、输尿管畸形或下尿道梗阻等原因造成排尿障碍，潴留在膀胱内的尿液可反流入输尿管，细菌随反流的尿液向肾组织蔓延引起肾盂肾炎。

考点：肾盂肾炎的诱因

【病理变化】

一侧或两侧肾受累，表面和切面有大小不等、形状不规则的脓肿灶，髓质内有黄色条纹向皮质伸展。肾盂黏膜充血、水肿，表面有脓性渗出物，甚至腔内积脓。镜下见：肾盂和肾间质化脓性炎伴脓肿形成和肾小管坏死。上行性感染引起的急性肾盂肾炎首先累及肾盂和肾间质，可见肾盂黏膜血管扩张充血、水肿，并有大量中性粒细胞浸润和脓肿形成（图12-4）。血源性感染病变首先累及肾皮质肾小球，并可逐渐扩大，蔓延到肾盂。

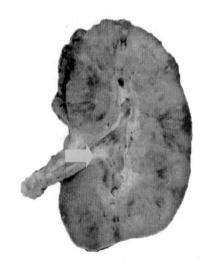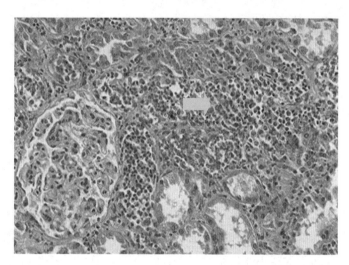

图 12-4　急性肾盂肾炎大体及镜下形态

【临床病理联系】

1.急性炎症表现　起病急，常有寒战、发热，血液中白细胞总数明显增加，以中性粒细胞为主。

2.尿的改变　肾盂、肾盏、肾间质的化脓引起脓尿、蛋白尿、管型尿、菌尿、血尿等。肾小球受累较少，滤过功能正常，多数患者一般不出现高血压、氮质血症和肾功能障碍。

3.膀胱刺激征　膀胱和尿道黏膜受炎症刺激可产生尿频、尿急、尿痛等症状称膀胱刺激征。

4.腰痛及肾区叩击痛　因肾肿大，包膜紧张，炎性渗出物刺激包膜可产生腰痛和肾区叩击痛。

【结局】

绝大多数急性肾盂肾炎患者经抗生素治疗可痊愈。如治疗不彻底或诱因持续存在，常反复发作，迁延不愈而转为慢性。少数病例可出现下列并发症：

1. 急性坏死性乳头炎　常见于糖尿病患者或有尿路阻塞的患者。患者常有明显血尿，乳头坏死组织脱落后通过输尿管排出可引起绞痛。严重病例可发生急性肾衰竭。

2. 肾盂积脓　严重尿路阻塞，尤其是严重高位尿路阻塞时，脓性渗出物不能排出，潴留在肾盂、肾盏内，引起肾盂积脓。

3. 肾周围脓肿　病变严重时，肾组织内的化脓性炎症可穿过肾被膜扩散到肾周组织中，引起肾周围脓肿。

二、慢性肾盂肾炎

慢性肾盂肾炎是肾小管、肾间质的慢性非特异性炎症，其病理特征为肾间质慢性炎细胞浸润、大量纤维增生、不规则瘢痕形成，常伴肾盂、肾盏纤维化而扭曲变形为特征的慢性疾病。多由急性肾盂肾炎未及时治疗，反复发作转变而来；也可为细菌变异为原生质型；也可无明显的急性病史，由尿阻塞或尿液反流引起。

【病理变化】

病变可累及单侧或双侧肾脏，肾体积缩小，质地变硬，表面有不规则凹陷型瘢痕与肾被膜粘连。切面见皮、髓质界限不清，肾乳头萎缩，肾盂黏膜粗糙、增厚，肾盂、肾盏因瘢痕收缩而变形。镜下见：正常肾组织内混杂不规则分布的片状病灶。肾小球球囊周围纤维化使囊壁增厚呈同心层状，部分肾小球玻璃样变性和硬化，其所属肾小管萎缩消失，间质大量纤维增生和淋巴细胞、浆细胞等慢性炎细胞浸润；小血管管壁增厚、管腔狭窄。残存的正常肾小球代偿性肥大，肾小管扩张，管腔内充满均质红染的蛋白管型，上皮细胞受压呈扁平状，形如甲状腺滤泡。肾盂黏膜充血、水肿，上皮坏死、脱落、增生和鳞状上皮化生，其间伴有大量慢性炎细胞浸润和纤维增生。若慢性肾盂肾炎急性发作时，可有大量中性粒细胞浸润，并有小脓肿形成。

【临床病理联系】

1. 多尿、夜尿　因肾小管的浓缩功能降低，出现多尿、夜尿，同时水、电解质、碳酸氢盐丧失过多引起低钠血症、低钾血症和代谢性酸中毒。在慢性肾盂肾炎急性发作时可出现脓尿、蛋白尿、管型尿。

2. 高血压　肾缺血使肾素-血管紧张素系统激活，以及小血管硬化使外周阻力增加，血压升高。

【结局】

慢性肾盂肾炎病程较长，常可反复发作，如能及时彻底治疗，可控制病变发展，肾功能可获得较长时间的代偿，不至于引起严重后果。若病变广泛累及两侧肾，大量肾单位受损，晚期可引起慢性肾功能衰竭或顽固性高血压引起心力衰竭。

第三节　肾衰竭

肾衰竭是各种病因影响肾脏泌尿功能，体内代谢产物不能充分排出，并有水、电解质和酸碱平衡紊乱，以及肾内分泌功能障碍的临床综合征。临床表现为尿量与质的改变、氮质血症、高血压、肾性贫血、肾性骨营养不良等症状。

肾衰竭根据发病缓急和病程长短，分为急性和慢性两类。急、慢性肾衰竭发展到严重阶段时，机体会出现严重的全身中毒症状，即尿毒症。

一、急性肾衰竭

急性肾衰竭是各种原因引起的短期肾泌尿功能急剧降低，代谢产物迅速积聚，水电解质和酸碱平衡紊乱，出现氮质血症、代谢性酸中毒及机体内环境严重紊乱的临床综合征。

【原因及机制】

引起急性肾衰竭的原因主要分以下三个方面：

1.肾前性因素　各种原因引起的有效循环血量减少，使肾血管收缩，肾小球滤过率急剧降低，同时继发性醛固酮和抗利尿激素分泌增加，增强远曲小管和集合管对钠的重吸收，故临床表现为少尿、尿比重高和氮质血症。

2.肾性因素　由肾器质性病变引起的急性肾衰竭，又称急性肾性肾衰竭。

（1）急性肾小管坏死：是最常见的急性肾衰竭，主要因肾缺血、肾中毒引起。①休克时，持续肾缺血及再灌注损伤。肾缺血－再灌注损伤是由于细胞内钙超载和氧自由基大量生成，钙超载引起线粒体功能障碍，ATP 生成减少，促进氧自由基生成，损伤血管内皮细胞，引起血管阻塞和通透性增高，血液浓缩等，加重肾血流动力学障碍。②异型输血、挤压综合征和肾毒物引起肾小管坏死阻塞，肾小球囊内压增高，肾小球滤过率下降而发生少尿等。③持续性肾缺血和肾中毒引起肾小管坏死，肾小管上皮细胞发生变性、坏死、脱落，原尿经受损的肾小管壁向肾间质回漏，直接造成尿量减少，同时引起间质水肿，压迫肾小管，阻碍原尿通过，导致肾小球囊内压增高，肾小球滤过率下降。

（2）肾实质疾病：如急性肾小球肾炎、红斑狼疮性肾炎、急进型高血压、肾盂肾炎等引起肾实质广泛性损伤，导致急性肾功能衰竭。

3. 肾后性因素　见于双侧尿路梗阻的各种因素，如双侧尿路结石、盆腔肿瘤压迫输尿管和前列腺肥大等。因肾实质无器质性损害，及时解除梗阻，肾功能可迅速恢复。

【 对机体的影响 】

多数急性肾衰竭患者伴有明显少尿或无尿表现，称少尿型急性肾衰。少数患者虽无明显少尿，也存在肾排泄代谢产物功能障碍，称非少尿型急性肾衰。临床上 80% 急性肾衰竭患者为少尿型急性肾衰竭，本节仅介绍此型。少尿型急性肾衰竭根据病程和临床特点分少尿期、多尿期、恢复期三期。

1. 少尿期　此期患者尿量明显减少，伴有严重的内环境紊乱，是急性肾衰竭病情最危重的阶段。持续约 1~2 周，少尿期持续时间越长，预后越差。具体表现为：①少尿、无尿、低比重尿等尿量和质的改变：肾小球滤过率降低，引起少尿或无尿；肾小管浓缩功能障碍及对钠的重吸收受损，引起低比重尿和尿钠增高；肾实质损伤，可出现蛋白尿、血尿和管型尿。②水中毒：由于少尿、分解代谢增强致内生水增多，或不正确的摄入或输入水增多等导致水中毒，严重时可发生急性肺水肿、脑水肿以及心力衰竭，是急性肾衰竭时重要的死亡原因之一，因此临床上应严格观察、记录和控制水的出入量。③高钾血症：是急性肾衰竭少尿期最主要的致死原因。少尿使 K^+ 排出减少；同时组织分解增强，细胞内 K^+ 大量释出；酸中毒导致细胞内 K^+ 外逸；低血钠使远曲小管 K^+-Na^+ 交换减少所致。高钾血症对心肌有毒性作用，引起心律失常，甚至心脏停搏而死亡。④代谢性酸中毒：肾小球滤过率降低，肾小管泌氢和泌氨能力降低，机体分解代谢增强导致固定酸增多等，常发生代谢性酸中毒，引起心血管和中枢神经系统功能障碍并加重高钾血症的发生。⑤氮质血症：尿量减少以及体内蛋白质分解代谢增强，血中尿素、肌酐等非蛋白氮含量升高，称为氮质血症。另外还有高镁血症、高磷血症和低钙血症等临床症状。

急性肾衰竭少尿期，水中毒、高钾血症、代谢性酸中毒三者常常相互影响，形成恶性循环，成为患者的主要死亡原因。目前认为，进行性血尿素氮和血肌酐升高，是诊断急性肾衰竭的可靠指标。

2. 多尿期　患者尿量逐渐增多，超过 400mL/d 时，即进入多尿期，尿量可增至 3~5L/d，出现多尿是病情好转的标志，此期持续约 1~2 周。多尿的机制是：①肾血流量和肾小管滤过功能逐渐恢复，而再生的肾小管上皮细胞浓缩功能不完善；②在少尿期潴留在体内的尿素等代谢产物，经肾小球大量滤出产生渗透性利尿；③肾间质水肿消退使肾小管阻塞解除。多尿期后期，引起脱水、低钾血症、低钠血症，注意及时补充水和电解质。注意在多尿期的初期，尿量虽已达 400mL/d 以上，但氮质血症、高血钾、代谢性酸中毒等并未得到迅速纠正，病情仍然危重。在多尿期后期，大量排尿易造成脱水及电解质紊乱，使机体抵抗力降低，易发生感染。感染是本期患者死亡的主要原因。

3. **恢复期**　发病后约 5 周进入恢复期，尿量逐渐恢复正常，水、电解质代谢紊乱逐渐纠正，但肾脏功能的完全恢复常需要数月甚至更长时间。少数患者由于肾小管上皮细胞损伤严重和修复不全，可转为慢性肾衰竭。影响肾功能恢复的因素，主要与引起急性肾衰竭的病因，或原发病的病种和严重程度，患者的年龄、并发症以及治疗措施等有关。

【防治原则】

积极治疗原发病，消除引起或加重急性肾衰竭的因素。凡有透析指征时，应尽早进行透析治疗。及时纠正内环境紊乱，对少尿期患者应注意"量出为入"的原则，严格控制水钠摄入；纠正高钾血症、代谢性酸中毒、氮质血症。注意防止并发感染，补充营养，提高成活率。

二、慢性肾衰竭

慢性肾衰竭指因各种病因引起的肾单位进行性破坏，导致健存肾单位不足以充分排出代谢废物和维持内环境恒定，机体逐渐出现以代谢废物潴留，水、电解质与酸碱平衡紊乱，肾内分泌功能障碍等肾功能损害为特点并伴有一系列临床表现的病理过程。慢性肾衰竭是常见的临床综合征，其发展缓慢，病程迁延，最后常导致尿毒症。

【原因及机制】

1. **原因**　凡能引起肾实质进行性破坏的疾患，均可导致慢性肾衰竭。主要包括：①肾疾病：如慢性肾小球肾炎引起的慢性肾衰竭约占 50%~60%，其次为慢性肾盂肾炎和肾结核等；②慢性尿路梗阻：如尿路结石、前列腺肥大等；③全身性疾病：如系统性红斑狼疮、糖尿病性肾病、高血压性肾病等。

2. **发病机制**

（1）健存肾单位减少：慢性肾脏疾病使肾单位不断遭到破坏，健存肾单位通过代偿性肥大增加其功能来进行代偿。随着病情的逐渐进展，健存的肾单位数量越来越少，最终无法完成正常的泌尿功能时，即发生慢性肾衰竭。

（2）矫枉失衡：肾单位不断遭到破坏，体内出现某些代谢产物的蓄积。为了维持机体内环境稳定，通过肾小管调节排泌和重吸收称"矫枉"。这一过程影响到机体其他系统的功能，加速并发症的出现，称"失衡"，典型的如钙磷代谢的矫枉失衡，即在慢性肾脏疾病患者引起肾单位进行性减少时，肾小球滤过率降低，导致磷的排出减少，因而血磷增高、血钙降低，此变化刺激机体分泌甲状旁腺素增多，作用于肾小管，使得磷的重吸收减少而血磷水平降低，此即"矫枉"。但甲状旁腺素分泌增多亦引起骨钙释放增多而引起肾性骨营养不良，出现"失衡"，即"矫枉失衡"。

【临床分期】

肾单位破坏是逐渐发生的过程，正常情况下肾脏只有 25%~30% 肾单位交替工作，就能满足机体的正常生理需要，加之肾脏有强大的代偿功能，故慢性肾衰竭的发生常是隐蔽的、渐进的过程，病程可迁延数月或更久。临床上根据病变发展肾功能损害程度、内生肌酐清除率、氮质血症及临床表现可分为四个时期：

1.代偿期　肾实质损伤不严重，健存肾单位可通过代偿，维持机体内环境稳定，内生肌酐清除率在正常值 30% 以上，无临床症状。

2.失代偿期　为肾功能不全期。当肾实质损伤加重，健存肾单位代偿不能维持机体内环境恒定，内生肌酐清除率在正常值 25%~30%，可有轻、中度氮质血症。临床表现为酸中毒、多尿、夜尿、乏力、轻度贫血等。

3.肾功能衰竭期　当肾功能显著恶化，内生肌酐清除率降到正常值 20%~25%，出现重度氮质血症。临床表现为严重夜尿、多尿、严重贫血、酸中毒，出现低钙、高磷等。

4.尿毒症期　慢性肾衰竭最严重时期，内生肌酐清除率在正常值 20% 以下，出现严重氮质血症。临床中毒表现严重，继发甲状旁腺功能亢进，明显水电解质、酸碱平衡紊乱。

【对机体的影响】

1.尿的变化　①早期夜尿、多尿，夜尿增多与肾的调节能力减弱，平卧后肾血流量增加导致原尿生成增多，而肾小管对水重吸收减少有关。多尿与肾小管浓缩功能下降，健存肾单位因功能代偿使原尿生成流速过快，肾小管来不及重吸收有关。晚期因大量肾单位破坏、肾小球滤过明显降低而出现少尿。②肾小球和肾小管损伤，尿中可出现蛋白质、红细胞、白细胞或各种管型尿。③早期因肾浓缩功能降低而稀释功能正常，可出现低渗尿。晚期因肾小管浓缩、稀释功能均降低，尿液则呈等渗尿，相对密度固定于 1.010~1.012。

2.氮质血症　早期因健存肾单位的代偿作用，氮质血症并不明显。晚期血中非蛋白氮明显升高，出现氮质血症。由于内生肌酐清除率与肾小球滤过率的变化呈平衡关系，临床上常用内生肌酐清除率作为判断慢性肾功能衰竭病情严重程度的指标。

3.水、电解质和酸碱平衡紊乱

（1）水代谢紊乱：肾功能衰竭后对水负荷调节能力减退，若进水过多过快，易发生水潴留，导致水肿或心力衰竭；若摄入水过少，加之呕吐、腹泻等易导致脱水，使肾小球滤过率进一步下降，血尿素氮上升，加重氮质血症。

（2）钠代谢紊乱：慢性肾功能衰竭患者对钠的调节功能降低，若过度限制钠盐、应用排钠利尿剂等，则导致低钠血症；反之，若摄入钠盐过多，则因肾小球滤过率降低，易造成钠水潴留，从而导致高血压、心力衰竭等。

（3）钾代谢紊乱：慢性肾功能衰竭早期虽有肾小球滤过率降低，但因尿量并不减少，血钾可以保持在正常水平。若进食过少或兼有呕吐、腹泻，或长期使用排钾利尿剂，可出现低钾血症；一般不易发生高钾血症。在慢性肾功能衰竭晚期，肾小球滤过率显著减少，肾小管泌钾功能障碍，加之酸中毒及组织分解增强等因素，可引起高钾血症。

（4）钙和磷代谢紊乱：慢性肾功能衰竭患者可出现高血磷、低血钙和肾性骨营养不良。高血磷的形成主要是因肾小球滤过明显下降导致磷排出障碍，加上继发性甲状旁腺激素分泌增多，促使骨磷大量释放，造成血磷浓度不断升高。低血钙则与血磷增高、1,25- 二羟维生素 D_3 合成减少使肠钙吸收不良、降钙素分泌增多抑制肠钙吸收等因素有关。慢性肾功能衰竭患者由于代谢性酸中毒、继发性甲状旁腺素分泌增多导致骨钙动员增加，1,25- 二羟维生素 D_3 形成减少导致骨钙沉积减少等因素，引起肾性骨营养不良。

（5）代谢性酸中毒：晚期代谢性酸中毒是常见的内环境紊乱，主要与肾小球滤过下降使酸性物质滤过减少，肾小管泌 H^+、泌 NH_4^+ 与重吸收 HCO_3^- 功能降低，以及机体分解代谢增强、固定酸生成过多等有关。

4. 肾性高血压　各种肾实质损伤病变引起的高血压，是慢性肾功能衰竭常见并发症之一，主要由钠水潴留、肾素 - 血管紧张素系统活性增高以及肾分泌的抗高血压物质减少引起。

5. 肾性贫血　贫血程度与肾功能受损程度呈正相关。肾性贫血的发生机制与以下因素有关：肾分泌促红细胞生成素减少，使红细胞生成锐减；体内蓄积的各种代谢毒物抑制骨髓造血功能并引起红细胞寿命缩短；慢性肾功能衰竭患者铁和叶酸缺乏导致血红蛋白合成障碍。

6. 出血倾向　慢性肾功能衰竭患者常伴有出血倾向，出血多不严重，以鼻衄、胃肠道出血最常见。主要由体内积聚的代谢毒物抑制血小板功能所致。

【防治原则】

治疗原发疾病，防止肾实质进一步损害；饮食控制和营养疗法是慢性肾功能衰竭非透析治疗最基本有效的措施，低盐、低蛋白、高热量、适当微量元素及维生素饮食，减轻肾脏负担；纠正水、电解质和酸碱平衡紊乱，控制感染，治疗高血压、贫血及心力衰竭等。血液透析和腹膜透析，可清除患者体内蓄积的毒素和各种代谢废物，提高患者生活质量和五年生存率。晚期最根本的方法是肾移植。

三、尿毒症

尿毒症是各种肾脏疾病发展到最严重阶段时，由于肾单位大量破坏，使终末代谢产物和内源性毒性产物在体内大量蓄积，水、电解质和酸碱平衡紊乱、内分泌功能失调，从而引起机体出现的一系列自体中毒症状。

【发病机制】

尿毒症的发病机制目前尚不完全清楚，除与水、电解质、酸碱平衡紊乱有关外，还与许多毒性物质在体内蓄积有关。与尿毒症的发生密切相关的物质统称为尿毒症毒素，包括尿素、胍类（甲基胍、胍基琥珀酸等）、胺类（脂肪族胺、芳香族胺、多胺）、中分子毒物（多肽、细胞或细菌崩解产物）、肌酐、尿酸、某些激素（胃泌素、胰岛素、甲状旁腺素、生长激素等）。

【对机体的影响】

尿毒症时，除原肾功能衰竭的表现如水、电解质和酸碱平衡紊乱、肾性高血压、肾性贫血、出血倾向等进一步加重外，还出现全身各系统中毒引起的功能障碍和代谢紊乱的表现。

1. 神经系统　患者早期常有头昏、头痛、乏力、理解力及记忆力减退等症状。随着病情的加重可出现烦躁不安、肌肉颤动、抽搐。最后可发展到表情淡漠、嗜睡和昏迷，称为尿毒症脑病。另还可出现肢体麻木、疼痛、烧灼感，严重的表现为运动障碍，称为尿毒症周围神经病变。

2. 消化系统　消化系统症状是尿毒症患者最早和最突出的表现，初起为食欲不振或消化不良，病情加重时可出现厌食，恶心、呕吐或腹泻、口腔糜烂等。这些症状的发生可能与肠道内细菌的尿素酶将尿素分解为氨，氨刺激胃肠道黏膜引起炎症和多发性表浅性小溃疡等有关，患者常并发胃肠道出血。

3. 心血管系统　常表现为心力衰竭和心律失常，也是患者死亡的主要因素之一。尿素尿酸的刺激，还可引起尿毒症性心包炎，患者有心前区疼痛，可闻及心包摩擦音，严重时心包腔中有纤维素及血性渗出物出现。

4. 呼吸系统　尿毒症患者因酸中毒时呼吸深快，严重时由于呼吸中枢抑制可见特殊性的潮式呼吸或深而慢的呼吸。患者呼出的气体有氨臭味，这是由于细菌分解唾液中的尿素形成氨的缘故。严重患者可因心力衰竭、低蛋白血症、钠水潴留等因素而发生肺水肿，因尿素刺激而发生纤维素性胸膜炎。

5. 内分泌系统 尿毒症时可出现多种内分泌紊乱，肾间质促红细胞生成素减少引起肾性贫血，甲状旁腺激素分泌增多导致钙、磷代谢障碍引起肾性骨病，醛固酮分泌增多与钠水潴留引起肾性高血压，部分患者还发生性腺 – 垂体功能失调，女性表现为月经不规则或闭经，男性表现为性欲减退、阳痿、精子数量减少等。

6. 免疫系统 尿毒症时的某些毒素可造成机体免疫功能受损，常被称为"天然免疫抑制模型"。表现为细胞免疫明显抑制，体液免疫功能正常或稍减弱。患者常因免疫功能低下而发生严重感染。

7. 皮肤 皮肤瘙痒是尿毒症患者常见的症状，可能与毒性产物对皮肤感受器的刺激有关，患者皮肤干燥、脱屑，常呈黄褐色。由于尿素随汗液排出，因此在皮肤的汗腺开口处有尿素的白色结晶，称为尿素霜。

对尿毒症患者的治疗应首先治疗原发病，纠正水、电解质和酸碱平衡紊乱，控制感染，消除加重肾脏负担的因素，尽早进行透析疗法或肾移植。

📚 病例分析

患者，男，45岁，10年前出现多尿、夜尿，无尿频、尿急、尿痛，无血尿、水肿等，近两年来尿量减少，血压持续升高，常伴头痛头昏，近几天头昏、心慌、恶心、呕吐、少尿。查体：血压170/100mmHg，心率120次/分，呼气有氨臭味，可闻及心包摩擦音，查肾功能及电解质检验报告单如下，请分析该患者最可能的诊断是什么？为什么？

肾功能及电解质检验报告单

项目	结果		参考值	项目	结果		参考值
尿素	11.32	↑	1.70~8.30 mmol/L	钾	5.51	↑	3.50~5.30 mmol/L
肌酐	140	↑	53~106 μmol/L	钠	155.0	↑	135.0~145.0mmol/L
尿酸	476	↑	202~416 μmol/L	氯	109.0		99.0~110.0 mmol/L
二氧化碳	25.4		20.0~29.0 mmol/L	钙	2.20		2.15~2.50 mmol/L
胱抑制素 C	1.92	↑	0.63~1.25 mg/L	镁	1.15		0.7~1.15 mmol/L
视黄醇结合蛋白	82	↑	25~70 mg/L	磷	1.72	↑	0.87~1.46 mmol/L

本章小结

急性肾小球肾炎
- 原因及机制：A族乙型链球菌等外源性抗原刺激，产生抗体形成循环免疫复合物沉积，引起免疫损害
- 病变：大红肾或蚤咬肾，血管内皮细胞和间质系膜细胞增生，肾小管上皮水肿，肾间质性肺炎充血
- 临床：急性肾炎综合征（血尿、蛋白尿、管型尿、少尿、无尿，水肿，高血压）

新月体性肾炎
- 原因及机制：肾性或非肾性内源性抗原刺激，产生特异性抗体，在肾小球原位形成免疫复合物
- 病变：大白肾，球囊壁层上皮细胞增生与渗出的炎细胞、纤维蛋白形成细胞性或纤维性新月体或环状体
- 临床：快速进行性肾炎综合征（血尿、蛋白尿，迅速少尿、无尿，氮质血症，高血压，水肿）

肾病综合征
- 膜性肾小球肾炎：大白肾，肾小球毛细血管基膜增厚使管腔狭窄或闭塞，肾小球纤维化和玻璃样变
- 膜性增生性肾小球肾炎：大白肾，肾小球基膜增厚、系膜细胞增生和系膜基质增生
- 系膜增生性肾小球肾炎：肾小球系膜细胞增生和基质增多，系膜区增宽，毛细血管壁无明显变化
- 轻微病变性肾小球肾炎：又称脂性肾病或足突病，肾小球结构正常，近曲小管上皮细胞脂肪变性
- 临床：三高一低，即高度蛋白尿、高度水肿、高脂血症和低蛋白血症

慢性肾小球肾炎
- 病变：颗粒性固缩肾，肾小球纤维化及玻璃样变，肾小管萎缩消失，间质增生，残存肾单位代偿性肥大
- 临床：慢性肾炎综合征（多尿、夜尿、低比重尿、高血压、贫血、氮质血症等），后期肾衰竭、尿毒症

肾盂肾炎
- 病因：大肠杆菌等，上行性和血源性感染途径，急性属化脓性炎伴脓尿、膀胱刺激征，慢性属增生性炎

急性肾衰竭
- 肾前性、肾性、肾后性因素，少尿期（少尿无尿、氮质血症、水中毒、高钾、酸中毒），多尿期，恢复期

慢性肾衰竭
- 肾疾病、尿路梗阻等引起，分代偿期、失代偿期、肾衰竭期、尿毒症期，多尿、低比重尿、高血压、贫血

泌尿系统疾病与肾衰竭

【复习思考】

一、单项选择题

1.急性肾小球肾炎肉眼变化主要呈现
- A. 大白肾
- B. 蚤咬肾和大红肾
- C. 多发性小脓肿
- D. 多囊肾

　　E. 固缩肾

2. 少尿是 24 小时尿量少于

　　A. 100mL　　　　B. 200mL　　　　C. 300mL　　　　D. 400mL　　　　E. 500mL

3. 急性肾衰竭少尿期患者最危险的变化是

　　A. 水中毒　　　B. 高钾血症　　　C. 少尿　　　　D. 代谢性酸中毒　　　E. 氮质血症

二、思考题

1. 用病理变化解释急性肾小球肾炎的临床表现。

2. 比较急性肾小球肾炎和慢性肾小球肾炎病理变化的异同。

3. 简述急性肾功能衰竭的常见病因有哪些。

扫一扫，知答案

扫一扫，看课件

第 十 三 章

内分泌与生殖系统疾病

内分泌系统包括内分泌腺、内分泌组织（如胰岛）和散在于器官或组织内的内分泌细胞。内分泌系统疾病种类较多，本章主要介绍最常见的甲状腺疾病和糖尿病。

生殖系统最常见的疾病是慢性炎症，如慢性子宫颈炎、慢性子宫内膜炎、慢性前列腺炎等。本章仅介绍慢性子宫颈炎、子宫内膜增生和乳腺增生。

第一节　甲状腺疾病

一、弥漫性非毒性甲状腺肿

弥漫性非毒性甲状腺肿又称单纯性甲状腺肿，是因甲状腺素分泌不足，使垂体促甲状腺素（TSH）分泌增多，甲状腺滤泡上皮增生，滤泡内胶质堆积而引起的甲状腺肿大，一般不伴有甲状腺功能亢进。部分患者后期可引起吞咽困难、呼吸困难，甚至窒息等压迫症状。我国内陆山区和半山区较常见，因而又称为地方性甲状腺肿，也可为散发性。

【病因及机制】

1.缺碘　非毒性甲状腺肿的主要原因是缺碘。当水质、土壤或食物中缺碘，或者青春期、妊娠和哺乳期机体对碘需求量增加而相对缺碘时，甲状腺素合成减少，通过反馈引起垂体分泌促甲状腺激素增多，使甲状腺滤泡上皮增生，摄碘功能增强来代偿。如果持续长期缺碘，一方面滤泡上皮增生，另一方面所合成的甲状腺球蛋白没有碘化而不能被上皮细胞吸收利用，则滤泡腔内充满胶质，使甲状腺肿大。

2.致甲状腺肿因子 饮水中大量的钙和氟、某些食品（如木薯、卷心菜、大头菜等）、药物（如硫脲类药、磺胺药）和重金属元素（如锂、钴）等，都可通过不同的机制抑制甲状腺素的合成和释放，进而通过反馈刺激引起甲状腺的增生、肿大。

3.高碘 常年饮用含高碘的水，因碘摄食过高，过氧化物酶的功能基团过多地被占用，影响了酪氨酸氧化，因而碘的有机化过程受阻，甲状腺呈代偿性肿大。

4.遗传与免疫 家族性甲状腺肿还与激素合成相关酶遗传性缺乏有关，如过氧化物酶、去卤化酶缺乏及碘酪氨酸偶联缺陷等。甲状腺肿的发生有自身免疫机制参与。

✎ 考点：弥漫性非毒性甲状腺肿的病因

【病理变化】

根据非毒性甲状腺肿的发生、发展过程和病变特点，可分为三个时期。

1.增生期 又称弥漫性增生性甲状腺肿。甲状腺弥漫性对称性肿大，一般不超过150g（正常 20~40g），表面光滑。镜下见：滤泡上皮增生呈立方或低柱状，伴小滤泡和小假乳头形成，胶质较少，间质充血。此期甲状腺功能无明显改变。

2.胶质贮积期 又称弥漫性胶样甲状腺肿。因长期持续缺碘，胶质大量贮积。甲状腺弥漫性对称性显著增大，表面光滑，切面呈淡褐或棕褐色，半透明胶冻状。镜下见：大部分滤泡显著扩大，腔内大量胶质贮积，滤泡上皮受压变扁平，少数滤泡上皮仍呈增生肥大，保持小滤泡增生状态（图 13-1）。

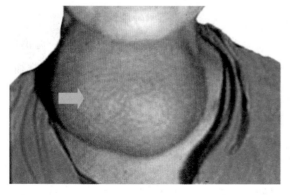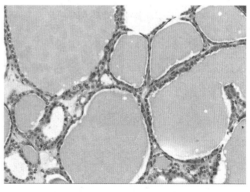

图 13-1 弥漫性非毒性甲状腺肿大体及镜下形态

3.结节期 又称结节性甲状腺肿。甲状腺呈不对称结节状增大，结节大小不一，有的结节境界清楚，切面可有出血、坏死、囊性变、钙化和疤痕形成。镜下见：部分滤泡上皮呈柱状或乳头状增生，小滤泡形成；部分上皮复旧或萎缩，胶质贮积。间质纤维组织增生、间隔包绕形成大小不一的结节状病灶。

✎ 考点：弥漫性非毒性甲状腺肿的病理变化

【病理临床联系】

临床表现为甲状腺肿大，早期无临床症状，少数患者伴有轻度甲状腺功能亢进的临床表现；若甲状腺体积过大，则可压迫气管、食管等，而出现呼吸困难、吞咽困难、窒息、声音嘶哑等临床症状；极少数结节性甲状腺肿可发生癌变。

二、弥漫性毒性甲状腺肿

弥漫性毒性甲状腺肿是指血中甲状腺素过多，作用于全身各组织所引起的临床综合征，临床上统称为甲状腺功能亢进症，简称"甲亢"。约有 1/3 患者有眼球突出，故又称为突眼性甲状腺肿。临床上主要表现为甲状腺肿大，基础代谢率和神经兴奋性升高，如心悸、多汗、烦热、潮汗、脉搏快，手震颤、多食、消瘦、乏力和突眼等。本病多见于 20~40 岁女性。

【病因及机制】

本病属自身免疫性疾病，患者血中可查出多种抗甲状腺的自身抗体。其次本病与遗传基因有密切关系，大约 15% 的患者有明显遗传倾向。此外各种原因引起精神过度兴奋或抑郁等精神刺激也可导致甲状腺激素分泌过多。

【病理变化】

双侧甲状腺弥漫性对称性增大，表面光滑，质较软，切面灰红呈分叶状，胶质少。镜下见：甲状腺滤泡上皮细胞呈高柱状，部分上皮细胞增生形成乳头而突出于腔内；滤泡腔内胶质稀薄，周边近上皮处胶质内出现大小不一的吸收空泡；滤泡间质血管丰富、充血，淋巴组织增生（图 13-2）。除甲状腺病变外，全身淋巴组织增生，胸腺和脾增大，心脏肥大、扩大，心肌和肝细胞可有变性、坏死及纤维化，部分患者眼球突出。

【病理临床联系】

临床上以甲状腺肿大、高代谢症候群、交感神经兴奋症状和突眼症为主要表现。血中甲状腺素分泌增高，如三碘甲状腺原氨酸（T3）、甲状腺素（T4）、游离三碘甲状腺原氨酸（FT3）、游离甲状腺素（FT4）可增多，并引起以下症状：①甲状腺弥漫性肿大；②高代谢症候群：糖、蛋白质、脂肪加速氧化，基础代谢率升高，产热增加、怕热多汗、皮肤温暖潮湿，能量消耗大于合成：出现疲乏无力、易饿多食、消瘦；③中枢及交感神经兴奋性增加：出现心悸、胸闷、气短，紧张多疑、焦躁易怒、不安失眠、思维不集中、记忆力减退、舌手细震颤等神经系统表现；女性常有月经减少或闭经，男性有阳痿等表现；④突眼症：因眼球外肌水肿、球后纤维脂肪组织增生、淋巴细胞浸润和黏液水肿，向前推压眼球所致。

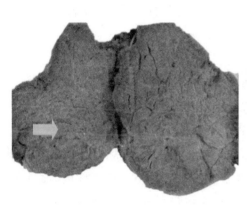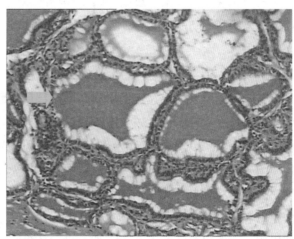

图 13-2 弥漫性毒性甲状腺肿大体及镜下形态

病例分析

患者吴某，女，45岁，因心悸、多汗、多食、烦热、消瘦、手震颤来就诊，体检有典型突眼症，查甲状腺功能及血糖检验报告单如下，做B超示双侧甲状腺弥漫性对称性增大。请分析应首先考虑什么疾病？为什么？

甲状腺功能及血糖检验报告单

项目	结果		参考值	项目	结果		参考值
促甲状腺激素（TSH）	0.63		0.49~4.91 μIU/mL	血糖	6.23	↑	3.90~6.10
游离三碘甲状腺原氨酸（FT3）	7.52	↑	3.28~6.47 pmol/L	糖化血红蛋白	6.2		4.5%~6.3 %
游离甲状腺素（FT4）	19.98	↑	7.64~16.03pmol/L	糖化血红蛋白（IFCC）	43.2		25.7~45.4mmol/mL
				糖化白蛋白	15.1		10.4%~15.7 %

第二节　糖　尿　病

糖尿病是由于体内胰岛素相对或绝对不足或靶细胞对胰岛素敏感性降低，或胰岛素本身存在结构上的缺陷而引起碳水化合物、脂肪和蛋白质代谢紊乱的一种慢性疾病，其主要特点是高血糖、糖尿。临床上表现为多饮、多食、多尿和体重减少（即"三多一少"），可使一些组织或器官发生形态结构改变和功能障碍，并发酮症酸中毒、肢体坏疽、多发性神经炎、失明和肾功能衰竭等。本病发病率日益增高，已成为世界性的常见病、多发病。

【病因及机制】

糖尿病一般分为原发性糖尿病和继发性糖尿病。原发性糖尿病更常见，又分为 1 型糖尿病（胰岛素依赖型糖尿病，IDDM）和 2 型糖尿病（非胰岛素依赖型糖尿病，NIDDM）两种。1 型糖尿病占糖尿病的 10% 左右，主要特点是青少年发病，起病急，病情重，发展快，胰岛 β 细胞明显减少，血中胰岛素降低，易出现酮症，治疗依赖胰岛素。目前认为本型是在遗传易感性的基础上由病毒感染等诱发的针对 β 细胞的一种自身免疫性疾病，其根据是患者体内可测到胰岛细胞自身抗体，部分患者血清中抗病毒抗体滴度显著增高。2 型糖尿病约占糖尿病的 90%，主要特点是成年发病，起病缓慢，病情较轻，发展较慢，胰岛数目正常或轻度减少，血中胰岛素正常、增多或降低，肥胖者多见，不易出现酮症，一般可以不依赖胰岛素治疗。本型病因、发病机制不清楚，认为是与肥胖有关的胰岛素相对不足及组织对胰岛素不敏感所致。

继发性糖尿病指已知原因造成胰岛内分泌功能不足所致的糖尿病，如炎症、肿瘤、手术或其他损伤和某些内分泌疾病（如肢端肥大症、Cushing 综合征、甲亢、嗜铬细胞瘤和类癌综合征）等。

✎ 考点：糖尿病的病因及分型

【病理变化】

1.胰岛病变　不同类型、不同时期病变不同。1 型糖尿病早期见胰岛体积缩小、数目减少，胰岛中 β 细胞相对减少，纤维组织增生；2 型糖尿病早期病变不明显，后期 β 细胞减少，胰岛淀粉样变等。

2.血管病变　各级血管均可发生病变，且发生率高、起病早、病变严重。毛细血管和细、小动脉内膜增厚、管壁玻璃样变，致使管腔狭窄。大、中动脉有动脉粥样硬化。

3.肾脏病变　糖尿病型肾病表现有肾小球结节性硬化，肾动脉及其分支的硬化，肾小管上皮细胞内糖原沉积。

4. 眼部病变　视网膜小静脉扩张，常伴有微小动脉瘤，继发渗出、水肿，微血栓形成、出血等，纤维组织增生，可造成白内障或失明。

5. 神经系统病变　外周神经因为血管病变而引起缺血性损伤，如肢体疼痛、麻木、感觉丧失、肌肉麻痹等，脑细胞也可发生广泛变性。

📝 考点：糖尿病的病理变化

【病理临床联系】

糖尿病典型的临床表现是多饮、多食、多尿和消瘦。其机制在于血糖过高引起糖尿致渗透性利尿而多尿；多尿造成体内水分丧失和血液渗透压增高，刺激下丘脑消渴中枢引起多饮；由于糖代谢障碍，引起脂肪和蛋白质分解加强，加上血糖过高刺激胰岛分泌，使患者产生饥饿感和食欲亢进；又因 ATP 生成减少及负氮平衡，患者出现乏力、消瘦、体重减轻；为了获取能量，脂肪动员增加，脂肪酸在肝脏氧化形成酮体，体内酮体堆积，形成酮血症和酮尿，导致酸中毒，甚至糖尿病性昏迷。

糖尿病患者蛋白质分解亢进，使抗体生成减少，机体抵抗力降低，患者易合并感染。全身血管的改变可引起肾功能衰竭、脑血管意外、心肌梗死等并发症而死亡。

第三节　慢性子宫疾病

一、慢性子宫颈炎

慢性子宫颈炎为宫颈的非特异性炎症，是育龄妇女最常见的妇科疾病之一，大多数由急性炎症转化而来，少数患者开始即呈慢性经过。临床症状主要为白带增多，可呈脓性或偶带血性，有时伴有腰酸、下腹坠痛等。

【病因】

引起慢性子宫颈炎的病因较多，如细菌和病毒感染、经期卫生不良、不洁性生活以及分娩中机械损伤等。常见细菌有链球菌、葡萄球菌和大肠杆菌等，部分患者与人乳头瘤病毒（HPV）感染有关。某些类型的慢性子宫颈炎与宫颈上皮化生、非典型（异型）增生以及子宫颈癌有一定关系。因此，积极防治此病，对于预防子宫颈癌很有意义。

【病理变化】

慢性子宫颈炎时子宫颈黏膜常充血、水肿，分泌物增多，可有小囊肿或息肉形成，镜下常见淋巴细胞、浆细胞等慢性炎细胞浸润，根据其临床病理特点，可分为以下四种类型：

1. 子宫颈糜烂　糜烂是指覆盖在子宫颈阴道部的鳞状上皮坏死脱落，形成的表浅缺损，称为子宫颈真性糜烂，较少见。临床上常见的子宫颈糜烂，实际上是子宫颈外口损伤的鳞状上皮被子宫颈管黏膜柱状上皮增生下移取代。由于柱状上皮薄，其下血管易显露而呈红色，临床检查：子宫颈外口病变黏膜呈边界清楚的红色糜烂样改变，与上皮缺损形成的真性糜烂不同，故又称"假性糜烂"（图13-3）。随后，柱状上皮又可被化生的鳞状上皮所取代，称为糜烂愈合。如上述过程反复进行，部分病例可通过非典型增生进展为子宫颈鳞状细胞癌。

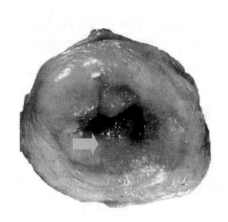
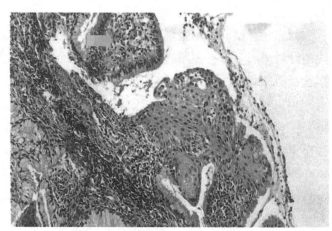

图13-3　慢性子宫颈炎子宫颈糜烂大体及镜下形态

2. 子宫颈息肉　慢性子宫颈炎时，宫颈黏膜上皮、腺体及间质结缔组织呈局限性增生，形成突出于黏膜表面的息肉状物，可单发或多发。肉眼观呈灰白色，表面光滑，有蒂。如表面糜烂或溃疡形成，可引起阴道流血。子宫颈息肉为良性病变，切除即可治愈，极少数上皮异型增生可恶变。

3. 子宫颈腺囊肿　子宫颈腺管开口可被增生的鳞状上皮或纤维结缔组织压迫、阻塞，致使腺体分泌物潴留，腺腔逐渐扩张呈囊状，称子宫颈腺体囊肿或纳博特囊肿。囊肿可单发或多发，一般较小，直径数毫米，少数直径可达数厘米。

4. 子宫颈肥大　长期慢性炎症刺激时，子宫颈反复充血、水肿以及结缔组织和腺体明显增生，导致子宫颈增大，可达正常宫颈的2~4倍。

二、子宫内膜异位症

子宫内膜以外部位出现子宫内膜腺体和间质，称子宫内膜异位。子宫内膜腺体及间质异位于子宫肌层中，至少距离子宫内膜基底层2~3mm以上称子宫腺肌病，较常见；异位于子宫外器官称为子宫内膜异位症。

【病理变化】

受卵巢激素影响，异位子宫内膜产生周期性反复性出血，病灶呈紫红或棕褐色，结节状，出血处机化可与周围器官发生纤维性粘连。如发生在卵巢，反复出血可致卵巢体积增大，形成囊腔，内含咖啡色黏稠液体，称为巧克力囊肿。镜下：可见与正常子宫内膜相似的子宫内膜腺体及子宫内膜间质。少数病灶仅见增生的纤维组织和含有含铁血黄素颗粒的巨噬细胞（图 13-4）。

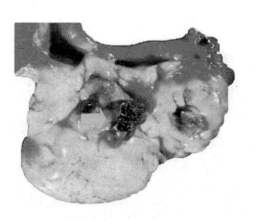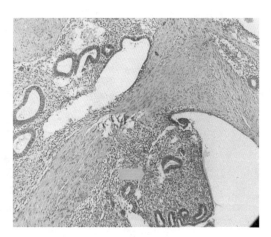

图 13-4　子宫内膜异位症大体及镜下形态

【病理临床联系】

子宫内膜异位症 80% 发生于卵巢，其余依次发生于：子宫阔韧带、直肠阴道陷窝、盆腔腹膜、腹部手术疤痕、脐部、阴道、外阴等。子宫内膜异位症的临床症状和体征因异位子宫内膜的位置不同而表现不一，患者常表现为痛经或月经不调、腹部包块。

三、子宫内膜增生症

子宫内膜增生症是由于内源性或外源性雌激素增高引起的子宫内膜腺体或间质增生，临床表现为不规则子宫出血，经期延长和月经量过多，称为功能性子宫出血。育龄期和更年期妇女均可发病。子宫内膜增生、非典型增生和子宫内膜癌，无论是形态学还是生物学都是一个连续的演变过程，病因和发病机制也极为相似。

【病因】

当机体受到内部和外部各种因素的影响，引起下丘脑 – 垂体 – 卵巢轴功能的异常，卵巢不排卵，子宫内膜仅受雌激素刺激，而无孕激素的拮抗作用，导致内膜增生过长和不规则出血。子宫内膜出血还与内膜的自限性机制缺陷有关。

【病理变化】

根据细胞形态和腺体结构增生以及分化程度的不同，可分为以下类型：

1. **单纯性增生** 又称轻度增生或囊性增生，子宫内膜腺体及间质均增生，腺体数量增多，部分腺体可囊性扩张，衬覆腺体的上皮单层或假复层，细胞呈柱状，无异型性，核分裂象可见。间质细胞排列紧密，约 1% 的单纯性子宫内膜增生可进展为子宫内膜腺癌。

2. **复杂性增生** 又称腺瘤型增生，腺体明显增生、拥挤，出现背靠背现象。腺体结构复杂且不规则，增生的腺上皮细胞无异型性，内膜间质明显减少（图 13-5）。约 3% 的复杂性增生可进展为子宫内膜腺癌。

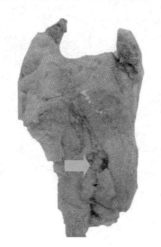
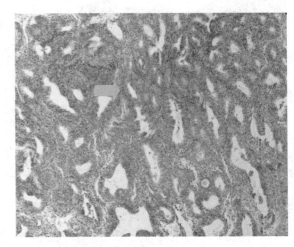

图 13-5 子宫内膜复杂性增生大体及镜下形态

3. **非典型增生** 在复杂性增生的基础上，伴有上皮细胞的异型性，细胞极性紊乱，体积增大，核质比增加，染色质粗，核仁明显，核分裂象常见。按腺体结构和细胞异型性的程度不同，又将病变分为轻、中、重三度。重度非典型增生有时和高分化的子宫内膜腺癌较难鉴别，需经子宫切除后全面检查才能确诊。约 1/3 的非典型增生患者可发展为子宫内膜腺癌。

【病理临床联系】

子宫内膜增生症的患者往往表现为不规则阴道出血，出血间隔长短及出血量多少不一。有时表现为闭经，出血量多时可导致贫血甚至休克。影像学表现为内膜增厚、不规则或息肉样改变。

第四节 乳腺疾病

一、乳腺纤维囊性变

乳腺纤维囊性变是最常见的乳腺疾病，又称乳腺囊性增生病。好发于 25~40 岁的女性，绝经前达发病高峰，绝经期后下降。多与卵巢内分泌失调有关，孕激素减少而雌激素分泌过多，刺激乳腺组织过度增生。

【病理变化】

1. 非增生型纤维囊性变　病灶常为双侧，小结节性分布，边界不清，囊肿大小不一，相互聚集的小囊肿与增生的间质纤维组织相互交错。镜下：囊肿被覆上皮为柱状或立方、扁平上皮，亦可上皮完全缺如，仅为纤维性囊壁，腔内偶见钙化。如囊肿破裂，内容物外溢进入周围间质，可引起炎症性反应和间质纤维组织增生。

2. 增生型纤维囊性变　可见到多个散在分布的小囊肿形成。镜下：囊肿形成和间质纤维组织增生，伴有末梢导管和腺泡上皮的增生，部分病例上皮呈明显乳头状增生突入囊腔内，并相互连接形成筛状结构，也有的呈实性团块或筛状增生，或伴不典型增生，部分可见大汗腺化生。

【病理临床联系】

乳腺纤维囊性变临床表现常为乳腺硬结，乳腺胀痛和乳头溢液。硬结可单发或多发，可双侧性，硬结与周围无粘连，有时与月经周期有关，月经来潮前肿块增大，经期后可缩小。少数患者可有乳头溢液，这些溢液来自囊状扩张的乳腺导管。本病属良性疾病，约5%的病例可癌变。乳腺囊性增生症目前被认为是癌前病变。

二、硬化性腺病

硬化性腺病是增生性纤维囊性变的少见类型，主要特征为小叶末梢导管上皮、肌上皮和间质纤维组织增生，小叶中央或小叶间的纤维组织增生使小叶腺泡受压而扭曲变形，一般无囊肿形成。肉眼观：灰白质硬，与周围乳腺组织界限不清。镜下观：终末导管的腺泡数目增加，小叶体积增大，轮廓尚存。病灶中央部位纤维组织呈程度不等的增生，腺泡受压而扭曲，病灶周围的腺泡扩张。腺泡外层的肌上皮细胞明显可见。偶尔腺泡明显受挤压，管腔消失，成为细胞条索，需要与乳腺癌鉴别。

第五节　前列腺增生症

前列腺增生症又称前列腺肥大，是以前列腺腺体和间质增生为特征，其发生与激素平衡失调有关。增生的前列腺呈结节状，颜色和质地与增生的成分有关，以腺体增生为主的呈淡黄色，质地较软，切面可见大小不一的蜂窝状腔隙，挤压可见奶白色前列腺液体流出；而以纤维平滑肌增生为主者，色灰白，质地较韧，和周围正常前列腺组织界限不清。镜下前列腺增生的成分主要由纤维、平滑肌和腺体组成，三种成分所占比例因人而异。增生的腺体和腺泡相互聚集或在增生的间质中散在随机排列，腺体的上皮由两层细胞构成，内层细胞呈柱状，外层细胞呈立方或扁平形，周围有完整的基底膜包绕。上皮细胞向腔内出芽呈乳头状或形成皱折，腔内常含有淀粉小体。此外，可见鳞状上皮化生和小灶性梗死。前列腺增生症临床主要表现为尿道梗阻，是50岁以上男性的常见疾病，发病率随年龄的增加而递增。一般认为，前列腺增生极少发生恶变。

本章小结

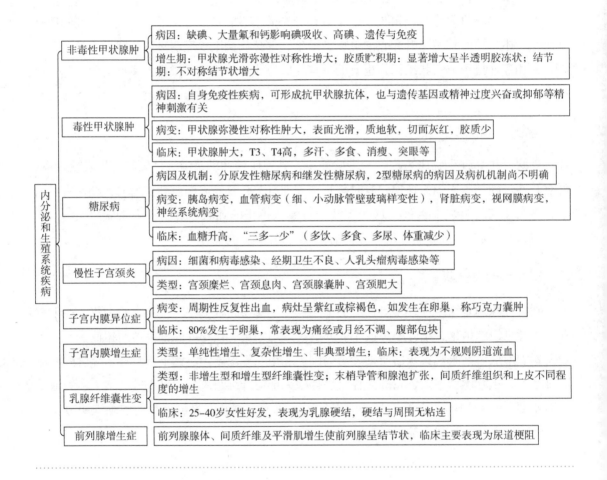

【复习思考】

一、单项选择题

1. 慢性子宫颈炎的类型不包括哪一项？

  A. 宫颈肥大　　　　　　　　　B. 宫颈糜烂

C. 宫颈鳞状上皮化生   D. 宫颈息肉

E. 宫颈纳博特囊肿

2. 下列哪种女性生殖疾病不属于癌前病变?

A. 子宫内膜异位症   B. 子宫内膜复杂性增生

C. 子宫内膜非典型增生   D. 乳腺囊性增生症

E. 以上都不是

二、思考题

1. 试述弥漫性非毒性甲状腺肿的主要病因、病变特点和临床表现。

2. 试述糖尿病的分型、病理变化特点和主要临床表现。

扫一扫,知答案

参考文献

1. 汤晴 . 病理学与病理生理学〔M〕.1 版 . 北京：中国中医药出版社，2016.

2. 周洁，方义湖 . 基础疾病学概要 .1 版 . 北京：人民卫生出版社，2016.

3. 黄春，黄琼 . 病理学与病理生理学〔M〕.1 版 . 北京：中国中医药出版社，2013.

4. 鲜于丽，周春明 . 病理学与病理生理学〔M〕.1 版 . 北京：人民卫生出版社，2014.

5. 赵江波 . 病理学与病理生理学〔M〕.1 版 . 北京：人民卫生出版社，2016.

6. 陈主初 . 病理生理学〔M〕.1 版 . 北京：人民卫生出版社，2005.

7. 李玉林 . 病理学〔M〕.8 版 . 北京：人民卫生出版社，2013.

8. 王斌，陈命家 . 病理学与病理生理学〔M〕.7 版 . 北京：人民卫生出版社，2014.

9. 张慧铭 . 病理学〔M〕.1 版 . 武汉：华中科技大学出版社，2012.

10. 王恩华 . 病理学〔M〕. 2 版 . 北京：高等教育出版社，2011.

11. 全国护士职业资格考试编委会 . 全国护士职业资格考试指导〔M〕. 北京：人民卫生出版社，2011.

12. 全国护士职业资格考试编委会 . 全国护士职业资格考试指导同步练习题集〔M〕.北京:人民卫生出版社，2011.

13. 金惠铭 . 病理生理学〔M〕.8 版 . 北京：人民卫生出版社，2014.

14. 黄玉芳，刘春英 . 病理学〔M〕.10 版 . 北京：中国中医药出版社，2013.

15. 陈命家，丁运良 . 病理学与病理生理学〔M〕.3 版 . 北京：人民卫生出版社，2014.

16. 唐建武 . 病理学〔M〕.2 版 . 北京：科学出版社，2016.

17. 王建中，黄光明 . 病理学基础〔M〕.3 版 . 北京：科学出版社，2013.

18. 高凤兰，崔茂香 . 病理学〔M〕.1 版 . 西安：第四军医大学出版社，2014.

19. 张慧铭 . 病理学〔M〕.1 版 . 武汉：华中科技大学出版社，2012.

20. 王建枝，殷莲华，周新文 . 病理生理学学习指导与习题集〔M〕.1 版 . 北京：人民卫生出版社，2014.